临床专科护理及人文关怀

主编 萧家芳 鹿黎静 杨艳丽 等

LINCHUANG
ZHUANKE HULI
JI RENWEN GUANHUAI

吉林科学技术出版社

图书在版编目（CIP）数据

临床专科护理及人文关怀 / 萧家芳等主编. —— 长春:
吉林科学技术出版社, 2018.11
ISBN 978-7-5578-5219-1

Ⅰ.①临… Ⅱ.①萧… Ⅲ.①护理学—医学伦理学
Ⅳ.①R47②R-052

中国版本图书馆CIP数据核字(2018)第248708号

临床专科护理及人文关怀

主　　编	萧家芳　鹿黎静　杨艳丽　王　莹　徐婷婷　邹　霜
副 主 编	朱莹莹　陈启超　张　温　郭利娟　王桂玲　米明珠
出 版 人	李　梁
责任编辑	赵　兵　张　卓
装帧设计	雅卓图书
开　　本	880mm×1230mm　1/16
字　　数	354千字
印　　张	11
版　　次	2018年11月第1版
印　　次	2018年11月第1次印刷

出　　版	吉林科学技术出版社
地　　址	长春市人民大街4646号
邮　　编	130021
编辑部电话	0431-85635185
网　　址	www.jlstp.net
印　　刷	济南大地图文快印有限公司

书　　号	ISBN 978-7-5578-5219-1
定　　价	88.00元

如有印装质量问题可寄出版社调换

PREFACE

前　言

现代医疗技术的快速发展势必带动护理技术的不断提高，各科护理的新理论、新技术和新方法不断运用于临床。同时，随着护理模式的转变和整体护理观的确立，护士的专科知识、技术水平、业务素质和人文素养都面临着巨大的挑战。临床医务人员只有不断学习，才能更好地为患者服务。为此，我们组织编写了此书。

本书重点介绍了常见疾病护理等内容，详细阐述了现代护理理论及实践，内容上力求先进性和科学性，突出实用性，易于掌握、方便查阅，可作为临床工作和护理教学活动中较为规范的参考书。参编的各位作者紧密结合国家医疗卫生事业的最新进展，贴近护理工作实际，参考了大量的护理学书籍和教材，归纳了最新的护理学研究进展，为护理工作增添了新观点和新内容。

在编写的过程中，虽力求做到写作方式和文笔风格一致，但由于各位作者的临床经验及编书风格有所差异，加之时间仓促，篇幅有限，书中疏漏在所难免，希望广大同仁不吝赐教，使我们得以改进和提高。

编　者
2018 年 11 月

CONTENTS

目　　录

第一章

临床护理基本操作

第一节 口服给药法

药物经口服后，经胃肠道吸收后，可发挥局部或全身治疗的作用。

一、摆药

（一）药物准备类型

1. 中心药房摆药　目前国内不少医院均设有中心药站，一般设在医院内距离各病区适中的地方，负责全院各病区患者的日间用药。

病区护士每日上午在医生查房后把药盘、长期医嘱单送至中心药站，由药站专人处理医嘱，并进行摆药、核对。口服药摆每日3次量，注射药物按一日总量备齐。然后由病区护士当面核对无误后，取回病区，按规定时间发药。发药前须经另一人核对。

各病区另设一药柜，备有少量常用药、贵重药、针剂等，作为临时应急用。所备的药物须有固定基数，用后及时补充，交接班时按数点清。

2. 病区摆药　由病区护士在病区负责准备自己病区患者的所需药品。

（二）用物

药柜（内有各种药品）、药盘（发药车）、小药卡、药杯、量杯（10～20ml）、滴管、药匙、纱布或小毛巾、小水壶（内盛温开水）、服药单。

（三）操作方法

1. 准备　洗净双手，戴口罩，备齐用物，依床号顺序将小药卡（床号、姓名）插于药盘上，并放好药杯。

2. 按服药单摆药　一个患者的药摆好后，再摆第2个患者的药，先摆固体药再摆水剂药。

（1）固体药（片、丸、胶囊）：左手持药瓶（标签在外），右手掌心及小指夹住瓶盖，拇指、示指和中指持药匙取药，不可用手取药。

（2）水剂：先将药水摇匀，左手持量杯，拇指指在所需刻度，使与视线处于同一水平，右手持药瓶，标签向上，然后缓缓倒出所需药液。应以药液低面的刻度为准。同时有几种水剂时，应分别倒入不同药杯内。更换药液时，应用温开水冲洗量杯。倒毕，瓶口用湿纱布或小毛巾擦净，然后放回原处。

3. 其他　如下所述。

（1）药液不足1ml须用滴管吸取计量，1ml＝15滴。为使药量准确，应滴入已盛好少许冷开水药杯内，或直接滴于面包上或饼干上服用。

（2）患者的个人专用药，应注明床号、姓名、药名、剂量、时间，以防差错。专用药不可借给他人用。

（3）摆完药后，应根据服药单查对 1 次，再由第 2 人核对无误后，方可发药。如需磨碎的药，可用乳钵研碎。用清洁巾盖好药盘待发。清洗滴管、乳钵等，清理药柜。

二、发药

（一）用物

温开水、服药单、发药车。

（二）操作方法

1. 准备　发药前先了解患者情况，暂不能服药者，应作交班。

2. 发药查对，督促服药　按规定时间，携服药单送药到患者处，核对服药单及床头牌的床号、姓名，并询问患者姓名，回答与服药本一致后再发药，待患者服下后方可离开。

3. 根据不同药物的特性正确给药　如下所述。

（1）抗生素、磺胺类药物应准时给药，以保持药物在血液中的有效浓度。

（2）健胃、助消化药物宜在饭前或饭间服。对胃黏膜有刺激的药宜在饭后服。

（3）对呼吸道黏膜有安抚作用的保护性镇咳药，服后不宜立即饮水，以免稀释药液降低药效。

（4）某些由肾排出的药物，如磺胺类，尿少时可析出结晶，引起肾小管堵塞，故应鼓励多饮水。

（5）对牙齿有腐蚀作用和使牙齿染色的药物，如铁剂，可用饮水管吸取，服后漱口。

（6）服用强心苷类药物应先测脉率、心率及节律，若脉率低于 60 次/分或节律不齐时不可服用。

（7）有配伍禁忌的药物，不宜在短时间内先后服用，如呋喃妥因与碳酸氢钠溶液等碱性药液。

（8）催眠药应就寝前服用。

发药完毕，再次与服药单核对一遍，看有无遗漏或差错。药杯集中处理。清洁药盘放回原处。需要时做好记录。

（三）注意事项

（1）严格遵守三查七对制度（操作前、中、后查，核对床号、姓名、药名、浓度、剂量、方法、时间），防止发生差错。

（2）老、弱、小儿及危重患者应协助服药，鼻饲者应先注入少量温开水，后将药物研碎、溶解后由胃管注入，再注入少量温开水冲洗胃管。更换或停止药物，应及时告诉患者。若患者提出疑问，应重新核对清楚后再给患者服下。

（3）发药后，要密切观察服药后效果及有无不良反应，若有反应，应及时与医生联系，给予必要的处理。

（萧家芳）

第二节　注射给药法

注射给药是将无菌药液或生物制品用无菌注射器注入体内，达到预防、诊断、治疗目的的方法。

一、药液吸取法

1. 从安瓿内吸取药液　将药液集中到安瓿体部，用消毒液消毒安瓿颈部及砂轮，在安瓿颈部划一踞痕，重新消毒安瓿颈部，拭去碎屑，掰断安瓿。将针尖斜面向下放入安瓿内的液面下，手持活塞柄抽动活塞吸取所需药量。抽吸毕将针头套上空安瓿或针帽备用。

2. 从密封瓶内吸取药液　除去铝盖的中央部分并消毒密封瓶的瓶塞，待干。往瓶内注入与所需药液等量空气（以增加瓶内压力，避免瓶内负压，无法吸取），倒转密封瓶及注射器，使针尖斜面在液面下，轻拉活塞柄吸取药液至所需量，再以示指固定针栓，拔出针头，套上针帽备用。

若密闭瓶或安瓿内系粉剂或结晶时，应先注入所需量的溶剂，使药物溶化，然后吸取药液。黏稠药液如油剂可先加温（遇热变质的药物除外），或将药瓶用双手搓后再抽吸，混悬液应摇匀后再抽吸。

3. 注射器内空气驱出术　一手指固定于针栓上，拇指、中指扶持注射器，针头垂直向上，一手抽动活塞柄吸入少量空气，然后摆动针筒，并使气泡聚集于针头口，稍推动活塞将气泡驱出。若针头偏于一侧，则驱气时应使针头朝上倾斜，使气泡集中于针头根部，如上法驱出气泡。

二、皮内注射法

皮内注射法是将少量药液注入表皮与真皮之间的方法。

（一）目的

（1）各种药物过敏试验。

（2）预防接种。

（3）局部麻醉。

（二）用物

（1）注射盘或治疗盘内盛2%碘酊、75%乙醇、无菌镊、砂轮、无菌棉签、开瓶器、弯盘。

（2）1ml注射器、4½号针头，药液按医嘱。药物过敏试验还需备急救药盒。

（三）注射部位

（1）药物过敏试验在前臂掌侧中、下段。

（2）预防接种常选三角肌下缘。

（四）操作方法

（1）评估：了解患者的病情、合作程度、对皮内注射的认识水平和心理反应，过敏试验还需了解患者的"三史"（过敏史、用药史、家族史）；介绍皮内注射的目的、过程，取得患者配合；评估注射部位组织状态（皮肤颜色、有无皮疹、感染及皮肤划痕阳性）。

（2）准备用物：并按医嘱查对后抽好药液，放入铺有无菌巾的治疗盘内，携物品至患者处，再次核对。

（3）助患者取坐位或卧位，选择注射部位，以75%乙醇消毒皮肤、待干。乙醇过敏者用生理盐水清洁皮肤。

（4）排尽注射器内空气，示指和拇指绷紧注射部位皮肤，右手持注射器，针尖斜面向上，与皮肤呈5°刺入皮内，放平注射器，平行将针尖斜面全部进入皮内，左手拇指固定针栓，右手快速推注药液0.1ml。也可右手持注射器左手推注药液，使局部可见半球形隆起的皮丘，皮肤变白，毛孔变大。

（5）注射毕，快速拔出针头，核对后交代患者注意事项。

（6）清理用物，按时观察结果并正确记录。

（五）注意事项

（1）忌用碘酊消毒皮肤，并避免用力反复涂擦。

（2）注射后不可用力按揉，以免影响结果观察。

三、皮下注射法

皮下注射法是将少量药液注入皮下组织的方法。

（一）目的

（1）需迅速达到药效和不能或不宜口服时采用。

（2）局部供药，如局部麻醉用药。

（3）预防接种，如各种疫苗的预防接种。

（二）用物

注射盘，1~2ml注射器，5~6号针头，药液按医嘱准备。

（三）注射部位

上臂三角肌下缘、上臂外侧、股外侧、腹部、后背、前臂内侧中段。

（四）操作方法

（1）评估患者的病情、合作程度、对皮下注射的认识水平和心理反应；介绍皮下注射的目的、过程，取得患者配合；评估注射部位组织状态。

（2）准备用物，并按医嘱查对后抽好药液，放入铺有无菌巾的治疗盘内，携物品至患者处，再次核对。

（3）助患者取坐位或卧位，选择注射部位，皮肤做常规消毒（2%碘酊以注射点为中心，呈螺旋形向外涂擦，直径在5cm以上，待干，然后用75%乙醇以同法脱碘2次，待干）或安尔碘消毒。

（4）持注射器排尽空气。

（5）左手示指与拇指绷紧皮肤，右手持注射器、示指固定针栓，针尖斜面向上，与皮肤呈30°~40°，过瘦者可捏起注射部位皮肤，快速刺入针头2/3，左手抽动活塞观察无回血后缓缓推注药液。

（6）推完药液，用干棉签放于针刺处，快速拔出针后，轻轻按压。

（7）核对后助患者取舒适卧位，整理床单位，清理用物，必要时记录。

（五）注意事项

（1）持针时，右手示指固定针栓，切勿触及针梗，以免污染。

（2）针头刺入角度不宜超过45°，以免刺入肌层。

（3）对皮肤有刺激作用的药物，一般不作皮下注射。

（4）少于1ml药液时，必须用1ml注射器，以保证注入药量准确无误。

（5）需经常做皮下注射者，应建立轮流交替注射部位的计划，以达到在有限的注射部位吸收最大药量的效果。

四、肌内注射法

肌内注射法是将少量药液注入肌肉组织的方法。

（一）目的

（1）给予需在一定时间内产生药效，而不能或不宜口服的药物。

（2）药物不宜或不能静脉注射，要求比皮下注射更迅速发生疗效时采用。

（3）注射刺激性较强或药量较大的药物。

（二）用物

注射盘、2~5ml注射器，6~7号针头，药液按医嘱准备。

（三）注射部位

一般选择肌肉较丰厚、离大神经和血管较远的部位，其中以臀大肌、臀中肌、臀小肌最为常用，其次为股外侧肌及上臂三角肌。

1. 臀大肌内注射射区定位法　如下所述。

（1）十字法：从臀裂顶点向左或向右侧画一水平线，然后从该侧髂嵴最高点做一垂直线，将臀部分为4个象限，选其外上象限并避开内角（内角定位：髂后上棘至大转子连线）即为注射区。

（2）连线法：取髂前上棘和尾骨连线的外上1/3处为注射部位。

2. 臀中肌、臀小肌内注射射区定位法　如下所述。

（1）构角法：以示指尖与中指尖分别置于髂前上棘和髂嵴下缘处，由髂嵴、示指、中指所构成的三角区内为注射部位。

（2）三指法：髂前上棘外侧三横指处（以患者的手指宽度为标准）。

（3）股外侧肌内注射射区定位法：在大腿中段外侧，膝上10cm，髋关节下10cm处，宽约7.5cm。

此处大血管、神经干很少通过，范围较大，适用于多次注射或 2 岁以下婴幼儿注射。

（4）上臂三角肌内注射射区定位法：上臂外侧、肩峰下 2~3 横指处。此处肌肉不如臀部丰厚，只能做小剂量注射。

（四）患者体位

为使患者的注射部位肌肉松弛，应尽量使患者体位舒适。

（1）侧卧位下腿稍屈膝，上腿伸直。

（2）俯卧位足尖相对，足跟分开。

（3）仰卧位适用于病情危重不能翻身的患者。

（4）坐位座位稍高，便于操作。非注射侧臀部坐于座位上，注射侧腿伸直。一般多为门诊患者所取。

（五）操作方法

（1）评估患者的病情、合作程度、对肌内注射的认识水平和心理反应；介绍肌内注射的目的、过程，取得患者配合；评估注射部位组织状态。

（2）准备用物，并按医嘱查对后抽好药液，放入铺有无菌巾的治疗盘内，携物品至患者处，再次核对。

（3）协助患者取合适卧位，选择注射部位，常规消毒或安尔碘消毒注射部位皮肤。

（4）排气，左手拇指、示指分开并绷紧皮肤，右手执笔式持注射器，中指固定针栓，用前臂带动腕部的力量，将针头迅速垂直刺入肌内，一般刺入 2.5~3cm，过瘦者或小儿酌减，固定针头。

（5）松左手，抽动活塞，观察无回血后，缓慢推药液。如有回血，酌情处理，可拔出或进针少许再试抽，无回血方可推药。推药同时注意观察患者的表情及反应。

（6）注射毕，用干棉签放于针刺处，快速拔针并按压。

（7）核对后协助患者穿好衣裤，安置舒适卧位，整理床单位。清理用物，必要时做记录。

（六）Z 径路注射法和留置气泡技术

1. Z 径路注射法　注射前以左手示指、中指和环指使待注射部位皮肤及皮下组织朝同一方向侧移（皮肤侧移 1~2cm），绷紧固定局部皮肤，维持到拔针后，迅速松开左手，此时位移的皮肤和皮下组织位置复原，原先垂直的针刺通道随即变成 Z 形，该方法可将药液封闭在肌肉组织内而不易回渗，利于吸收，减少硬结的发生，尤其适用于老年人等特殊人群，以及刺激性大、难吸收药物的肌内注射。

2. 留置气泡技术　方法为用注射器抽吸适量药液后，再吸入 0.2~0.3ml 的空气。注射时，气泡在上，当全部药液注入后，再注入空气。其方法优点：将药物全部注入肌肉组织而不留在注射器无效腔中（每种注射器的无效腔量不一，范围从 0.07~0.3ml），以保证药量的准确；同时可防止拔针时，药液渗入皮下组织引起刺激，产生疼痛，并可将药液限制在注射肌肉局部而利于组织的吸收。

（七）注意事项

（1）切勿将针梗全部刺入，以防从根部衔接处折断。万一折断，应保持局部与肢体不动，速用止血钳夹住断端取出。若全部埋入肌肉内，即请外科医生诊治。

（2）臀部注射，部位要选择正确，偏内下方易伤及神经、血管，偏外上方易刺及髂骨，引起剧痛及断针。

（3）推药液时必须固定针栓，推速要慢，同时注意患者的表情及反应。如系油剂药液更应持牢针栓，以防用力过大针栓与乳头脱开，药液外溢；若为混悬剂，进针前要摇匀药液，进针后持牢针栓，快速推药，以免药液沉淀造成堵塞或因用力过猛使药液外溢。

（4）需长期注射者，应经常更换注射部位，并用细长针头，以避免或减少硬结的发生。若一旦发生硬结，可采用理疗、热敷或外敷活血化瘀的中药如蒲公英、金黄散等。

（5）2 岁以下婴幼儿不宜在臀大肌处注射，因幼儿尚未能独立行走，其臀部肌肉一般发育不好，有可能伤及坐骨神经，应选臀中肌、臀小肌或股外侧肌内注射。

（6）两种药液同时注射又无配伍禁忌时，常采用分层注射法。当第一针药液注射完，随即拧下针筒，接上第二副注射器，并将针头拔出少许后向另一方向刺入，试抽无回血后，即可缓慢推药。

五、静脉注射法

（一）目的

（1）药物不宜口服、皮下或肌内注射时，需要迅速发生疗效者。

（2）做诊断性检查，由静脉注入药物，如肝、肾、胆囊等检查需注射造影剂或染料等。

（二）用物

注射盘、注射器（根据药量准备）、7～9号针头或头皮针头、止血带、胶布，药液按医嘱准备。

（三）注射部位

1. 四肢浅静脉　肘部的贵要静脉、正中静脉、头静脉；腕部、手背及踝部或足背浅静脉等。

2. 小儿头皮静脉　额静脉、颞静脉等。

3. 股静脉　位于股三角区股鞘内，股神经和股动脉内侧。

（四）操作方法

1. 四肢浅表静脉注射术　如下所述。

（1）评估患者的病情、合作程度、对静脉注射的认识水平和心理反应；介绍静脉注射的目的、过程，取得患者配合；评估注射部位组织状态。

（2）准备用物，并按医嘱查对后抽好药液，放入铺有无菌巾的治疗盘内，携物品至患者处，再次核对。

（3）选静脉，在注射部位上方6cm处扎止血带，止血带末端向上。皮肤常规消毒或安尔碘消毒，同时嘱患者握拳，使静脉显露。备胶布2～3条。

（4）注射器接上头皮针头，排尽空气，在注射部位下方，绷紧静脉下端皮肤并使其固定。右手持针头使其针尖斜面向上，与皮肤呈15°～30°，由静脉上方或侧方刺入皮下，再沿静脉走向刺入静脉，见回血后将针头与静脉的角度调整好，顺静脉走向推进0.5～1cm后固定。

（5）松止血带，嘱患者松拳，用胶布固定针头。若采血标本者，则止血带不放松，直接抽取血标本所需量，也不必胶布固定。

（6）推完药液，以干棉签放于穿刺点上方，快速拔出针头后按压片刻，无出血为止。

（7）核对后安置舒适卧位，整理床单位。清理用物，必要时做记录。

2. 股静脉注射术　常用于急救时加压输液、输血或采集血标本。

（1）评估、查对、备药同四肢静脉注射。

（2）患者仰卧，下肢伸直略外展（小儿应有人协助固定），局部常规消毒或安尔碘消毒皮肤，同时消毒术者左手示指和中指。

（3）于股三角区扪股动脉搏动最明显处，予以固定。

（4）右手持注射器，排尽空气，在腹股沟韧带下一横指、股动脉搏动内侧0.5cm垂直或呈45°刺入，抽动活塞见暗红色回血，提示已进入股静脉，固定针头，根据需要推注药液或采集血标本。

（5）注射或采血毕，拔出针头，用无菌纱布加压止血3～5分钟，以防出血或形成血肿。

（6）核对后安置舒适卧位，整理床单位。清理用物，必要时做记录，血标本则及时送检。

（五）注意事项

（1）严格执行无菌操作原则，防止感染。

（2）穿刺时务必沉着，切勿乱刺。一旦出现血肿，应立即拔出，按压局部，另选它处注射。

（3）注射时应选粗直、弹性好、不易滑动而易固定的静脉，并避开关节及静脉瓣。

（4）需长期静脉给药者，为保护静脉，应有计划地由小到大，由远心端到近心端选血管进行注射。

（5）对组织有强烈刺激的药物，最好用一副等渗生理盐水注射器先行试穿，证实针头确在血管内后，再换注射器推药。在推注过程中，应试抽有无回血，检查针梗是否仍在血管内，经常听取患者的主诉，观察局部体征，如局部疼痛、肿胀或无回血时，表示针梗脱出静脉，应立即拔出，更换部位重新注射，以免药液外溢而致组织坏死。

（6）药液推注的速度，根据患者的年龄、病情及药物的性质而定，并随时听取患者的主诉和观察病情变化，以便调节。

（7）股静脉穿刺时，若抽出鲜红色血，提示穿入股动脉，应立即拔出针头，压迫穿刺点 5~10 分钟，直至无出血为止。一旦穿刺失败，切勿再穿刺，以免引起血肿，有出血倾向的患者，忌用此法。

（六）特殊患者静脉穿刺法

1. 肥胖患者　静脉较深，不明显，但较固定不滑动，可摸准后再行穿刺。
2. 消瘦患者　皮下脂肪少，静脉较滑动，穿刺时须固定静脉上下端。
3. 水肿患者　可按静脉走向的解剖位置，用手指压迫局部，以暂时驱散皮下水分，显露静脉后再穿刺。
4. 脱水患者　静脉塌陷，可局部热敷、按摩，待血管扩张显露后再穿刺。

六、动脉注射法

（一）目的

（1）采集动脉血标本。
（2）施行某些特殊检查，注入造影剂如脑血管检查。
（3）施行某些治疗，如注射抗癌药物作区域性化疗。
（4）抢救重度休克，经动脉加压输液，以迅速增加有效血容量。

（二）用物

（1）注射盘、注射器（按需准备）7~9 号针头、无菌纱布、无菌手套、药液按医嘱准备。
（2）若采集血标本需另备标本容器、无菌软塞，必要时还需备酒精灯和火柴。一些检查或造影根据需要准备用物和药液。

（三）注射部位

选择动脉搏动最明显处穿刺。采集血标本常用桡动脉、股动脉。区域性化疗时，应根据患者治疗需要选择，一般头面部疾病选用颈总动脉，上肢疾病选用锁骨下动脉或肱动脉，下肢疾病选用股动脉。

（四）操作方法

（1）评估患者的病情、合作程度、对动脉注射的认识水平和心理反应；介绍动脉注射的目的、过程，取得患者配合；评估注射部位组织状态。

（2）准备用物，并按医嘱查对后抽好药液，放入铺有无菌巾的治疗盘内，携物品至患者处，再次核对。

（3）选择注射部位，协助患者取适当卧位，消毒局部皮肤，待干。

（4）戴手套或消毒左手示指和中指，在已消毒范围内摸到欲穿刺动脉的搏动最明显处，固定于两指之间。

（5）右手持注射器，在两指间垂直或与动脉走向呈 40° 刺入动脉，见有鲜红色回血，右手固定穿刺针的方向及深度，左手以最快的速度注入药液或采血。

（6）操作完毕，迅速拔出针头，局部加压止血 5~10 分钟。

（7）核对后安置患者舒适卧位，整理床单位。清理用物，必要时做记录，如有血标本则及时送检。

（五）注意事项

（1）采血标本时，需先用 1：500 的肝素稀释液湿润注射器管腔。

（2）采血进行血气分析时，针头拔出后立即刺入软塞以隔绝空气，并用手搓动注射器使血液与抗凝剂混匀，避免凝血。

（萧家芳）

第三节　外周静脉通路的建立与维护

一、外周留置针的置入

（1）经双人核对医嘱，对患者进行评估，告知患者用药的要求，征得同意后，开始评估血管，血管选择应首选粗直弹性好的前臂静脉，注意避开关节。

（2）按六步法洗手、戴口罩。按静脉输液，进行物品准备，包括利器盒、6cm×7cm 透明贴膜、无菌贴膜、清洁手套、22～24G 留置针，要注意观察准备用物的质量有效期。

（3）将用物推至床边，经医患双向核对、协助患者取舒适体位。再次选择前臂显露好，容易固定的静脉。

（4）核对液体后，开始排气排液，连接头皮针时，要将头皮针针尖插入留置针肝素帽前端，进行垂直排气，待肝素帽液体注满后再将头皮针全部刺入，回挂于输液架，准备无菌透明敷料。

（5）用含碘消毒剂，以穿刺点为中心进行螺旋式、由内向外皮肤消毒 3 次，消毒范围应大于固定敷料尺寸。

（6）将止血带扎于穿刺点上方 10cm 处。戴清洁手套。再次排气，双向核对，调松套管及针芯。

（7）穿刺时，将针头斜面向上，一手的拇指、示指夹住两翼，以血管上方 15°～30°进针，见到回血后，压低穿刺角度，再往前进 0.2cm，注意进针速度要慢，一手将软管全部送入，拔出针芯，要注意勿将已抽出的针芯，再次插入套管内。

（8）穿刺后要及时松止血带、松拳、松调节器。

（9）以穿刺点为中心，无张力方法粘贴透明敷料，要保证穿刺点在敷料中央。脱手套，在粘贴条上注明穿刺的时间和姓名，然后覆盖于白色隔离塞，脱去手套，用输液贴以 U 形方法固定延长管。

（10）调节滴速，填写输液卡。核对并告知患者注意事项。

二、外周静脉留置针封管

（1）按六步法洗手、戴口罩。

（2）准备治疗盘：无菌盘内备有 3～4ml 肝素稀释液、无菌透明敷料（贴膜）、棉签、含碘消毒液、弯盘。

（3）显露穿刺部位，关闭调节器。

（4）分离头皮针与输液导管后，用肝素稀释液以脉冲式方法冲管，当剩至 1ml 时，快速注入，夹闭留置针，拔出针头。用输液贴以 U 形方法固定延长管。

（5）整理床单位，取下输液软袋及导管按要求进行处理。

三、外周静脉留置针置管后再次输液

（1）经双人核对医嘱后，按照六步法洗手、戴口罩。准备用物，包括 75% 乙醇、小纱布、输液贴、头皮针、输入液体、弯盘。

（2）查对床号姓名，对患者说明操作目的、观察穿刺局部，查对液体与治疗单，排气排液。

（3）揭开无菌透明敷料、反垫于肝素帽下，用 75% 乙醇棉球（棉片）摩擦消毒接口持续 10 秒（来回摩擦 10 遍）。

（4）再次排气排液后，将头皮针插入肝素帽内，打开留置针及输液调节器，无菌透明敷料固定肝素帽，头皮针导管。

（5）调节滴速，填写输液卡。整理好患者衣被，整理用物并做好观察记录。

四、外周静脉留置针拔管

（1）按六步法洗手后，准备治疗盘，内装：棉签、无菌透明敷料、含碘消毒液、弯盘。

（2）显露穿刺部位，去除固定肝素帽的无菌透明敷料，轻轻地将透明敷料边缘搓起，以零角度揭开敷料，用含碘消毒液消毒穿刺点2遍。

（3）用干棉签按压局部，拔出留置针，无渗血后用输液贴覆盖穿刺点。

（4）整理床单位并做好拔管记录。

（萧家芳）

第四节　中心静脉通路的建立与维护

一、中心静脉穿刺置管术

中心静脉置管术是监测中心静脉压（CVP）及建立有效输液给药途径的方法，主要是经颈内静脉或锁骨下静脉穿刺，将静脉导管插到上腔静脉，用于危重患者抢救、休克患者、大手术患者、静脉内营养、周围静脉穿刺困难、需要长期输液及使需经静脉输入高渗溶液或强酸强碱类药物者。局部皮肤破损、感染，有出血倾向者是其禁忌证。

（一）锁骨下静脉穿刺

锁骨下静脉是腋静脉的延续，起于第一肋骨的外侧缘，成年人长3~4cm。

1. 选择穿刺点　锁骨上路、锁骨下路。后者临床常用。

2. 穿刺部位　为锁骨下方胸壁，该处较为平坦，可进行满意的消毒准备，穿刺导管易于固定，敷料不易跨越关节，易于清洁和更换；不影响患者颈部和上肢的活动，利于置管后护理。

3. 置管操作步骤　以右侧锁骨下路穿刺点为例。

（1）穿刺点为锁骨与第一肋骨相交处，即锁骨中1/3段与外1/3交界处，锁骨下缘1~2cm处，也可由锁骨中点附近进行穿刺。

（2）体位：平卧位，去枕、头后仰，头转向穿刺对侧，必要时肩后垫高，头低位15°~30°，以提高静脉压使静脉充盈。

（3）严格遵循无菌操作原则，局部皮肤常规消毒后铺无菌巾。

（4）局部麻醉后用注射器细针做试探性穿刺，使针头与皮肤呈30°~45°向内向上穿刺，针头保持朝向胸骨上窝的方向，紧靠锁骨内下缘徐徐推进，可避免穿破胸膜及肺组织，边进针边抽动针筒使管内形成负压，一般进针4cm可抽到回血。若进针4~5cm仍见不到回血，不要再向前推进以免误伤锁骨下动脉，应慢慢向后退针并边退边抽回血，在撤针过程中仍无回血，可将针尖撤至皮下后改变进针方向，使针尖指向甲状软骨，以同样的方法徐徐进针。

（5）试穿确定锁骨下静脉的位置后，即可换用导针穿刺置管，导针穿刺方向与试探性穿刺相同，一旦进入锁骨下静脉位置，即可抽得大量回血，此时再轻轻推进0.1~0.2cm，使导针的整个斜面在静脉腔内，并保持斜面向下，以利导管或导丝推进。

（6）让患者吸气后屏气，取下注射器，以一只手固定导针并以手指轻抵针尾插孔，以免发生气栓或失血，将导管或导丝自导针尾部插孔缓缓送入，使管腔达上腔静脉，退出导针。如用导丝，则将导管引入中心静脉后再退出导丝。

（7）抽吸与导管相连接的注射器，如回血通畅说明管端位于静脉内。

（8）取下输液器，将导管与输液器连接，先滴入少量等渗液体。

（9）妥善固定导管，无菌透明敷料覆盖穿刺部位。

（10）导管放置后需常规行X线检查，以确定导管的位置。插管深度，左侧不宜超过15cm，右侧不宜超过 12cm，已能进入上腔静脉为宜。

（二）颈内静脉穿刺

颈内静脉起源于颅底，上部位于胸锁乳突肌的前缘内侧；中部位于胸锁乳突肌锁骨头前缘的下面和颈总动脉的后外侧；下行至胸锁关节处与锁骨下静脉汇合成无名静脉，继续下行与对侧的无名静脉汇合成上腔静脉进入右心房。

1. 选择穿刺点部位　颈内静脉穿刺的进针点和方向，根据颈内静脉与胸锁乳突肌的关系，分为前路、中路、后路 3 种。

2. 置管操作步骤　如下所述。

（1）以右侧颈内中路穿刺点为例，确定穿刺点位，锁骨与胸锁乳突肌的锁骨头和胸骨头所形成的三角区的顶点，颈内静脉正好位于此三角区的中心位置，该点距锁骨上缘 3 ~ 5cm。

（2）体位：患者平卧，去枕，头后仰，头转向穿刺对侧，必要时肩后垫一薄枕，头低位 15° ~ 30° 使颈部充分外展。

（3）严格遵循无菌操作原则，局部皮肤常规消毒后铺无菌巾。

（4）局部麻醉后用注射器细针做试探性穿刺，使针头与皮肤呈 30°，与中线平行直接指向足端。进针深度一般为 3.5 ~ 4.5cm，以进针深度不超过锁骨为宜。边进针边抽回血，抽到静脉血即表示针尖位于颈内静脉。如穿入较深，针已对穿颈静脉，则可慢慢退出，边退针边回抽，抽到静脉血后，减少穿刺针与额平面的角度（约 30°）。

（5）试穿确定颈内静脉的位置后，即可换用导针穿刺置管，导针穿刺方向与试探性穿刺相同。当导针针尖到达颈静脉时旋转取下注射器，从穿刺针内插入引导钢丝，插入时不能遇到阻力。有阻力时应调整穿刺位置，包括角度、斜面方向和深浅等。插入导丝后退出穿刺针，压迫穿刺点同时擦净钢丝上的血迹。需要静脉扩张器的导管，可插入静脉扩张器扩张皮下或静脉。将导管套在引导钢丝外面，导管尖端接近穿刺点，引导钢丝必须伸出导管尾端，用手抓住，右手将导管与钢丝一起部分插入，待导管进入颈静脉后，边退钢丝、边插导管。一般成年人从穿刺点到上腔静脉右心房开口处约 10cm，退出钢丝。

（6）抽吸与导管相连接的注射器，如回血通畅说明管端位于静脉内。

（7）用生理盐水冲洗导管后即可接上输液器或 CVP 测压装置进行输液或测压。

（8）妥善固定导管，用无菌透明敷料（贴膜）覆盖穿刺部位。

二、外周静脉置入中心静脉导管

外周静脉置入中心静脉导管，是指经外周静脉穿刺置入的中心静脉导管，其导管尖端的最佳位置在上腔静脉的下 1/3 处，临床上常用于 7 天以上的中期和长期静脉输液治疗，或需要静脉输注高渗性、有刺激性药物的患者，导管留置时间可长达 1 年。

（一）置管操作步骤

（1）操作前，要先经双人核对医嘱。再对患者进行穿刺前的解释工作，得到患者的理解配合。

（2）对患者的穿刺部位静脉和全身情况进行评估。血管选择的标准：在患者肘关节处，取粗而直，静脉瓣少的贵要静脉、正中静脉或头静脉，要注意避开穿刺周围有皮肤红肿、硬结、皮疹和感染的情况。当血管选择好以后，要再次向患者告知穿刺时可能发生的情况，以及穿刺配合事项，经同意，签署知情同意书。

（3）操作前，要按照六步法进行洗手、戴口罩。准备用物，具体包括：治疗盘内装有 75% 乙醇、含碘消毒液、生理盐水 100ml、利多卡因 1 支。治疗盘外装有三向瓣膜 PICC 穿刺导管套件 1 个、PICC 穿刺包（穿刺包内装有测量尺、无菌衣、无粉手套 2 副、棉球 6 个、镊子 2 ~ 3 把、止血带、大单 1 条、治疗巾 2 块、洞巾 1 块、20ml 空针 2 副、5ml 空针 1 副、1ml 空针 1 副、大纱布 3 块、小纱布 2 块。剪刀、10cm × 12cm 无菌透明敷料 1 张）、免洗手消毒液。

（4）查对患者床号与姓名，嘱患者身体移向对侧床边，打开 PICC 穿刺包，手臂外展与身体呈 90°，拉开患者袖管，测量置管的长度与臂围，具体测量方法是：从穿刺点沿静脉走行，到右胸锁关节，再向下至第 3 肋间，为置入导管的长度。接着，在肘横纹上 10cm 处，绕上臂一圈，测出臂围值，做好测量的记录。

（5）戴无菌手套，取出无菌巾垫于穿刺手臂下方，助手协助倒消毒液。消毒皮肤要求是先用乙醇棉球，以穿刺点为中心，进行螺旋式摩擦消毒，范围为直径 ≥10cm，当去除皮肤油脂后，再用碘剂以同样的方法，顺时针方向与逆时针方向分别交叉，重复两次进行消毒。建立无菌屏障。铺治疗巾，将止血带放于手臂下方，为扩大无菌区域，还应铺垫大单，铺洞巾。

（6）穿无菌衣、更换无粉手套，先抽取 20ml 生理盐水 2 次，再用 2ml，最后用 1ml 注射器抽取利多卡 0.5ml。打开 PICC 穿刺导管套件。用生理盐水预冲导管，用拇指和示指轻轻揉搓瓣膜，以确定导管的完整性。再分别预冲连接器、减压套筒、肝素帽和导管外部，最后，将导管浸入生理盐水中充分润滑导管，以减少对血管的刺激。打开穿刺针，去除活塞，将穿刺针连接 5ml 注射器。

（7）扎止血带，并嘱患者握拳，在穿刺点下方，皮下注射利多卡因呈皮球状，进行局部麻醉。静脉穿刺时，一手固定皮肤，另一手持针以进针角度呈 15°～30° 的方向进行穿刺。见到回血后，保持穿刺针与血管的平行，继续向前推进 1～2mm，然后，保持针芯位置，将插管鞘单独向前推进，要注意避免推进钢针，造成血管壁的穿透。

（8）松开止血带，嘱患者松拳，以左手拇指与示指固定插管鞘，中指压住插管鞘末端处血管，防止出血，接着，从插管鞘内撤出穿刺针。一手固定插管鞘，另一手将导管自插管鞘内缓慢、匀速地 2cm 长度推进。当插入 20cm 左右时，嘱患者头侧向穿刺方，转头并低头，以确保穿刺导管的通畅。在送管过程中，左手的中指要轻压血管鞘末端，以防出血。当导管置入预定的长度时，在插管鞘远端，用纱布加压止血并固定导管。将插管鞘从血管内撤出，连接注射器抽回血，冲洗导管。双手分离导管与导丝衔接处，一手按压穿刺点并固定导管，另一手将导丝以每次 3～5cm 均匀的速度轻轻抽出，然后撤出插管鞘。当确认预定的置入长度后，在体外预留 5～6cm，以便于安装连接器。

（9）修剪导管长度，注意勿剪除毛茬，安装连接器。先将减压套筒套到导管上，将导管连接到连接器翼形部分的金属柄上，使导管完全平整的套住金属柄，再将翼形部分的倒钩和减压套筒上的沟槽对齐锁定，最后，轻轻牵拉导管以确保连接器和导管完全锁定。用生理盐水，以脉冲式方法进行冲管，当推至所剩 1ml 液体时，迅速推入生理盐水，连接肝素帽。

（10）导管的固定，是将距离穿刺点 0.5～1cm 处的导管安装在固定翼的槽沟内。在穿刺点上方，放置一块小纱布吸收渗血，使导管呈弧形，用胶带固定接头，撤出洞巾，再用无菌透明敷料固定导管，要注意无菌透明敷料下缘与胶带下缘平齐。用第 2 条胶带，以蝶形交叉固定于贴膜上，用第 3 条胶带，压在第 2 条胶带上，将签有穿刺时间与患者姓名胶带固定于第 3 条胶带上。用小纱布或输液贴，包裹导管末端，固定在皮肤上。为保护导管以防渗血，用弹力管状绷带加压包扎穿刺处。

（11）向患者交代注意事项。整理用物并洗手。摄胸部 X 线片，以确定导管末端的位置，应在上腔静脉下 1/3 处。

（12）最后在病历上填写置管情况并签名。

（二）PICC 置管后输液

（1）输液前，要先进行双人核对医嘱和治疗单，按照六步洗手法进行洗手、戴口罩。准备治疗盘，盘内装有：乙醇棉片、无菌贴膜、已经连有头皮针的含 20ml 生理盐水的注射器、预输入的液体、弯盘、治疗单，以及免洗手消毒液。

（2）进入病房先查对床号姓名，并与患者说明操作的目的，观察穿刺部位，必要时测量臂围。

（3）查对液体与治疗单，常规排气、排液。揭开输液无菌透明敷料反垫于肝素帽下。用 75% 乙醇棉球，擦拭消毒接口约 10 秒钟。再接入头皮针，抽回血，确定导管在血管腔内后，以脉冲式方法冲洗导管，当推至所剩液体为 1ml 时，快速推入。

（4）分离注射器，连接输液导管，松调节器。最后，用无菌透明敷料固定肝素帽和头皮针，在固定头皮针时，固定完毕后，整理患者衣被，调节滴数，交代注意事项并做好记录。

（三）PICC 冲洗与正压封管

为了预防导管堵塞，保持长期使用，给药前、后，使用血液制品，静脉采血后应冲管。休疗期应每周冲洗 1 次并正压封管。

（1）用六步法洗手、戴口罩。

（2）准备治疗盘，内装贴膜、含 10～20ml 生理盐水注射器 1 副、弯盘。

（3）经查对床号姓名，观察穿刺部位，关闭输液调节器。

（4）揭开输液无菌透明敷料反垫于肝素帽下分离输液导管与头皮针，接 10～20ml 生理盐水注射器，以脉冲式方法冲洗导管。推至最后 1ml 时，进行正压封管。具体方法是：将头皮针尖斜面退至肝素帽末端，待生理盐水全部推入后，拔出头皮针，用无菌透明敷料固定肝素帽。

（5）整理患者衣被，做好观察记录。

（四）PICC 维护操作

为保证外周中心静脉导管的正常使用，应保证每天对患者进行消毒维护。

（1）要按六步洗手法进行洗手、戴口罩。

（2）准备用物：治疗盘内装有石油烷、免洗手消毒液、棉签、皮尺、胶布、肝素帽、头皮针连接预冲注射器、弯盘、PICC 维护包（包内装有无菌手套、2 副、75%乙醇、碘伏棉棒各 3 根、乙醇棉片 3 块、小纱布 1 块、10cm×12cm 高潮气通透贴膜 1 张、胶带 4 条）。

（3）查对床号和姓名，与患者说明导管维护的目的。观察穿刺部位情况，必要时测量臂围。

（4）揭敷料时，要注意由下往上揭，以防带出导管，同时，还要避免直接接触导管。消毒双手，用石油烷擦除胶布痕迹。

（5）戴无菌手套：用消毒棉片消毒固定翼 10 秒钟。用 75%的乙醇棉棒，去除穿刺点直径约 1cm 以外的胶胨，再用碘伏棉棒，以穿刺点为中心进行皮肤消毒 3 次，消毒范围应大于无菌透明敷料范围，包括消毒导管。预冲肝素帽，去除原有肝素帽，用 75%乙醇棉片，擦拭导管末端。

（6）将注满生理盐水的肝素帽连接导管，用生理盐水，以脉冲式方法进行冲管，当冲至剩 1ml 液体时，将头皮针拔出，使针尖位于肝素帽内，快速推入，然后拔出头皮针。

（7）更换无菌手套，安装固定翼，随后，将导管呈弧形进行胶带固定接头。用透明敷料固定导管，固定时，要保证贴膜下缘与胶带下缘平齐，第 2 条胶带以蝶形交叉固定于无菌透明敷料上，第 3 条胶带压在第 2 条胶带上，第 4 条签上姓名与时间后固定于第 3 条胶带上。用无菌小纱布包裹导管末端，用胶带固定于皮肤，做好维护记录。

三、植入式输液港建立与维护

（一）操作前准备

1. 置管部位的选择　置管部位的选择要综合比较其他发生机械性并发症、导管相关性血流感染的可能性。置管部位会影响发生继发导管相关性血流感染和静脉炎的危险度。置管部位皮肤菌群的密度是造成 CRBSI 的一个主要危险因素。由经过培训的医生依不同的治疗方式和患者体型来选输液港植入的途径：大静脉植入、大动脉植入、腹腔内植入，输液座放于皮下。输液港导管常用的植入部位主要为颈内静脉与锁骨下静脉。非随机实验证实了颈内静脉置管发生相关性感染的危险率高。研究分析显示，床旁超声定位的锁骨下静脉置管与其他部位相比，可以显著降低机械性并发症。对于成年患者，锁骨下静脉对控制感染来说是首选部位。当然，在选择部位时其他的一些因素也应该考虑。目前临床应用较多的是锁骨下静脉，实际植入的位置要根据患者的个体差异决定。植入位置解剖结构应该能保证注射座稳定，不会受到患者活动的影响，不会产生局部压力升高或受穿衣服的影响，注射座隔膜上方的皮下组织厚度在 0.5～2cm 为适宜厚度。

2. 经皮穿刺导管植入点选择　自锁骨中外 1/3 处进入锁骨下静脉，然后进入胸腔内血管。

（二）输液港的选择

由医生依不同的治疗方式和患者体型做出选择。标准型及急救凹形输液港适用于不同体型的成年人及儿童患者。双腔输液港适用于同时输入不兼容的药物。术中连接式导管可于植入时根据需要决定静脉导管长度。

输液港种类有多种选择：①单腔末端开口式导管输液港或单腔三向瓣膜式导管输液港；②小型单腔末端开口式导管输液港或小型单腔式三向瓣膜式导管输液港；③双腔末端开口式导管输液港或双腔三向瓣膜式导管输液港。

输液港附件——无损伤针的选择：①蝶翼针输液套件适用于连续静脉输注；②直形及弯形无损伤针适用于一次性静脉输注。

（三）穿刺输液操作步骤

（1）向患者说明操作过程并做好解释工作。

（2）观察穿刺点和局部皮肤有无红、肿、热、痛等炎性反应，若有应随时更换敷料或暂停使用。

（3）消毒剂及消毒方法：先用乙醇棉球清洁脱脂，向外用螺旋方式涂擦，其半径 10～12cm。以输液港为圆心，再用碘伏棉球消毒 3 遍。

（4）穿刺输液港：触诊定位穿刺隔，一手找到输液港注射座的位置，拇指与示指、中指呈三角形，将输液港拱起；另一手持无损伤针自三指中心处垂直刺入穿刺隔，直达储液槽基座底部。穿刺时动作要轻柔，感觉有阻力时不可强行进针，以免针尖与注射座底部推磨，形成倒钩。

（5）穿刺成功后，应妥善固定穿刺针，不可任意摆动，防止穿刺针从穿刺隔中脱落。回抽血液判断针头位置无误后即可开始输液。

（6）固定要点：用无菌纱布垫在无损伤针针尾下方，可根据实际情况确定纱布垫的厚度，用无菌透明敷料固定无损伤针，防止发生脱落。注明更换无菌透明敷料的日期和时间。

（7）输液过程中如发现药物外渗，应立即停止输液，并即刻给予相应的医疗处理。静脉连续输。

（8）退针，为防止少量血液反流回导管尖端而发生导管堵塞，撤针应轻柔，当注射液剩下最后0.5ml 时，为维持系统内的正压，以两指固定泵体，遍推边撤出无损伤针，做到正压封管。

（9）采血标本时，用 10ml 以上注射器以无菌生理盐水冲洗，初始抽至少 5ml 血液并弃置，儿童减半，在更换注射器抽出所需的血液量，诸如备好的血标本采集试管中。

（10）连接输液泵设定压力超过 25psi（磅/平方英寸）时自动关闭。

（11）以低于插针水平位置换肝素帽。

（12）封管，以加压的形式从圆形注射港的各角度边推注药液边拔针的方法拔出直角弯针针头暂停输注，每月用肝素盐水封管 1 次即可。

（四）维护时间及注意事项

1. 时间　如下所述。

（1）连续性输液，每 8 小时冲洗 1 次。

（2）治疗间歇期，正常情况下每 4 周维护 1 次。

（3）动脉植入、腹腔植入时，每周维护 1 次。

2. 维护注意事项　如下所述。

（1）冲、封导管和静脉注射给药时必须使用 10ml 以上的注射器，防止小注射器的压强过大，损伤导管、瓣膜或导管与注射座连接处。

（2）给药后必须以脉冲方式冲管，防止药液残留注射座。

（3）必须正压封管，防止血液反流进入注射座。

（4）不能用于高压注射泵推注造影剂。

（萧家芳）

第五节 骨髓穿刺术与活检术

一、骨髓穿刺术

骨髓穿刺术是采取骨髓液的一种常用诊断技术。

（一）目的

采取骨髓液进行骨髓象检查，协助诊断造血系统疾病、传染病及寄生虫病，以作为某些遗传代谢性疾病和感染性疾病的辅助诊断，判断疾病预后及观察治疗效果。

（二）适应证

（1）各种造血系统疾病的诊断、鉴别诊断及治疗随访。

（2）放疗、化疗及应用免疫抑制剂后观察骨髓造血情况。

（3）不明原因的红细胞、白细胞、血小板数量增多或减少及形态学异常。

（4）不明原因发热的诊断与鉴别诊断，可做骨髓培养，骨髓涂片找寄生虫等。

（三）禁忌证

骨髓穿刺的绝对禁忌证少见，遇到下列情况要注意：

（1）血友病、穿刺部位皮肤感染的患者。

（2）凝血功能障碍的患者。

（3）小儿及不合作者不宜做胸骨穿刺。

（四）术前准备及护理

（1）了解、熟悉患者病情，对患者进行评估。

（2）心理指导：①向患者说明骨髓穿刺诊断的主要作用：骨髓是各类血细胞的"制造厂"，是人体内最大、最主要的造血组织。诊断血液病常需做骨髓穿刺。如白血病是造血系统疾病，其特征为白细胞在生长发育过程中异常增生。常规的抽血化验只能反映外周血中细胞的变化，不能准确反映出造血系统的变化。抽取骨髓液作检查，既能诊断白血病又能区分其类型，为治疗提供相应的资料。②消除患者思想顾虑，以取得合作：向患者说明骨髓检查所抽取的骨髓是极少量的，一般约 0.2g，而人体正常骨髓量平均约为 2 600g。身体内每天要再生大量的血细胞，因此，骨髓穿刺对身体没有影响。③骨髓穿刺操作简单，先行局部消毒、麻醉，然后将穿刺针刺入骨髓，除在骨髓抽取的瞬间稍有酸痛感外，基本上感觉不到疼痛。骨髓抽出后，患者可以马上起床活动。

（3）与患者及家属谈话，交代检查目的、简要说明检查过程及可能发生情况，打消患者恐惧心理，并请患者在知情同意书上签字。

（4）器械准备：一次性骨髓穿刺针、一次性骨髓穿刺包、一次性口罩、一次性帽子、75%酒精、0.5%活力碘、2%利多卡因、治疗盘、无菌棉签等。

（5）操作者熟悉操作步骤，戴口罩、帽子。

（五）分类

（1）髂峭穿刺术。

（2）脊椎棘突穿刺术。

（3）胸骨穿刺术。

（六）操作方法

（1）穿刺部位选择：①髂前上棘：常取髂前上棘后上方 1~2cm 处作为穿刺点，此处骨面较平，容易固定，操作方便安全。②髂后上棘：穿刺点位于骶骨两侧髂骨上缘 6~8cm 与脊椎旁开 2~4cm 之交点处。③胸骨柄：此处骨髓含量丰富，当上述部位穿刺失败时，可做胸骨柄刺，但此处骨质较薄，其后有心房及大血管，严防穿透而发生危险，较少选用。④腰椎棘突：位于腰椎棘突突出处，极少选用。

（2）体位：胸骨及髂前上棘穿刺时取仰卧位，前者还需用枕头垫于背后，以使胸部稍突出。髂后上棘穿刺时应取侧卧位。腰椎棘突穿刺时取坐位或侧卧位。

（3）常规消毒皮肤，戴无菌手套、铺消毒洞巾，用2%利多卡因做局部浸润麻醉直至骨膜。

（4）将骨髓穿刺针固定器固定在适当长度上（髂骨穿刺约1.5cm，肥胖者可适当放长，胸骨柄穿刺约1.0cm），以左手拇、食指固定穿刺部位皮肤，右手持针于骨面垂直刺入（若为胸骨柄穿刺，穿刺针与骨面成30°～40°角斜行刺入），当穿刺针接触到骨质后则左右旋转，缓缓钻刺骨质，当感到阻力消失，且穿刺针已固定在骨内时，表示已进入骨髓腔。

（5）用干燥的20ml注射器，将内栓退出1cm，拔出针芯，接上注射器，用适当力度缓慢抽吸，可见少量红色骨髓液进入注射器内，骨髓液抽吸量以0.1～0.2ml为宜，取下注射器，将骨髓液推于玻片上，由助手迅速制作涂片5～6张，送检细胞形态学及细胞化学染色检查。

（6）如需做骨髓培养，再接上注射器，抽吸骨髓液2～3ml注入培养液内。

（7）如未能抽得骨髓液，可能是针腔被皮肤、皮下组织或骨片填塞，也可能是进针太深或太浅，针尖未在髓腔内，此时应重新插上针芯，稍加旋转或再钻入少许或再退出少许，拔出针芯，如见针芯上带有血迹，再行抽吸可望获得骨髓液。

（8）抽吸完毕，插入针芯，轻微转动，拔出穿刺针，随后将消毒纱布盖在针孔上，稍加按压，用胶布加压固定。

（9）嘱患者卧床休息，整理用物，将标本及时送检。

（七）注意事项

（1）穿刺针进入骨质后避免摆动过大，以免折断。

（2）胸骨柄穿刺不可垂直进针，不可用力过猛，以防穿透内侧骨板。

（3）抽吸骨髓液时，逐渐加大负压，做细胞形态学检查时，抽吸量不宜过多，否则会使骨髓液稀释，但也不宜过少。

（4）骨髓液抽取后应立即涂片。

（5）多次干抽时应进行骨髓活检。

（6）注射器与穿刺针必须干燥，以免发生溶血。

（7）术前应行出凝血时间、血小板等检查。

（八）术后处理

（1）术后应嘱患者静卧休息，同时做好标记并送检骨髓片，清洁穿刺场所，做好穿刺记录。

（2）抽取骨髓和涂片要迅速，以免凝固。需同时做外周血涂片，以作对照。

（九）术后护理

骨髓穿刺虽为有创性检查，但因操作简单、骨髓液抽取少、患者痛苦小，故对机体无大的损害，不需要特殊护理。对于体质弱、有出血倾向者，检查后应采取下列措施。

（1）止血：一般以压迫止血为主。

（2）卧床休息：检查后，穿刺局部会有轻微的疼痛。患者可卧床休息，限制肢体活动，即可恢复正常。

（3）防止感染：穿刺时，局部组织应经过严格消毒。保持穿刺局部皮肤的清洁、干燥，覆盖的纱布被血或汗打湿后，要及时更换。针孔出现红、肿、热、痛时，可用2%碘酊或0.5%活力碘等涂搽局部，每天3～4次。若伴有全身发热，则应与医生联系，根据病情适当选用抗生素。

二、骨髓活检术

骨髓活检术全称为骨髓活体组织检查术，是采用特制的穿刺针取一小块0.5～1cm长的圆柱形骨髓组织来做病理学检查的技术。操作方法与骨髓穿刺术完全相同，取出的材料保持了完整的骨髓组织结构，能弥补骨髓穿刺的不足。

（一）目的

骨髓穿刺检查在大部分患者中可以成功，但是如果遇到了"干抽"现象，即抽不出骨髓液时，就无法诊断。这种情况见于骨髓硬化症、骨髓纤维化症（原发性和继发性），尤其是恶性肿瘤（像乳腺癌、肺癌、前列腺癌、胃癌等）的骨髓转移所致骨髓纤维化以及某些白血病（例如毛细胞白血病）、淋巴瘤患者的骨髓穿刺术常不能成功。采用骨髓活检术就能够弥补骨髓穿刺术的不足，而且活检取材大，不但能了解骨髓内的细胞成分，而且能保持骨髓结构，恶性细胞较易识别，便于病理诊断。还有些疾病的诊断需要了解骨髓组织结构，比如再生障碍性贫血、骨髓增生异常综合征、恶性肿瘤骨髓转移等就需要骨髓病理学检查。骨髓活检术对再生障碍性贫血骨髓造血组织多少的了解有一定意义；骨髓活检组织切片的原始细胞分布异常（ALIP）现象对骨髓增生异常综合征的诊断有重要意义。另外，骨髓活检对骨髓坏死或脂肪髓的判断也有意义。

（二）适应证

（1）多次抽吸取材失败。

（2）为正确判定血细胞减少症患者骨髓增生程度及其病因。

（3）可疑罹患骨髓纤维化、真性红细胞增多症、原发性血小板增多症、骨髓增生异常综合征、恶性淋巴瘤、多发性骨髓瘤、淀粉样变性、肉芽肿病、转移瘤和再生障碍性贫血的患者。

（4）骨髓活检对急性粒细胞白血病的诊断以及化疗是否达到真正完全缓解的判断有意义。凡涂片已达完全缓解，但一步法双标本取材之活检切片内仍可检出白血性原始细胞簇，就应继续给予巩固化疗，直至切片内此种异常定位的白血性原始细胞簇消失为止。

（5）在急性粒细胞白血病缓解后化疗及长期无病生存期，应定期做骨髓一步法双标本取材，倘若涂片细胞计数未达复发标准，而切片内出现了异常原始细胞簇，提示已进入早期复发，应及时作再诱导处理。

（6）慢性粒细胞白血病慢性期应常规做骨髓活检，以测定患者属何种组织学亚型。

（7）未正确判断骨髓铁贮存，尤其疑为贮铁降低或缺铁时，在骨髓活检切片上做铁染色较涂片为优。

（8）对骨病本身和某些骨髓疾患，例如囊状纤维性骨炎、骨纤维发育异常症、变应性骨炎、骨软化症、骨髓疏松症和骨髓腔真菌感染等的诊断，骨髓活检也能提供有意义的资料。

（三）禁忌证

除血友病外，骨髓活检目前尚无绝对的禁忌证，即使在血小板减少和其他许多出血性疾病时，进行此项操作也比较安全，患者一般均能接受。

（四）术前准备及护理

（1）了解、熟悉患者病情，对患者进行评估。

（2）心理指导：①向患者说明骨髓活检术的主要作用。②消除患者的思想顾虑，以取得患者合作。

（3）与患者及家属谈话，交代检查目的、简要说明检查过程及可能发生情况，打消患者恐惧心理，取得并请患者在知情同意书上签字。

（4）器械准备：一次性骨髓穿刺针、一次性骨髓穿刺包、一次性口罩、一次性帽子、75%酒精、0.5%活力碘、2%利多卡因、治疗盘、无菌棉签等。

（5）操作者熟悉操作步骤，戴口罩、帽子。

（五）操作方法

骨髓检查需要抽取骨髓标本，骨髓穿刺一般是由有经验的医生和护士执行的特殊穿刺检查，穿刺前会为患者进行认真的消毒处理，并严格按无菌操作规程进行操作。术前会给患者注射麻药作局部麻醉，以减轻患者痛苦。骨髓穿刺一般在患者的髂骨上进行。患者需要侧身卧床，医生会在髂后上棘或髂前上棘选取适当的部位进行穿刺，一般只抽取极少量的骨髓。这不会使得患者的骨髓量有明显减少，也不会影响患者的骨髓造血功能。抽取的骨髓标本一般需要立即做涂片处理或抗凝处理，以便进行各种化验检查。在患某些血液病或怀疑有骨髓转移的恶性肿瘤时，骨髓检查可能要进行多次，用于判断疾病进展和治疗效果，此时患者应积极配合医生进行骨髓检查。

（六）注意事项

（1）开始进针不宜太深，否则不宜取得骨髓组织。

（2）由于骨髓活检穿刺针内径较大，抽取骨髓液的量不易控制。因此，一般不用于吸取骨髓液做涂片检查。

（3）穿刺前应检查出凝血时间，有出血倾向者，穿刺时应特别注意，血友病患者禁止做骨髓活检检查。

（鹿黎静）

第六节 淋巴结穿刺与活检术

一、淋巴结穿刺术

淋巴结分布于全身各部位，许多原因可使淋巴结肿大，如感染（细菌、病毒、真菌、丝虫）、结核病、造血系统肿瘤（白血病、淋巴瘤）、转移瘤等。淋巴结穿刺取得抽出液，以其制作涂片做细胞学或细菌学检查可协助上述疾病的诊断。

（一）方法

（1）选择适合穿刺的部位，一般取肿大较明显的淋巴结。

（2）常规消毒局部皮肤和术者手指。

（3）术者以左手食指和拇指固定淋巴结，右手持 10ml 干燥注射器将针头直接刺入淋巴结内，深度依淋巴结大小而定，然后边拔针边用力抽吸，利用空针内的负压将淋巴结内的液体和细胞成分吸出。

（4）固定注射器内栓，拔出针头后将注射器取下，充气后再将针头内的抽出液喷射到玻璃片上制成均匀涂片，染色镜检。

（5）术后穿刺部位用无菌纱布覆盖，并以胶布固定。

（二）注意事项

（1）最好在饭前刺，以免抽出物中含脂质过多，影响染色。

（2）若未能获得抽出物，可将针头再由原穿刺点刺入，并在不同方向连续刺，抽吸数次，直到取得抽出物为止。

（3）注意选择易于固定的部位，淋巴结不宜过小，且应远离大血管。

（4）在制作涂片之前要注意抽出物的外观性状。一般炎症抽出液呈微黄色，结核病变可见干酪样物，结核性脓液呈黄绿色或乌灰色黏稠状液体。

二、淋巴结活检术

淋巴结的疾病，用望诊和触诊可查知淋巴结表面皮肤的色泽和紧张度、与周围组织的粘连情况，淋巴结的性状以及有无压痛，并结合肿大的速度以及全身症状，再参考血常规和血清蛋白的变化，大致可以得出相当准确的诊断。但是，一般来说，为了确诊常常需要对肿大的淋巴结进行活组织检查。

淋巴结活检是采取有创伤的方法取到淋巴结组织做病理检查。取到淋巴结组织的方法主要有两种：①淋巴结穿刺术；②淋巴结切除术。淋巴结切除不会激发其他淋巴器官引起异常；如果切除的淋巴结是正常的，对身体也没有什么影响。

1. 淋巴结穿刺术　如下所述。

（1）淋巴结穿刺取得抽出液制作出涂片进行细胞学或病原学检查可以协助诊断导致淋巴结肿大的有关疾病，如感染（细菌、病毒、真菌、虫）、结核病及白血病、淋巴瘤、恶组、转移癌等。

（2）操作步骤：选择适于穿刺的肿大的淋巴结，常规消毒皮肤及术者手指，用左手食指及拇指固定淋巴结，右手用 18～19 号针头将针头沿淋巴结长轴刺入淋巴结内，边拔针边用力抽吸，将注射器取下充气后再将针头内抽吸血液，喷到涂片上制成均匀玻片，染色镜检。术后盖以无菌纱布并用胶布固定。

（3）注意事项：①最好在髂前穿刺，以免脂质过多，影响涂片。②若未能抽出吸出物，可将针头在不同方向连续穿刺。③注意选择较大淋巴结，且远离大血管。④涂片前注意抽出物的性状。

2. 淋巴结切除术（淋巴结活体组织检查术）　如下所述。

（1）适应证：淋巴结肿大患者经淋巴结穿刺涂片不能确诊，怀疑淋巴瘤白血病、恶组、免疫母细胞性淋巴结病、结核、肿瘤转移或结节病，应选择淋巴结活检。

（2）活检部位：一般取肿大的淋巴结，周身淋巴结均肿大者应尽量少取腹股间淋巴结。

3. 摘除的淋巴结　应立即用 10% 甲醛或 95% 乙醇固定送检。

（鹿黎静）

第七节　腰椎穿刺术

腰椎穿刺术是神经科临床常用的检查方法之一，对神经系统疾病的诊断和治疗有重要价值，该法简便易行，亦比较安全；但如果适应证掌握不当，轻者可加重原有病情，重者甚至危及病员安全。

一、适应证

（1）中枢神经系统炎症性疾病的诊断与鉴别诊断：包括化脓性脑膜炎、结核性脑膜炎、病毒性脑膜炎、霉菌性脑膜炎、乙型脑炎等。

（2）脑血管意外的诊断与鉴别诊断：包括脑溢血、脑梗死、蛛网膜下隙出血等。

（3）肿瘤性疾病的诊断与治疗：用于诊断脑膜白血病，并通过腰椎穿刺鞘内注射化疗药物治疗脑膜白血病。

（4）测定颅内压和了解蛛网膜下隙是否阻塞等。

（5）椎管内给药。

二、禁忌证

（1）可疑颅内高压、脑疝。

（2）可疑颅内占位病变。

（3）休克等危重患者。

（4）穿刺部位有炎症。

（5）有严重凝血功能障碍的患者，如血友病患者等。

三、穿刺方法

通常取弯腰侧卧位，自腰 2 至骶 1（以腰 3～4 为主）椎间隙穿刺。局部常规消毒及麻醉后，戴橡皮手套，用 20 号穿刺针（小儿用 21～22 号）沿棘突方向缓慢刺入，进针过程中针尖遇到骨质时，应将针退至皮下待纠正角度后再进行穿刺。成人进针 4～6cm（小儿 3～4cm）时，即可穿破硬脊膜而达蛛膜网下腔，抽出针芯流出脑脊液，测压和缓慢放液后（不超过 2～3ml），再放入针芯，拔出穿刺针。穿刺点稍加压止血，敷以消毒纱布并用胶布固定。术后平卧 4～6h。若初压超过 2.94kPa（300mmH$_2$O）时则不宜放液，仅取测压管内的脑脊液送细胞计数及蛋白定量即可。

（1）嘱患者侧卧于硬板床上，背部与床面垂直，头向前，胸部屈曲，两手抱膝紧贴腹部，使躯干呈弓形；或由助手在术者对面用一手抱住患者头部，另一手挽住双下肢腘窝处并用力抱紧，使脊柱尽量后凸以增宽椎间隙，便于进针。

（2）确定穿刺点，以髂后上棘连线与后正中线的交会处为穿刺点，一般取第3～4腰椎棘突间隙，有时也可在上一或下一腰椎间隙进行。

（3）常规消毒皮肤后戴无菌手套与盖洞贴，用2%利多卡因自皮肤到椎间韧带逐层做局部浸润麻醉。

（4）术者用左手固定穿刺点皮肤，右手持穿刺针以垂直背部的方向缓慢刺入，成人进针深度为4～6cm，儿童则为2～4cm。当针头穿过韧带与硬脑膜时，可感到阻力突然消失并有落空感。此时可将针芯慢慢抽出（以防脑脊液迅速流出，造成脑疝），即可见脑脊液流出。

（5）在放液前先接上测压管测量压力，正常侧卧位脑脊液压力为0.69～1.764kPa或40～50滴/分。若想了解蛛网膜下隙有无阻塞，可做Queckenstedt试验，即在测定初压后，由助手先压迫一侧颈静脉约10s，然后再压迫另一侧，最后同时按压双侧颈静脉；正常时压迫颈静脉后，脑脊液压力立即迅速升高一倍左右，解除压迫后10～20s，迅速降至原来水平，称为梗阻试验阴性，示蛛网膜下隙通畅。若压迫颈静脉后，不能使脑脊液压力升高，则为梗阻试验阳性，示蛛网膜下隙完全阻塞；若施压后压力缓慢上升，放松后又缓慢下降，示有不完全阻塞。凡颅内压增高者，禁做此试验。

（6）撤去测压管，收集脑脊液2～5ml送检；如需做培养时，应用无菌操作法留标本。

（7）术毕，将针芯插入后一起拔出穿刺针，覆盖消毒纱布，用胶布固定。

（8）术后患者去枕俯卧（如有困难则平卧）4～6h，以免引起术后低颅压性头痛。

四、并发症防治

1. 低颅压综合征　低颅压综合征指侧卧位脑脊液压力在0.58～0.78kPa（60～80mmH$_2$O）以下，较为常见。多因穿刺针过粗，穿刺技术不熟练或术后起床过早，使脑脊液自脊膜穿刺孔不断外流所致。患者于坐起后头痛明显加剧，严重者伴有恶心、呕吐，或眩晕、昏厥，平卧或头低位时头痛等即可减轻或缓解。少数尚可出现意识障碍、精神症状、脑膜刺激征等，持续一至数日。故应使用细针穿刺，术后去枕平卧（最好俯卧）4～6h，并多饮开水（忌饮浓茶、糖水）常可预防之，如已发生，除嘱患者继续平卧和多饮开水外，还可酌情静脉注射蒸馏水10～15ml或静脉滴注5%葡萄糖盐水500～1 000ml，1～2次/天，数日，常可治愈。也可再次腰穿在椎管内或硬脊膜外注入生理盐水20～30ml，消除硬脊膜外间隙的负压以阻止脑脊液继续漏出。

2. 脑疝形成　在颅内压增高，当腰穿放液过多过快时，可在穿刺当时或术后数小时内发生脑疝，故应严加注意和预防。必要时，可在术前先快速静脉输入20%甘露醇液250ml等脱水剂后，以细针穿刺，缓慢滴出数滴脑脊液化气进行化验检查。如一旦出现不幸，应立即采取相应抢救措施，如静脉注射20%甘露醇200～400ml和高渗利尿脱水剂等，必要时还可自脑室穿刺放液和自椎管内快速推注生理盐水40～80ml，但一般较难奏效。

3. 原有脊髓、脊神经根症状突然加重　多见于脊髓压迫症，因腰穿放液后由于压力的改变，导致椎管内脊髓、神经根、脑脊液和病变之间的压力平衡改变所致。可使根性疼痛、截瘫及大小便障碍等症状加重，在高颈段脊髓压迫症则可发生呼吸困难与骤停，上述症状不严重者，可先向椎管注入生理盐水30～50ml，疗效不佳时应急请外科考虑手术处理。

此外，并发症中，还可因穿刺不当发生颅内感染和马尾部的神经根损伤等，但较少见。

五、注意事项

（1）严格掌握禁忌证，凡疑有颅内压升高者必须先做眼底检查，如有明显视盘水肿或有脑疝先兆者，禁忌穿刺。凡患者处于休克、衰竭或濒危状态以及局部皮肤有炎症、颅后窝有占位性病变者均禁忌穿刺。

（2）穿刺时患者如出现呼吸、脉搏、面色异常等症状，应立即停止操作，并做相应处理。

（3）鞘内给药时，应先放出等量脑脊液，再等量转换性注入药液。

（鹿黎静）

第八节　吸痰术

一、适应证

吸除气道内沉积的分泌物；获取痰标本，以利培养或涂片确定肺炎或其他肺部感染，或送痰液做细胞病理学检查；维持人工气道通畅；对不能有效咳嗽导致精神变化的患者，通过吸痰刺激患者咳嗽，或吸除痰液，缓解痰液刺激诱导的咳嗽；因气道分泌物潴积导致肺不张或实变者，吸痰可促进肺复张。

二、禁忌证

气管内吸痰术对人工气道患者是必要的常规操作，无绝对禁忌证。

三、主要器械

（1）必要器械：负压源，集痰器，连接管，无菌手套，无菌水和杯，无菌生理盐水，护目镜、面罩和其他保护装置，氧源，带活瓣和氧源的人工气囊，听诊器，心电监护仪，脉氧监测仪，无菌痰标本收集装置等。

（2）吸痰管：吸痰管直径不超过气管插管内径的1/2。

四、吸痰操作

（1）患者准备：如条件允许，吸痰前应先予100% O_2 >30s（最好吸纯氧2min）；可适当增加呼吸频率和（或）潮气量，使患者稍微过度通气，吸痰前可调节呼吸机"叹息（sigh）"呼吸1~2次，或用呼吸球囊通气数次（3~5次）；机械通气患者最好在不中断通气的情况下吸痰或密闭式吸痰；吸痰前后最好有脉搏氧饱和度监测，以观察患者有无缺氧；吸痰时可向气道内注入少许生理盐水以稀释痰液或促使气内道的痰液移动，以利吸除。

（2）吸引负压：吸引管负压一般按新生儿60~80mmHg，婴儿80~100mmHg，儿童100~120mmHg，成人100~150mmHg。吸引负压不超过150mmHg，否则可能因吸引导致气道损伤、低氧血症和肺膨胀不全等。

（3）吸痰目的至少达到下列之一：①呼吸音改善。②机械通气患者的吸气峰压（PIP）与平台压间距缩小，气道阻力下降或顺应性增加，压力控制型通气患者的潮气量增加。③PaO_2 或经皮氧饱和度（SPO_2）改善。④吸除了肺内分泌物。⑤患者症状改善，如咳嗽减少或消失等。

（4）吸痰前、中、后应做好以下监测：呼吸音变化，血氧饱和度或经皮氧饱和度，肤色变化，呼吸频率和模式，血流动力学参数如脉搏、血压、心电，痰液特征如颜色、量、黏稠度、气味，咳嗽有无及强度，颅内压（必要时），通气机参数如PIP、平台压、潮气量、FiO_2，动脉血气，以及吸痰前后气管导管位置有无移动等。

（5）吸痰：吸痰时遵守无菌操作原则，术者戴无菌手套，如有需要可戴防护眼镜、隔离衣等。吸痰管经人工气道插入气管/支气管时应关闭负压源，待吸痰管插入到气管/支气管深部后，再开放负压吸引，边吸引边退出吸痰管，吸痰管宜旋转式返出，而非反复抽插式吸痰。每次吸痰的吸引时间约10~15s，如痰液较多，可在一次吸引后通气/吸氧至少10s（最好能吸氧1min左右）再吸引，避免连续吸引，以防产生低氧血症和肺膨胀不全等。吸痰完成后，应继续给予纯氧约2min，待血氧饱和度恢复正常或超过94%后，再将吸氧浓度调至吸痰前水平。目前不少多功能呼吸机有专用的吸纯氧键，按压该键后，会自动提供纯氧约2min（具体时间因厂品不同而异）。吸除气道内的痰后，再吸除患者口鼻中的分泌物（特别是经口气管插管或吞咽功能受影响者）。

五、并发症

气管内吸引主要并发症包括低氧血症或缺氧；气管/支气管黏膜组织损伤；心跳骤停；呼吸骤停；心律失常；肺膨胀不全；支气管收缩/痉挛；感染；支气管/肺出血；引起颅内压增高；影响机械通气疗效；高血压；低血压。这些并发症大多是吸引不当所致，规范的操作，可大大降低有关并发症的风险。

（鹿黎静）

第九节　洗胃术

洗胃（gastric lavage）是一种清除胃内物方法，主要是消除胃内摄入过多的药物或毒物。

一、适应证

洗胃主要是在摄入过量药物或毒物后 1~2 小时内、在无禁忌的情况下清除胃内容物，已知或疑有胃排空延迟如摄入抗胆碱能药或鸦片类摄入时或毒物为片剂尚未完全溶解或排空时，超过 2 小时仍可考虑洗胃。

具体来说，洗胃主要适于以下情况：

（1）农药中毒：有机磷酸酯类、有机氯类或氨基甲酸酯类农药等，这仍是我国最常见的毒物中毒。

（2）明显或高危病死率的药物：β 阻滞剂、钙通道阻滞剂、氯喹、秋水仙碱、氰化物、重金属、杂环类抗抑郁药、铁、百草枯、水杨酸盐、亚硒酸。

（3）活性炭难吸收的物质：重金属、铁、锂、有毒醇类。

（4）形成凝结块：肠溶制剂、铁、酚噻嗪类、水杨酸盐。

（5）无抗毒剂或治疗无效者：钙通道阻滞剂、秋水仙碱、百草枯、亚硒酸。

（6）其他不明原因摄入中毒又无洗胃禁忌者。

二、禁忌证

意识进行性恶化且无气道保护性反射者是绝对禁忌证，如必须洗胃者，应在洗胃前先作气管插管做好气道保护和通气，而后再考虑洗胃。腐蚀性物质摄入者禁忌洗胃；局部黏膜损害可能引起插管穿孔，应权衡利弊后进行；较大片剂、大块异物、有锐利边缘的异物禁忌洗胃；烃类如苯、N 己烷、杀虫剂等摄入是洗胃的相对禁忌；少数情况下有严重上气道或上胃肠道异常如狭窄、畸形或新近完成移植等限制进行插胃管。呕吐可排出胃内毒物，反复呕吐已排出大量毒物者，洗胃应权衡利弊；其他相对禁忌包括凝血功能障碍者、摄入无毒或低毒物质者等。

三、洗胃器械

洗胃器械包括：脉氧仪、心电监护仪、无创血压监测仪、防毒服装、开口器或牙垫、经口气道、呕吐盆、吸引源、吸引管、大注射器（50~100ml）、清水或生理盐水、球形吸引装置或自动洗胃机、水溶性润滑剂、经口洗胃管、必要的复苏装置和药物。

1. **胃管插入深度估算方法**　如下所述。

（1）根据不同身高估算经鼻或经口胃管插入的长度（cm）方法见（图 1-1）。

（2）根据体表标志估算胃管插管深度：①传统的也是临床上最常用的估算方法采用（图 1-2）中 A 的方法，即经鼻插入胃管的深度为"耳垂经鼻翼至剑突的距离"。②或按照（图 1-2）中 B 的方法，即经鼻插入胃管的深度为"左口角或鼻翼经耳郭至肋缘的距离"。③按照耳垂经剑突至脐的距离来估算。

通常经口插入胃管的深度比经鼻胃管插入更短些，插入深度具体估算方法可参照上述四种方法，并

— 21 —

根据不同患者的实际情况和临床医生个人经验综合确定，不宜完全教条。

2. 胃管选择　成人一般选择法氏 30～50 号胃管，青少年选择法氏 30～34 号胃管，儿童可选择法氏 24 号胃管，新生儿和婴儿一般禁忌洗胃或充分权衡利弊后请儿科专家指导处理。值得注意的是，如拟洗出胃内容物，应经口插入大口径胃管，经鼻插入胃管仅适于向胃内灌溶液或吸出稀薄胃内容物，很难吸出胃内残渣类物质，更不可能吸出未溶解的药片或药丸等。

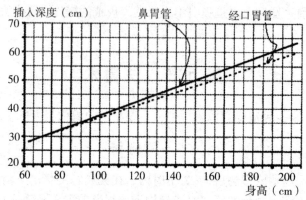

图 1-1　身高-胃管插入深度估算图

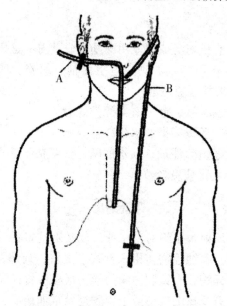

A.耳垂经鼻翼至剑突的距离；B.左口角或鼻翼经耳廓至肋缘的距离

图 1-2　体表标志估算胃管插入深度

3. 洗胃液　通常用清水或生理盐水洗胃，但儿童避免使用清水洗胃，否则易导致电解质紊乱。某些特殊物质可能需要特定的洗胃液，如氟化物摄入宜用 15～30mg/L 的葡萄糖酸钙溶液（可产生不溶性的氟化钙而起解毒作用）；甲醛摄入宜用 10mg/L 的醋酸铵水溶液；铁剂摄入宜用 2% 的碳酸氢钠生理盐水溶液（可产生碳酸亚铁）；草酸摄入宜用 5～30g/L 的葡萄糖酸钙溶液（可产生不溶性的草酸钙）；碘摄入宜用 75g/L 的淀粉溶液等。但无特殊洗胃液时，仍考虑使用清水或生理盐水进行洗胃。

四、洗胃操作

（1）胃管插入：患者取 Trendelenburg 位（垂头仰卧位），头低 15°～20°，这种体位有利于最大限度地排出胃内容物，仰卧位或侧卧位增加误吸风险。胃管插入和确认方法参见"经鼻胃管插入"。插入胃管后应常规地抽吸有无胃内容物，而后再注入 50ml 气体听诊左上腹部有无吹气音或气过水声，只有完全确认胃管在位后才可开始洗胃。虽然 X 线是最可靠的确认方法，但由于条件限制，有时无法在洗胃时拍摄 X 线片。另外，插管和洗胃时最好行心电监护、脉氧监测和无创血压监测。

（2）洗胃：灌洗液温度最好与体温相当，但临床上很难做到，灌洗液温度与室温一样是合适的。洗胃前应尽量抽空胃内容物，再向胃内灌入洗胃液。每次最大灌入液量为 300ml 左右（儿童可按 10 ~ 15ml/kg 计算，最大也不超过 300ml）。灌入量过大会导致呕吐、误吸，促进胃内容物向下进入十二指肠或空肠，加快毒物进一步吸收。至洗出液澄清、无颗粒物或无明显药物气味方可停止洗胃，洗胃液总量一般需数升，有时需 10 000ml 或更多。必要时洗胃后可向胃管内灌入活性炭（30g + 240ml 生理盐水或清水）。

五、并发症

从插胃管开始直至洗胃后 6 ~ 8 小时均应监测有无并发症。一般很少发生严重并发症，但如未经认真确认或插管者操作不熟练，并发症的发生风险大大增加。

洗胃相关性并发症包括：心律失常、电解质异常、脓胸、食管撕裂或穿孔、胃穿孔、低体温、喉痉挛、鼻或口或咽喉损伤、气胸、误吸、梨状隐窝穿孔、误插入气管内、胃管阻塞等。

为防误吸，洗胃液量不宜过大，通常每次不超过 300ml；由于经口胃管较粗且弹性差，插管时不应过大用力插入或粗暴插管。一旦发现严重并发症如气管内插管、穿孔等应立即拔管并给予机械通气或请外科专家会诊处理。

（杨艳丽）

第十节 导尿术

一、适应证

导尿是临床上最常用的泌尿外科和非泌尿道疾病的诊断和治疗措施之一。其适应证包括：外科手术、急诊和危重患者，常需导尿观察尿量变化；急慢性阻塞性尿潴留或神经性膀胱，需导尿缓解症状；膀胱功能不全者，导尿用作排尿后残余尿量评估；导尿留取非污染尿标本检查作为泌尿系感染的重要诊断手段（多为女性患者）；其他如利用导尿作为逆行性膀胱造影和尿动力学检查的方法。

二、禁忌证

导尿唯一的绝对禁忌证是确定性或疑似下尿道损伤或断裂者，主要见于骨盆骨折或盆腔创伤者，多表现为会阴部血肿、尿道口出血或前列腺高位骑跨（high - riding）。只有尿道连续性得到确认后，方可进行导尿术，非创伤者镜下或肉眼血尿并非导尿的禁忌证。相对禁忌证如尿道狭窄、近期尿道或膀胱手术、狂躁或不合作者等。

三、主要器械

消毒剂如聚维酮碘，水溶性润滑剂如甘油，无菌巾，无菌棉球及纱布，无菌手套，连接管，无菌盐水，10ml 注射器，尿量计，接尿器（或接尿袋），固定胶带等。

四、导尿管选择

成人常用 Foley - 16 或 18 号导尿管，儿童多用 5 ~ 8 号导尿管。尿道狭窄者宜选择较小导尿管如 Foley - 12 或 14 号，而有血尿者应选择相对较大的导尿管如 Foley - 20 至 24 号，以免导尿管被血块阻塞。多数导尿管为乳胶管，如条件允许，对乳胶过高敏或过敏者可选用硅胶管，有高危感染风险者，可选用银合金涂层的抗菌导尿管。

五、操作前准备

操作前先向患者作适当解释，消除顾虑，取得其充分合作。患者多取仰卧位或半卧位，双大腿可略外展。男性包茎者应翻开包皮暴露尿道口，清除包皮垢。然后用浸有消毒液的棉球或海绵块消毒，注意，在消毒时，应以尿道口为中心向外消毒。消毒后常规铺无菌巾或洞巾，导尿管外涂润滑剂备用。

六、导尿操作

（一）男性患者导尿术

术者戴无菌手套，消毒铺巾后，一手握阴茎，使之垂直向上，另一手持带有滑润剂的导尿管，自尿道口插入，导尿管至少插入大部分或见尿液流出，见有尿液自导尿管流出后仍应继续推入导尿管数厘米，而后将导尿管外端接上接尿袋，用10ml注射器抽取无菌生理盐水注入球囊管，再将向外牵拉导尿管，直到遇到阻力，固定导尿管于一侧大腿上，完成导尿（图1-3）。

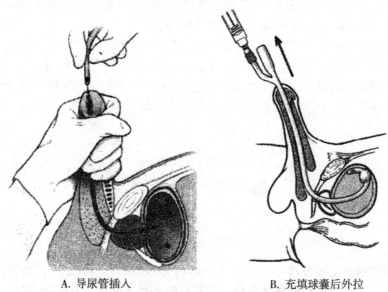

A. 导尿管插入   B. 充填球囊后外拉

图1-3 男患者导尿管插入方法示意图

有时导尿管插入阻力较大，可能是在前列腺膜部狭窄或尿导尿管硬度较大，致使导管前端阻于前列腺膜部前方的尿道后皱襞处，此时可用手指在前列腺下方轻托尿道或适当旋转导尿管方向，便于导尿管前端顺利进入尿道前列腺部（图1-4）。

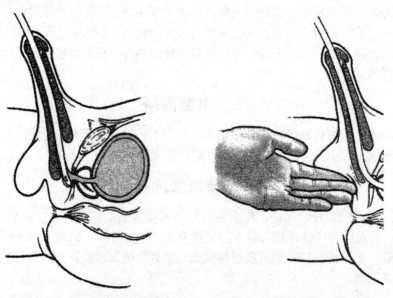

A.前端阻于前列腺膜部的后皱襞处   B.用手指轻托前列腺膜部后皱襞

图1-4 男患者导尿管插入遇阻解决方法示意图

（二）女患者导尿术

患者取仰卧位，双大腿略向外展或呈膀胱截石位，用手指撑开阴唇后自尿道口向周围消毒并常规铺无菌巾。术者用一手拇、食指分别撑开两侧小阴唇，另一手持导尿管自尿道口插入导尿管（图1-5），见尿液处导尿管外流时，继续向内插入导尿管数厘米，用注射器抽取10ml无菌生理盐水，向球囊导管内注入生理盐水，而后向外牵拉导尿管，直到遇到阻力即可，而后固定导尿管于一侧大腿根部即完成导尿。

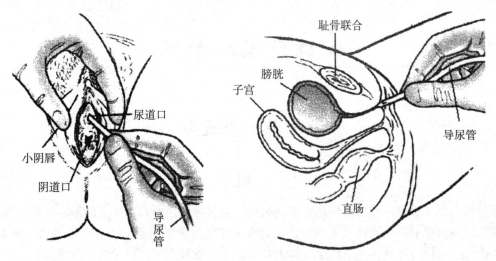

拇、食指分别撑开两侧小阴唇，自尿道口插入导尿管

图1-5 女性导尿方法示意图

七、并发症

导尿的主要并发症包括造成假通道，尿道穿孔，出血，感染。尿道炎是最常见的并发症，发生率达3%~10%。每个导尿管留置口，特别多见于尿道狭窄或前列腺肥大者，主要是无症状性菌尿；附睾炎，膀胱炎和肾盂肾炎是少见并发症，多见于长期留置导尿管并发感染者。减少感染的最有效方法是尽可能减少导尿管的留置时间，严格无菌操作。导尿者无需常规预防性使用抗生素，但感染高危风险者如免疫功能受抑、经尿道前列腺切除术、肾移植者等，需要预防性使用抗生素。医源性创伤可导致尿道狭窄，出血和血尿，少量出血大多是自限性的，无需特殊处理，但出血较多者，应给予止血药如立止血1KU肌内注射或静脉注射，凝血功能障碍者应处理原发病。包茎者导尿后包皮未复原易致包皮嵌顿。

（杨艳丽）

第二章

心内科疾病护理

第一节　心肌炎

一、概述

心肌炎是指心肌实质或间质局限性或弥漫性病变，由多种病因所致。小儿时期心肌炎主要由病毒及细菌感染或急性风湿热引起。病情轻重不一，轻者可无症状，重者出现疲乏无力、恶心、呕吐、胸闷、呼吸困难等症状。可因心源性休克或严重心律失常而猝死。按发病原因可分为3种类型。

（1）感染性心肌炎：由细菌、病毒、真菌、螺旋体和原虫等感染所致。

（2）反应性心肌炎：为变态反应及某些全身性疾病在心肌的反应。

（3）中毒性心肌炎：由药物、毒物反应或中毒而引起的心肌炎性病变。

其中病毒性心肌炎最常见。病毒性心肌炎是指人体感染嗜心性病毒（肠道病毒、黏病毒、腺病毒、巨细胞病毒及麻疹、腮腺炎、乙型脑炎、肝炎病毒等），引起心肌非特异间质性炎症。该炎症可呈局限性或弥漫性，病程可以是急性、亚急性或慢性。急性病毒性心肌炎患者多数可完全恢复正常，很少发生猝死，一些慢性发展的病毒性心肌炎可以演变为心肌病。

目前，全球对病毒性心肌炎发病机制尚未完全明了，但是随着病毒性心肌炎实验动物模型和培养搏动心肌细胞感染柯萨奇B组病毒致心肌病变模型的建立，对病毒性心肌炎发生机制的阐明已有了很大的发展。以往认为该病过程有两个阶段：①病毒复制期。②免疫变态反应期。但是近来研究结果表明，第一阶段除有病毒复制直接损伤心肌外，也存在有细胞免疫损伤过程。

第一阶段：病毒复制期，该阶段是病毒经血液直接侵犯心肌，病毒直接作用，产生心肌细胞溶解作用。第二阶段：免疫变态反应期，对于大多数病毒性心肌炎（尤其是慢性期者），病毒在该时期内可能已不存在，但心肌仍持续受损。目前认为该期发病机制是通过免疫变态反应，主要是T细胞免疫损伤致病。

二、临床表现

病毒性心肌炎的临床症状具有轻重程度差异大，症状表现常缺少特异典型性的特点。约有半数患者在发病前（1~3周）有上呼吸道感染和消化道感染史。但他们的原发病症状常轻重不同，有时症状轻，易被患者忽视，须仔细询问才能被注意到。

（一）症状

（1）心脏受累的症状：可表现为胸闷、心前区隐痛、心悸、气促等。

（2）有一些病毒性心肌炎是以一种与心脏有关或无关的症状为主要或首发症状就诊的

1）以心律失常为主诉和首发症状就诊者。

2）少数以突然剧烈的胸痛为主诉者，而全身症状很轻。此类情况多见于病毒性心肌炎累及心包或胸膜者。

3）少数以急性或严重心功能不全症状为主就诊。

4）少数以身痛、发热、少尿、昏厥等严重全身症状为主，心脏症状不明显而就诊。

（二）体征

1. 心率改变　或心率增快，但与体温升高不相称；或为心率减缓。

2. 心律失常　节律常呈不整齐，期前收缩最为常见，表现为房性或为室性期前收缩。其他缓慢性心律失常如房室传导阻滞、病态窦房结综合征也可出现。

3. 心界扩大　病情轻者心脏无扩大，一般可有暂时性扩大，可以恢复。

4. 心音及心脏杂音　心尖区第一心音可有减低或分裂或呈胎心音样。发生心包炎时有心包摩擦音出现。心尖区可闻及收缩期吹风样杂音，系发热、心腔扩大所致；也可闻及心尖部舒张期杂音，也为心室腔扩大、相对二尖瓣狭窄所产生。

5. 心力衰竭体征　较重病例可出现左侧心力衰竭或右侧心力衰竭的体征，甚至极少数出现心源性休克的一系列体征。

（三）分期

病毒性心肌炎根据病情变化和病程长短可分为四期。

1. 急性期　新发病者临床症状和体征明显而多变，病程多在 6 个月以内。

2. 恢复期　临床症状和客观检查好转，但尚未痊愈，病程一般在 6 个月以上。

3. 慢性期　部分患者临床症状、客观检查呈反复变化或迁延不愈，病程多在 1 年以上。

4. 后遗症期　患心肌炎时间已久，临床已无明显症状，但遗留较稳定的心电图异常，如室性期前收缩、房室或束支传导阻滞、交界区性心律等。

三、诊断标准

（1）在上呼吸道感染、腹泻等病毒感染后 1～3 周或急性期中出现心脏表现（如舒张期奔马律、心包摩擦音、心脏扩大等）和（或）充血性心力衰竭或阿－斯综合征者。

（2）上述感染后 1～3 周或发病同时新出现的各种心律失常而在未服抗心律失常药物前出现下列心电图改变者

1）房室传导阻滞或窦房阻滞、束支传导阻滞。

2）2 个以上导联 ST 段呈不平型或下斜型下移≥0.05mV，或多个导联 ST 段异常抬高或有异常 Q 波者。

3）频发多形、多源成对或并行性期前收缩；短阵室速、阵发性室上速或室速，扑动或颤动等。

4）2 个以上以 R 波为主波的导联 T 波倒置、平坦或降低 <R 波的 1/10。

5）频发房性期前收缩或室性期前收缩。

注：具有（1）至（3）任何一项即可诊断。具有（4）或（5）或无明显病毒感染史者要补充下列指标以助诊断：①左室收缩功能（减弱经无创或有创检查证实）。②病程早期有 CPK、CPK－MB、GOT、LDH 增高。

（3）如有条件应进行以下病原学检查

1）粪便、咽拭子分离出柯萨奇病毒或其他病毒和（或）恢复期血清中同型病毒抗体滴度较第一份血清升高 4 倍（双份血清应相隔 2 周以上），或首次滴度 >1：640 者为阳性，1：320 者为可疑。

2）心包穿刺液分离出柯萨奇病毒或其他病毒等。

3）心内膜、心肌或心包分离出病毒或特异性荧光素标记抗体检查阳性。

4）对尚难明确诊断者可长期随访。在有条件时可做心肌活检以帮助诊断。

5）在考虑病毒性心肌炎诊断时，应除外甲状腺功能亢进症、β 受体功能亢进症及影响心肌的其他疾患，如风湿性心肌炎、中毒性心肌炎、冠心病、结缔组织病及代谢性疾病等。

四、治疗原则

目前病毒性心肌炎尚无特效治疗方法。一般治疗原则以休息、对症处理和中西医综合治疗为主。本病多数患者经休息和治疗后可以痊愈。

（一）休息

休息对本病的治疗意义是减轻心脏负担，防止心脏扩大、发生心力衰竭和心律失常。即使是已有心脏扩大者，经严格休息一个相当长的时间后，大多数也可使心脏恢复正常。具体做法是：卧床休息，一般卧床休息需 3 个月左右，直至症状消失、心电图正常。如果心脏已扩大或有心功能不全者，卧床时间还应延长到半年，直至心脏不能继续缩小、心力衰竭症状消失。其后在严密观察下，逐渐增加活动量。在病毒性心肌炎的恢复期中，应适当限制活动 3~6 个月。

（二）西医药治疗

1. 改善心肌营养和代谢　具有改善心肌营养和代谢作用的药物有维生素 C、维生素 B_6、维生素 B_{12}、辅酶 A、肌苷、细胞色素 C、三磷腺苷（ATP）、三磷胞苷（CTP）、辅酶 Q_{10} 等。

2. 调节细胞免疫功能　目前常用的有人白细胞干扰素、胸腺素、免疫核糖核酸等。目前由于各地在这类药物生产中质量、含量的不一致，在使用时需对一些不良反应、变态反应注意。中药黄芪已在调节细胞免疫功能方面显示出良好作用。

3. 治疗心律失常和心力衰竭　详见心律失常和心力衰竭有关内容。需注意的是：心肌炎患者对洋地黄类药物耐受性低，敏感性高，用药量需减至常规用药量的 1/2~2/3，以防止发生洋地黄类药物中毒。

4. 治疗重症病毒性心肌炎　重症病毒性心肌炎表现为短期内心脏急剧增大、高热不退、急性心力衰竭、休克，高度房室传导阻滞等。

（1）肾上腺皮质激素：肾上腺皮质激素可以抑制抗原抗体，减少变态反应，有利于保护心肌细胞、消除局部的炎症和水肿，有利于挽救生命，安度危险期。但是地塞米松等肾上腺皮质激素对于一般急性病毒感染性疾病属于禁用药。病毒性心肌炎是否可以应用此类激素治疗，现也意见不一。因为肾上腺皮质激素有抑制干扰素的合成，促进病毒繁殖和炎症扩散的作用，有加重病毒性心肌炎心肌损害的可能，所以现在一般认为病毒性心肌炎在急性期，尤其是前 2 周内，除重症病毒性心肌炎患者外，一般是禁用肾上腺皮质激素的。

（2）治疗重症病毒性心肌炎高度房室传导阻滞或窦房结损害应首先及时应用人工心脏起搏器度过急性期。

（3）对于重症病毒性心肌炎患者，特别是并发心力衰竭或心源性休克者，近期有人提出应用 1，6 – 二磷酸果糖（FDP）5g 静脉滴注。1，6 – 二磷酸果糖是糖代谢过程的底物，具有增加能量的作用，有利于心肌细胞能量的代谢。

五、常见护理问题

（一）活动无耐力

1. 相关因素　①头痛、不适。②虚弱、疲劳。③缺乏动机、沮丧。

2. 预期目标　①患者活动耐力增加了。②患者进行活动时，虚弱、疲劳感减轻或消失。③患者能说出影响其活动耐力的因素。④患者能参与所要求的身体活动。

3. 措施　如下所述。

（1）心肌炎急性期，有并发症者，需卧床休息，待体温、心电图及 X 线检查恢复正常后逐渐增加活动量。

（2）进行必要的解释和鼓励，解除心理紧张和顾虑，使能积极配合治疗和得到充分休息。不要过度限制活动及延长患者卧床休息时间，鼓励患者白天坐在椅子上休息。下床活动前患者要做充分的活动准备，并为患者自理活动提供方便，如抬高床头，使患者便于起身下床。

（3）鼓励采取缓慢的重复性的活动，保持肌肉的张力，如上下肢的循环运动等。为患者提供安全的活动场所，把障碍物移开。

（4）合理安排每日的活动计划，在2次活动之间给予休息时间，不要急于求成。若患者在活动后出现心悸、气促、呼吸困难、胸闷、胸痛、心律失常、血压升高、脉搏加快等反应，则应停止活动，并以此作为限制最大活动量的指征。

（二）舒适的改变：心悸、气促

1. 相关因素　①心肌损伤。②心律失常。③心功能不全。
2. 预期目标　①患者主诉不适感减轻。②患者能够运用有效的方法缓解不适。
3. 措施　如下所述。

（1）心肌炎并发心律失常或心功能不全时应增加卧床时间，协助生活护理，避免劳累。保持室内空气新鲜，呼吸困难者给予吸氧，半卧位。

（2）遵医嘱给药控制原发疾病，补充心肌营养。

（3）给予高蛋白、高维生素、易消化的低盐饮食；少量多餐。避免刺激性食物。高热者给予营养丰富的流质或半流质饮食。

（4）安慰患者，消除其紧张情绪，鼓励患者保持最佳的心理状态。指导患者使用放松技术，如：缓慢地深呼吸，全身肌肉放松等。

（5）戒烟、酒。

（三）心排血量减少

1. 相关因素　心肌收缩力减弱。
2. 预期目标　患者保持充足的心排血量，表现为生命体征正常。
3. 措施　如下所述。

（1）尽可能减少或排除增加心脏负荷的原因及诱发因素，如有计划地护理患者，减少不必要的干扰，以保证充足的休息及睡眠时间；嘱患者卧床休息，协助患者满足生活需要；减少用餐时的疲劳，给予易消化、易咀嚼的食物，嘱患者晚餐要少吃一点。

（2）为患者提供一个安静、舒适的环境，限制探视，保证患者充分休息。根据病情给予适当的体位。保持室内空气新鲜，定时翻身拍背，预防呼吸道感染。

（3）持续吸氧，流量根据病情调节。输液速度不超过20～30滴/分。准备好抢救用物品和药物。

（四）潜在并发症：心律失常

1. 评估　如下所述。
（1）加强床旁巡视，观察并询问患者有无不适。
（2）严密心电监护，记录心律失常的性质、每分钟次数等。
2. 措施　如下所述。
（1）心肌炎并发轻度心律失常者应适当增加休息，避免劳累及感染，心律失常如影响心肌排血功能或有可能导致心功能不全者，应卧床休息。
（2）给予易消化饮食，少量多餐，禁烟、酒，禁饮浓茶、咖啡。
（3）准备好抢救药品及物品。

（五）潜在并发症：充血性心力衰竭

1. 评估　如下所述。
（1）观察神志及末梢循环情况：意识状态、面色、唇色、甲床颜色等。
（2）测量生命体征变化。
（3）了解心力衰竭的体征变化，如水肿轻重、颈静脉怒张程度等。
（4）准确记录液体出入量，注意日夜尿量情况，夜尿量增多考虑有无早期心衰和隐性水肿的可能。

病情允许可每周测量体重，如体重增加，一般情况较差，要警惕早期心力衰竭所致水钠潴留。

（5）应用洋地黄类药物时，严密观察洋地黄的中毒表现。

2. 措施　如下所述。

（1）心肌炎并发心力衰竭者需绝对卧床休息，抬高床头使患者半卧位。待心力衰竭症状消除后可逐步增加活动量。

（2）合理使用利尿药，严格控制输液量及每分钟滴速。间断或持续给氧，氧流量 2~3L/min，严重缺氧时 4~6L/min 为宜。

（3）给患者高蛋白、高维生素、易消化的低盐饮食，少量多餐。避免刺激性食物。补充钾盐及含钾丰富的食物，如香蕉、橘子。

（4）做好基础护理：注意保暖，多汗者及时更衣，防止受凉，预防呼吸道感染；长期卧床，尤其是水肿患者，要定时协助翻身，预防压疮；做好口腔及皮肤护理。保持大便通畅，便秘时使用开塞露。习惯性便秘者，每日给通便药物。

（5）预防细菌、病毒感染；防止再次发生药物中毒及物理性作用对心肌的损害。

（六）潜在并发症：猝死

1. 评估　如下所述。

（1）密切观察病情变化，了解猝死征兆：心前区痛、胸闷、气急、心悸、乏力、室性期前收缩及心肌梗死症状。

（2）对心电图出现缺血性改变及双束支传导阻滞的患者应加强巡视，准备好抢救药品及物品。

2. 措施　如下所述。

（1）病情平稳时做好健康指导，使患者自觉避免危险因素，包括情绪激动、劳累、饱餐、寒冷、吸烟等。

（2）掌握猝死的临床表现：神志不清、抽搐、呼吸减慢或变浅甚至停滞、发绀、脉搏触不到、血压测不到、瞳孔散大、对光反射消失。

（3）一旦发生猝死立即进行心肺复苏、建立静脉通道，遵医嘱给药、必要时予以电除颤或心脏起搏。

（4）心跳恢复后，严密观察病情变化，包括神志、呼吸、心电图、血压、瞳孔等，并做详细记录。

六、健康教育

（一）预防感染

病毒性心肌炎是感染病毒引起的。防止病毒的侵入是十分重要的。尤其应预防呼吸道感染和肠道感染。对易感冒者平时应注意营养，避免过劳，选择适当的体育活动以增强体质。避免不必要的外出，必须外出时应注意防寒保暖，饮食卫生。感冒流行期间应戴口罩，避免去人口拥挤的公共场所活动。

1. 预防呼吸道和消化道感染　多数病毒性心肌炎患者在发病前 1~3 周内或发病同时有呼吸道或消化道感染的前驱表现，因此积极采取措施加以预防，可以减少病毒性心肌炎的发生。

2. 预防病毒性传染病　麻疹、脊髓灰质炎、肠道病毒感染、风疹、水痘、流行性腮腺炎等病毒性传染病均可累及心肌而形成病毒性心肌炎，因此积极有效地预防这些传染病，可以降低心肌炎的发病率。

3. 及时治疗各种病毒性疾病　及时治疗呼吸道感染、消化道感染及其他病毒性疾病。在病毒血症阶段即采用抗病毒药物治疗，便可直接杀灭病毒，减少病毒侵入心肌的机会或数量，降低心肌炎的发病率或减轻病情。

4. 避免条件致病因数的影响　在感染病毒之后机体是否发生心肌炎，除了与受感染者的性别、年龄、易感性以及所感染的病毒是否具有嗜心性、感染的数量等有关之外，还与受到细菌感染、发热、精神创伤、剧烈运动、过劳、缺氧、接受放射线或辐射、受冷、过热、使用激素、营养不良、接受外科手术、外伤、妊娠、心肌梗死等条件因子影响有关。这些条件因子不仅容易引起心肌炎发病，而且在病后易使病情反复、迁延或加重，因此必须积极防治。

（二）适当休息

急性发作期，一般应卧床休息2~4周，急性期后仍应休息2~3个月。严重心肌炎伴心界扩大者，应休息6~12个月，直到症状消失，心界恢复正常。如出现胸闷、胸痛、烦躁不安时，应在医生指导下用镇静、止痛药。心肌炎后遗症者，可尽量与正常人一样地生活工作，但不宜长时间看书、工作甚至熬夜。应避免情绪激动及过度体力活动而引起身体疲劳，使机体免疫抗病能力降低。

（三）饮食调摄

饮食宜高蛋白、高热量、高维生素，尤其是含维生素C多的食物，如山楂、苹果、橘子、西红柿等。多食葡萄糖、蔬菜、水果。忌暴饮暴食，忌食辛辣、熏烤、煎炸之品。吸烟时烟草中的尼古丁可促进冠状动脉痉挛收缩，影响心肌供血，饮酒会造成血管功能失调，故应戒烟、忌酒。食疗上可服用菊花粥、人参粥等，可遵医嘱服用生晒参、西洋参等，有利于心肌炎的恢复。

（四）体育锻炼

在恢复期时，根据自己的体力参加适当的锻炼，如散步、保健操、气功等，可早日康复及避免后遗症。心肌炎后遗症只要没有严重心律失常，可参加一般性的体育锻炼，如慢跑、跳舞、气功、太极拳等，持之以恒，以利于疾病的康复。

（五）监测生命体征

每日注意测量体温、脉搏、呼吸等生命体征。高热的患者给予降温、口腔护理及皮肤护理。由于心肌收缩无力、心排血量急剧下降易导致心源性休克，应及时测血压、脉搏。如患者出现脉搏微弱、血压下降、烦躁不安、面色灰白等症状，应立即送往医院进行救治。

（六）不良反应

心肌炎反复发作的患者，长期服用激素，要注意观察不良反应和毒性反应，如高血压、胃肠道消化性溃疡及穿孔、出血等。心肌炎的患者对洋地黄制剂极为敏感，易出现中毒现象，应严格掌握用药剂量。急性患者应用大剂量维生素C及能量合剂，静脉滴注或静脉推注时要注意保护血管，控制速度，以防肺水肿。

（七）居室应保持空气新鲜、流通

定期通风换气，但要避免患者直接吹风，防止感冒加重病情。冬季注意保暖。平素应加强身体锻炼，运动量不宜过大，可由小量到大量，以患者能承受不感劳累为度，可做些气功、太极拳、散步等活动。

（杨艳丽）

第二节 心绞痛

心绞痛（angina pectoris）是冠状动脉供血不足，心肌急剧的、暂时的缺血与缺氧引起的综合征。其特点为阵发性的前胸压榨性疼痛感觉，主要位于胸骨后部，可放射至左上肢，常发生于劳累或情绪激动时，持续数分钟，休息或服用硝酸酯制剂后消失。本病多见于男性，多数患者在40岁以上，劳累、情绪激动、饱食、受寒、阴雨天气、急性循环衰竭等为常见的诱因。

一、病因

1. 基本病因 对心脏予以机械性刺激并不引起疼痛，但心肌缺血、缺氧则引起疼痛。当冠状动脉的"供血"与心肌的"需氧"出现矛盾，冠状动脉血流量不能满足心肌代谢需要时，引起心肌急剧的、暂时的缺血、缺氧时，即产生心绞痛。

2. 其他病因　除冠状动脉粥样硬化外，主动脉瓣狭窄或关闭不全、梅毒性主动脉炎、肥厚性心肌病、先天性冠状动脉畸形、风湿性冠状动脉炎，都可引起冠状动脉在心室舒张期充盈障碍，引发心绞痛。

二、临床表现与诊断

（一）临床表现

1. 症状和体征　如下所述。

（1）部位：典型心绞痛主要在胸骨体上段或中段之后，可波及心前区，有手掌大小范围，可放射至左肩、左上肢前内侧，达无名指和小指；不典型心绞痛疼痛可位于胸骨下段、左心前区或上腹部，放射至颈、下颌、左肩胛部或右前胸。

（2）性质：胸痛为压迫、发闷，或紧缩性，也可有烧灼感。发作时，患者往往不自觉地停止原来的活动，直至症状缓解。

（3）诱因：典型的心绞痛常在相似的条件下发生。以体力劳累为主，其次为情绪激动。登楼、平地快步走、饱餐后步行、逆风行走，甚至用力大便或将臂举过头部的轻微动作，暴露于寒冷环境、进冷饮、身体其他部位的疼痛，以及恐怖、紧张、发怒、烦恼等情绪变化，都可诱发。晨间痛阈低，轻微劳力如刷牙、剃须、步行即可引起发作；上午及下午痛阈提高，则较重的劳力亦可不诱发。

（4）时间：疼痛出现后常逐步加重，然后在3～5min内逐渐消失，一般在停止原活动后缓解。一般为1～15min，多数3～5min，偶可达30min的，可数天或数星期发作1次，亦可1日内发作多次。

（5）硝酸甘油的效应：舌下含有硝酸甘油片如有效，心绞痛应于1～2min内缓解，对卧位型心绞痛，硝酸甘油可能无效。在评定硝酸甘油的效应时，还要注意患者所用的药物是否已经失效或接近失效。

2. 体征平时无异常体征　心绞痛发作时常见心律增快、血压升高、表情焦虑、皮肤冷或出汗，有时出现第四或第三奔马律。可有暂时性心尖部收缩期杂音，是乳头肌缺血以致功能失调引起二尖瓣关闭不全所致。

（二）诊断

1. 冠心病诊断　如下所述。

（1）据典型的发作特点和体征，含用硝酸甘油后缓解，结合年龄和存在冠心病易患因素，除外其他原因所致的心绞痛，一般即可确立诊断。

（2）心绞痛发作时心电图：绝大多数患者ST段压低0.1mV（1mm）以上，T波平坦或倒置（变异型心绞痛者则有关导联ST段抬高），发作过后数分钟内逐渐恢复。

（3）心电图无改变的患者可考虑做负荷试验。发作不典型者，诊断要依靠观察硝酸甘油的疗效和发作时心电图的改变；如仍不能确诊，可多次复查心电图、心电图负荷试验或24h动态心电图连续监测，如心电图出现阳性变化或负荷试验诱发心绞痛发作亦可确诊。

（4）诊断有困难者可考虑行选择性冠状动脉造影或做冠状动脉CT。考虑施行外科手术治疗者则必须行选择性冠状动脉造影。冠状动脉内超声检查可显示管壁的病变，对诊断可能更有帮助。

2. 分型诊断　根据世界卫生组织"缺血性心脏病的命名及诊断标准"，现将心绞痛作如下归类。

（1）劳累性心绞痛：是由运动或其他增加心肌需氧量的情况所诱发的心绞痛。包括3种类型。①稳定型劳累性心绞痛，简称稳定型心绞痛，亦称普通型心绞痛。是最常见的心绞痛。指由心肌缺血缺氧引起的典型心绞痛发作，其性质在1～3个月内并无改变。即每日和每周疼痛发作次数大致相同，诱发疼痛的劳累和情绪激动程度相同，每次发作疼痛的性质和疼痛部位无改变，用硝酸甘油后也在相同时间内发生疗效。②初发型劳累性心绞痛，简称初发型心绞痛。指患者过去未发生过心绞痛或心肌梗死，而现在发生由心肌缺血缺氧引起的心绞痛，时间尚在1～2个月内。有过稳定型心绞痛但已数月不发生心绞痛，再发生心绞痛未到1个月者也归入本型。③恶化型劳累性心绞痛，进行型心绞痛指原有稳定型心绞痛的患者，在 3 个月内疼痛的频率、程度、诱发因素经常变动，进行性恶化。可发展为心肌梗死与猝死。

（2）自发性心绞痛：心绞痛发作与心肌需氧量无明显关系，与劳累性心绞痛相比，疼痛持续时间一般较长，程度较重，且不易为硝酸甘油所缓解。包括四种类型。①卧位型心绞痛：在休息时或熟睡时发生的心绞痛，其发作时间较长，症状也较重，发作与体力活动或情绪激动无明显关系，常发生在半夜，偶尔在午睡或休息时发作。疼痛常剧烈难忍，患者烦躁不安、起床走动。硝酸甘油的疗效不明显或仅能暂时缓解。可能与夜梦、夜间血压降低或发生未被察觉的左心室衰竭，以致狭窄的冠状动脉远端心肌灌注不足；或平卧时静脉回流增加，心脏工作量增加，需氧增加等有关。②变异型心绞痛：本型患者心绞痛的性质、与卧位型心绞痛相似，也常在夜间发作，但发作时心电图表现不同，显示有关导联的 ST 段抬高而与之相对应的导联中则 ST 段压低。本型心绞痛是由于在冠状动脉狭窄的基础上，该支血管发生痉挛，引起一片心肌缺血所致。③中间综合征：亦称冠状动脉功能不全。指心肌缺血引起的心绞痛发作历时较长，达 30min 或 1h 以上，发作常在休息时或睡眠中发生，但心电图、放射性核素和血清学检查无心肌坏死的表现。本型疼痛其性质是介于心绞痛与心肌梗死之间，常是心肌梗死的前奏。④梗死后心绞痛：在急性心肌梗死后不久或数周后发生的心绞痛。由于供血的冠状动脉阻塞，发生心肌梗死，但心肌尚未完全坏死，一部分未坏死的心肌处于严重缺血状态下又发生疼痛，随时有再发生梗死的可能。

（3）混合性心绞痛：劳累性和自发性心绞痛混合出现，因冠状动脉的病变使冠状动脉血流储备固定地减少，同时又发生短暂的再减损所致，兼有劳累性和自发性心绞痛的临床表现。

（4）不稳定型心绞痛：在临床上被广泛应用并被认为是稳定型劳累性心绞痛和心肌梗死和猝死之间的中间状态。它包括了除稳定型劳累性心绞痛外的上述所有类型。其病理基础是在原有病变上发生冠状动脉内膜下出血、粥样硬化斑块破裂、血小板或纤维蛋白凝集、冠状动脉痉挛等除了没有诊断心肌梗死的明确的心电图和心肌酶谱变化外，目前应用的不稳定心绞痛的定义根据以下 3 个病史特征做出。①在相对稳定的劳累相关性心绞痛基础上出现逐渐增强的疼痛。②新出现的心绞痛（通常 1 个月内），由很轻度的劳力活动即可引起心绞痛。③在静息和很轻劳力时出现心绞痛。

三、治疗原则

预防：主要预防动脉粥样硬化的发生和发展。

治疗原则：改善冠状动脉的血供；减低心肌的耗氧；同时治疗动脉粥样硬化。

（一）发作时的治疗

（1）休息：发作时立刻休息，经休息后症状可缓解。

（2）药物治疗：应用作用较快的硝酸酯制剂。

（3）在应用上述药物的同时，可考虑用镇静药。

（二）缓解期的治疗

系统治疗，清除诱因、注意休息、使用作用持久的抗动脉粥样硬化药物，以防心绞痛发作，可单独、交替或联合应用。调节饮食，特别是一次进食不应过饱；禁绝烟酒。调整日常生活与工作量；减轻精神负担；保持适当的体力活动，但以不致发生疼痛症状为度；一般不需卧床休息。

（三）其他治疗

低分子右旋糖酐或羟乙基淀粉注射液，作用为改善微循环的灌流，可用于心绞痛的频繁发作。抗凝药，如肝素；溶血栓药和抗血小板药可用于治疗不稳定型心绞痛。高压氧治疗增加全身的氧供应，可使顽固的心绞痛得到改善，但疗效不易巩固。体外反搏治疗可能增加冠状动脉的血供，也可考虑应用。兼有早期心力衰竭者，治疗心绞痛的同时宜用快速作用的洋地黄类制剂。

（四）外科手术治疗

主动脉－冠状动脉旁路移植手术（coronary artery bypass grafting，CABG）方法：取患者自身的大隐静脉或内乳动脉作为旁路移植材料。一端吻合在主动脉，另一端吻合在有病变的冠状动脉段的远端，引主动脉的血液以改善该冠状动脉所供血的心肌的血流量。

（五）经皮腔内冠状动脉成形术

经皮腔内冠状动脉成形术（percutaneous transluminal coronary angioplasty，PTCA）方法：冠状动脉造影后，针对相应病变，应用带球囊的心导管经周围动脉送到冠状动脉，在导引钢丝的指引下进入狭窄部位；向球囊内加压注入稀释的造影剂使之扩张，解除狭窄。

（六）其他冠状动脉介入性治疗

由于PTCA有较高的术后再狭窄发生率，近来采用一些其他成形方法如激光冠状动脉成形术（PTCLA）、冠状动脉斑块旋切术、冠状动脉斑块旋磨术、冠状动脉内支架安置等，期望降低再狭窄发生率。

（七）运动锻炼疗法

谨慎安排进度适宜的运动锻炼有助于促进侧支循环的发展，提高体力活动的耐受量，改善症状。

四、常见护理问题

（一）心绞痛

1. 相关因素　与心肌急剧、短暂地缺血、缺氧，冠状动脉痉挛有关。
2. 临床表现　阵发性胸骨后疼痛。
3. 护理措施　如下所述。

（1）心绞痛发作时立即停止步行或工作，休息片刻即可缓解。根据疼痛发生的特点，评估心绞痛严重程度（表2-1），制定相应活动计划。频发者或严重心绞痛者，严格限制体力活动，并绝对卧床休息。

表2-1　劳累性心绞痛分级

心绞痛分级	表现
Ⅰ级：日常活动时无症状	较日常活动重的体力活动，如平地小跑步、快速或持重物上三楼、上陡坡等时引起心绞痛
Ⅱ级：日常活动稍受限制	一般体力活动，如常速步行1.5～2km、上三楼、上坡等即引起心绞痛
Ⅲ级：日常活动明显受损	较日常活动轻的体力活动，如常速步行0.5～1km、上二楼、上小坡等即引起心绞痛
Ⅳ级：任何体力活动均引起心绞痛	轻微体力活动（如在室内缓行）即引起心绞痛，严重者休息时亦发生心绞痛

（2）遵医嘱给予患者舌下含服硝酸甘油、吸氧，记录心电图，并通知医生。心绞痛频发或严重者遵医嘱使用硝酸甘油静脉微泵推注。由于此类药物能扩张头面部血管，有些患者使用后会出现颜面潮红、头痛等症状，应向患者说明。

（3）用药后动态观察患者胸痛变化情况，同时监测ECG，必要时进行心电监测。

（4）告知患者在心绞痛发作时的应对技巧：一是立即停止活动；另一是立即含服硝酸甘油。向患者讲解含服硝酸甘油是因为舌下有丰富的静脉丛，吸收见效比口服硝酸甘油快。若疼痛持续15min以上不缓解，则有可能发生心肌梗死，需立即急诊就医。

（二）焦虑

1. 相关因素　与心绞痛反复频繁发作、疗效不理想有关。
2. 临床表现　睡眠不佳，缺乏自信心、思维混乱。
3. 护理措施　如下所述。

（1）向患者讲解心绞痛的治疗是一个长期过程，需要有毅力，鼓励其说出内心想法，针对其具体心理情况给予指导与帮助。

（2）心绞痛发作时，尽量陪伴患者，多与患者沟通，指导患者掌握心绞痛发作的有效应对措施。

（3）及时向患者分析讲解疾病好转信息，增强患者治疗信心。

（4）告知患者不良心理状况对疾病的负面影响，鼓励患者进行舒展身心的活动（如听音乐、看报纸）等活动，转移患者注意力。

（三）知识缺乏

1. 相关因素　与缺乏知识来源，认识能力有限有关。

2. 临床表现　患者不能说出心绞痛相关知识，不知如何避免相关因素。

3. 护理措施　如下所述。

（1）避免诱发心绞痛的相关因素：如情绪激动、饱食、焦虑不安等不良心理状态。

（2）告知患者心绞痛的症状为胸骨后疼痛，可放射至左臂、颈、胸，常为压迫或紧缩感。

（3）指导患者硝酸甘油使用注意事项。

（4）提供简单易懂的书面或影像资料，使患者了解自身疾病的相关知识。

五、健康教育

（一）心理指导

告知患者需保持良好心态，因精神紧张、情绪激动、饱食、焦虑不安等不良心理状态，可诱发和加重病情。患者常因不适而烦躁不安，且伴恐惧，此时鼓励患者表达感觉，告知尽量做深呼吸，放松情绪才能使疾病尽快消除。

（二）饮食指导

（1）减少饮食热能，控制体重少量多餐（每天4~5餐），晚餐尤应控制进食量，提倡饭后散步，切忌暴饮暴食，避免过饱；减少脂肪总量，限制饱和脂肪酸和胆固醇的摄入量，增加不饱和脂肪酸；限制单糖和双糖摄入量，供给适量的矿物质及维生素，戒烟戒酒。

（2）在食物选择方面：应适当控制主食和含糖零食。多吃粗粮、杂粮，如玉米、小米、荞麦等；禽肉、鱼类，以及核桃仁、花生、葵花子等硬果类含不饱和脂肪酸较多，可多食用；多食蔬菜和水果，不限量，尤其是超体重者，更应多选用带色蔬菜，如菠菜、油菜、番茄、茄子和带酸味的新鲜水果，如苹果、橘子、山楂，提倡吃新鲜泡菜；多用豆油、花生油、菜油及香油等植物油；蛋白质按劳动强度供给，冠心病患者蛋白质按2g/kg供给。尽量多食用黄豆及其制品，如豆腐、豆干、百叶等，其他如绿豆、赤豆也很好。

（3）禁忌食物：忌烟、酒、咖啡以及辛辣的刺激性食品；少用猪油、黄油等动物油烹调；禁用动物脂肪高的食物，如猪肉、牛肉、羊肉及含胆固醇高的动物内脏、动物脂肪、脑髓、贝类、乌贼鱼、蛋黄等；食盐不宜多用，每天2~4g；含钠味精也应适量限用。

（三）作息指导

制定固定的日常活动计划，避免劳累。避免突发性的劳力动作，尤其在较长时间休息以后。如凌晨起来后活动动作宜慢。心绞痛发作时，应停止所有活动，卧床休息。频发或严重心绞痛患者，严格限制体力活动，应绝对卧床休息。

（四）用药指导

1. 硝酸酯类　硝酸甘油是缓解心绞痛的首选药。

（1）心绞痛发作时可用短效制剂1片舌下含化，1~2min即开始起作用，持续半小时；勿吞服。如药物不易溶解，可轻轻嚼碎继续含化

（2）应用硝酸酯类药物时可能出现头晕、头胀痛、头部跳动感、面红、心悸，继续用药数日后可自行消失。

（3）硝酸甘油应储存在棕褐色的密闭小玻璃瓶中，防止受热、受潮，使用时应注意有效期，每用6个月须更换药物。如果含服药物时无舌尖麻辣、烧灼感，说明药物已失效，不宜再使用。

（4）为避免直立性低血压所引起的晕厥，用药后患者应平卧片刻，必要时吸氧。长期反复应用会产生耐药性而效力降低，但停用10d以上，复用可恢复效力。

2. 长期服用β受体阻滞药者　如使用阿替洛尔（氨酰心安）、美托洛尔（倍他乐克）时，应指导患者用药。

（1）不能随意突然停药或漏服，否则会引起心绞痛加重或心肌梗死。

（2）应在饭前服用，因食物能延缓此类药物吸收。

（3）用药过程中注意监测心率、血压、心电图等。

3. 钙通道阻滞药　目前不主张使用短效制剂（如硝苯地平），以减少心肌耗氧量。

（五）特殊及行为指导

（1）寒冷刺激可诱发心绞痛发作，不宜用冷水洗脸，洗澡时注意水温及时间。外出应戴口罩或围巾。

（2）患者应随身携带心绞痛急救盒（内装硝酸甘油片）。心绞痛发作时，立即停止活动并休息，保持安静。及时使用硝酸甘油制剂，如片剂舌下含服，喷雾剂喷舌底1~2下，贴剂粘贴在心前区。如果自行用药后，心绞痛未缓解。应请求协助救护。

（3）有条件者可以氧气吸入，使用氧气时，避免明火。

（4）患者洗澡时应告诉家属，不宜在饱餐或饥饿时进行，水温勿过冷过热，时间不宜过长，门不要上锁，以防发生意外。

（5）与患者讨论引起心绞痛的发作诱因，确定需要的帮助，总结预防发作的方法。

（六）病情观察指导

注意观察胸痛的发作时间、部位、性质、有无放射性及伴随症状，定时监测心率、心律。若心绞痛发作次数增加，持续时间延长，疼痛程度加重，含服硝酸甘油无效者，有可能是心肌梗死先兆，应立即就诊。

（七）出院指导

（1）减轻体重，肥胖者需限制饮食热量及适当增加体力活动，避免采用剧烈运动防治各种可加重病情的疾病，如高血压、糖尿病、贫血、甲亢等。特别要控制血压，使血压维持在正常水平。

（2）慢性稳定型心绞痛患者大多数可继续正常性生活，为预防心绞痛发作，可在1h前含服硝酸甘油1片。

（3）患者应随身携带硝酸甘油片以备急用，患者及家属应熟知药物的放置地点，以备急需。

（杨艳丽）

第三节　心律失常

一、概述

心脏的传导系统由产生和传导冲动的特殊分化的传导组织构成。包括窦房结、结间束、房室结、希氏束、左右束支及普肯野纤维网。

冲动由窦房结产生，沿结间束和心房肌传递，到达房室结及左心房，冲动此时传递速度极慢，当冲动传递到希氏束后传递速度再度加速，左右束支及普肯野纤维网传递速度极快捷，使整个心室几乎同时被激动，最终冲动到达心外膜，完成一次完整的心动周期。

心脏传导系统也接受迷走神经和交感神经的支配，迷走神经兴奋性增加会使窦房结的自律性和传导性抑制，延长窦房结和周围组织的不应期，减慢房室结的传导，延长了房室结的不应期。交感神经作用与迷走神经相反。

各种原因引起心脏冲动频率、节律、起源部位、冲动传导速度和次序的异常均可引起心脏活动的规律发生紊乱，称为心律失常。

（一）分类

临床上根据心律失常发作时心率的快慢可分为快速性心律失常和缓慢性心律失常。心律失常按其发生原理可分为冲动形成异常和冲动传导异常两大类。

1. 冲动形成异常　如下所述。

（1）窦性心律失常：由窦房结发出的冲动频率过快、过慢或有明显不规则形成的心律失常，如窦性心动过速、窦性心动过缓、窦性心律不齐、窦性停搏。

（2）异位心律：起源于窦房结以外（异位）的冲动，则形成期前收缩、阵发性心动过速、扑动、颤动以及逸搏心律等心律失常。

2. 冲动传导异常　如下所述。

（1）生理性：干扰及房室分离。

（2）病理性：传导阻滞常见的有窦房传导阻滞、房室传导阻滞、房内传导阻滞、室内传导阻滞（左、右束支及左束支分支传导阻滞）。

（3）房室间传导途径异常：预激综合征。

（二）发病机制

心律失常有多种不同机制，如折返、异常自律性、后除极触发激动等，主要心律失常的电生理机制主要包括冲动形成异常、冲动传导异常以及二者并存。

1. 冲动形成异常

（1）正常自律性状态：窦房结、结间束、冠状窦口周围、房室结的远端和希氏束－普肯野系统的心肌细胞均有自律性。自主神经系统兴奋性改变或心脏传导系统的内在病变，均可导致原有正常自律性的心肌细胞发放不适当的冲动，如窦性心律失常、逸搏心律。

（2）异常自律性状态：正常情况下心房、心室肌细胞是无自律性的快反应细胞，由于病变使膜电位降低 $-50 \sim -60mV$ 时，使其出现异常自律性，而原本有自律性的快反应细胞（普肯野纤维）的自律性也增高，异常自律性从而引起心律失常，如房性或室性快速心律失常。

（3）后除极触发激动：当局部儿茶酚胺浓度增高、低血钾、高血钙、洋地黄中毒及心肌缺血再灌注时，心房、心室与希氏束－普肯野组织在动作电位后可产生除极活动，被称为后除极。若后除极的振幅增高并抵达阈值，便可引起反复激动，可导致持续性快速性心律失常。

2. 冲动传导异常　折返是所有快速性心律失常最常见的发病机制，传导异常是产生折返的基本条件。传导异常包括：①心脏两个或多个部位的传导性与应激性各不相同，相互连接形成一个有效的折返环路。②折返环的两支应激性不同，形成单向传导阻滞。③另一通道传导缓慢，使原先发生阻滞的通道有足够时间恢复兴奋性。④原先阻滞的通道再次激动，从而完成一次折返激动。冲动在环内反复循环，从而产生持续而快速的心律失常。

（三）实验室检查

1. 心电图检查　心电图检查是诊断心律失常最重要、最常用的无创性的检查技术。需记录十二导联，并记录显示 P 波清楚导联的心电图长条，以备分析，往往选择 II 或 V_1 导联。

心电图分析主要包括：①心房、心室节律是否规则，频率如何。②P－R 间期是否恒定。③P 波、QRS 波群形态是否正常，P 波与 QRS 波的相互关系等。

2. 长时间心电图记录　如下所述。

（1）动态心电图：动态心电图检查是在患者日常工作和活动情况下，连续记录患者 24h 的心电图。其作用是：①了解患者症状发生如心悸、晕厥等，是否与心律失常有关。②明确心律失常或心肌缺血的发作与活动关系、昼夜分布特征。③帮助评价抗心律失常药物的疗效、起搏器、埋藏式心脏复律除颤器的效果和功能状态。

（2）事件记录器

1）事件记录器：应用于间歇、不频繁发作的心律失常患者，通过直接回放、电话、互联网将实时记录的发生心律失常及其发生心律失常前后的心电图传输至医院。

2）埋植皮下事件记录器：这种事件记录器可埋于患者皮下，记录器可自行启动、检测和记录心律失常，应用于发作不频繁，可能是心律失常所致的原因不明晕厥患者。

3. 运动试验 运动试验用于运动时出现心悸的患者以协助诊断。但运动试验的敏感性不如动态心电图，须注意正常人进行运动试验时亦可出现室性期前收缩。

4. 食管心电图 将食管电极导管插入食管并置于心房水平位置，能记录心房电位，并能进行心房快速起搏和程序电刺激。其作用为：①可以提供对常见室上性心动过速发生机制的判断的帮助，帮助鉴别室上性心动过速。②可以诱发和终止房室结折返性心动过速。③有助于不典型预激综合征的诊断。④评价窦房结功能。⑤评价抗心律失常药物的疗效。

5. 临床心电生理检查 如下所述。

（1）心电生理检查临床作用：①诊断性应用：确立心律失常诊断及类型，了解心律失常起源部位及发生机制。②治疗性应用：以电刺激终止心动过速发作，评价某些治疗措施（如起搏器、置入式心脏复律除颤器、导管消融、手术治疗、药物治疗等）能否防止电刺激诱发心动过速；通过电极导管进行消融如射频、冷冻，达到治愈心动过速的目的。③判断预后：通过电刺激确定患者是否易于诱发室性心动过速，有无发生猝死的危险。

（2）心电生理检查适应证：①窦房结功能测定。②房室与室内传导阻滞。③心动过速。④不明原因晕厥。

二、窦性心律失常

心脏的正常起搏点位于窦房结，其冲动产生的频率是 60 ~ 100/min，产生的心律称为窦性心律。心电图特征 P 波在 Ⅰ、Ⅱ、aVF 导联直立，aVR 导联倒置，P - R 间期 0.12 ~ 0.20s。窦性心律的频率因年龄、性别、体力活动等不同有显著的差异。

（一）窦性心动过速

成人窦性心率在 100 ~ 150/min，偶有高达 200/min，称窦性心动过速。窦性心动过速通常逐渐开始与终止。刺激迷走神经可以使其频率减慢，但刺激停止可恢复到原来的水平。

1. 病因 多数属生理现象，健康人常在吸烟、饮茶、咖啡、酒，剧烈运动或情绪激动等情况下发生。在某些病时也可发生，如发热、甲亢、贫血、心肌缺血、心力衰竭、休克等。应用肾上腺素、阿托品等药物亦常引起窦性心动过速。

2. 心电图特征 窦性 P 波规律出现，频率 >100/min，P - P 间隔 <0.6s（图 2 - 1）。

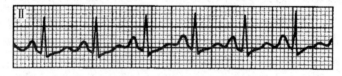

图 2 - 1 窦性心动过速

3. 治疗原则 一般不需特殊治疗。祛除诱发因素和针对原发病做相应处理。必要时可应用 β 受体阻滞药如美托洛尔，减慢心率。

（二）窦性心动过缓

成人窦性心律频率 < 60/min，称窦性心动过缓。常同时伴发窦性心律不齐（不同 P - P 间期的差异大于 0.12s）。

1. 病因 多见于健康的青年人、运动员、睡眠状态，为迷走神经张力增高所致。亦可见于颅内压增高、器质性心脏病、严重缺氧、甲低、阻塞性黄疸等。服用抗心律失常药物如 β 受体阻滞药、胺碘酮、钙通道阻滞药和洋地黄过量等也可发生。

2. 心电图特征 窦性 P 波规律出现，频率 <60/min，P - P 间隔 >1s（图 2 - 2）。

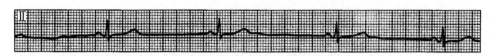

图 2 - 2　窦性心动过缓

3. 临床表现　一般无自觉症状，当心率过分缓慢，出现心排血量不足，可出现胸闷、头晕，甚至晕厥等症状。

4. 治疗原则　窦性心动过缓一般无症状也不需治疗；病理性心动过缓应针对病因采取相应治疗措施。如因心率过慢而出现症状者则可用阿托品、异丙肾上腺素等药物，但不宜长期使用。症状不能缓解者可考虑心脏起搏治疗。

（三）病态窦房结功能综合征

病态窦房结功能综合征，简称病窦综合征，是由于窦房结的病变导致功能减退，出现多种心律失常的表现。病窦综合征常并发心房自律性异常，部分患者可有房室传导功能障碍。

1. 病因　某些疾病如甲状腺功能亢进、伤寒、布氏杆菌病、淀粉样变、硬化与退行性变等，在病程中损害了窦房结，导致窦房结起搏和传导功能障碍；窦房结周围神经和心房肌的病变，减少窦房结的血液供应，影响其功能；迷走神经张力增高、某些抗心律失常药物抑制窦房结功能，亦可导致窦房结功能障碍。

2. 心电图特征　主要表现为：①非药物引起的持续的窦性心动过缓，心率 <50/min。②窦性停搏与窦房传导阻滞。③窦房传导阻滞与房室传导阻滞同时并存。④心动过缓与房性快速心律失常交替发作。

其他表现：①心房颤动患者自行心室率减慢，或发作前后有心动过缓和（或）一度房室传导阻滞；②房室交界区性逸搏心律。

3. 临床表现　发作性头晕、黑矇、乏力，严重者可出现晕厥等，与心动过缓有关的心、脑血管供血不足的症状。有心动过速的症状者，还可有心悸、心绞痛等症状。

4. 治疗原则　对于无症状的患者，不必治疗，定期随访，对于有症状的患者，应用起搏器治疗。心动过缓 - 心动过速综合征患者应用起搏器后，仍有心动过速症状，可应用抗心律失常药物，但避免单独使用抗心律失常药物，以免加重心动过缓症状。

三、期前收缩

根据异位起搏点部位的不同，期前收缩可分为房性、房室交界区性和室性期前收缩。期前收缩起源于一个异位起搏点，称为单源性，起源于多个异位起搏点，称为多源性。

临床上将偶尔出现期前收缩称偶发性期前收缩，但期前收缩 >5 个/min 称频发性期前收缩。如每一个窦性搏动后出现一个期前收缩，称为二联律；每两个窦性搏动后出现一个期前收缩，称为三联律；每一个窦性搏动后出现两个期前收缩，称为成对期前收缩。

（一）病因

各种器质性心脏病如冠心病、心肌炎、心肌病、风湿性心脏病、二尖瓣脱垂等可引起期前收缩。电解质紊乱、应用某些药物亦可引起期前收缩。另外，健康人在过度劳累、情绪激动、大量吸烟饮酒、饮浓茶、进食咖啡因等可引起期前收缩。

（二）心电图特征

1. 房性期前收缩　P 波提早出现，其形态与窦性 P 波不同，P - R 间期大于 0.12s，QRS 波群形态与正常窦性心律的 QRS 波群相同，期前收缩后有不完全代偿间歇（图 2 - 3）。

2. 房室交界性期前收缩　提前出现的 QRS 波群，其形态与窦性心律相同；P 波为逆行型（在 Ⅱ、Ⅲ、aVF 导联中倒置）出现在 QRS 波群前，P - R 间期 <0.12s。或出现在 QRS 波后，R - P 间期 <0.20s。也可出现在 QRS 波之中。期前收缩后大多有完全代偿间歇。

3. 室性期前收缩　QRS 波群提前出现，形态宽大畸形，QRS 时限 >12s，与前一个 P 波无相关；T 波常与 QRS 波群的主波方向相反；期前收缩后有完全代偿间歇（图 2-4）。

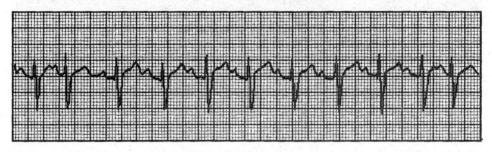

图 2-3　房性期前收缩

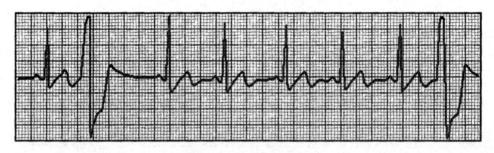

图 2-4　室性期前收缩

（三）临床表现

偶发期前收缩大多无症状，可有心悸或感到 1 次心跳加重或有心跳暂停感。频发期前收缩使心排血量降低，引起乏力、头晕、胸闷等。

脉搏检查可有脉搏不齐，有时期前收缩本身的脉搏减弱。听诊呈心律不齐，期前收缩的第一心音常增强，第二心音相对减弱甚至消失。

（四）治疗原则

1. 病因治疗　积极治疗病因，消除诱因。如改善心肌供血，控制炎症，纠正电解质紊乱，防止情绪紧张和过度疲劳。

2. 对症治疗　偶发期前收缩无重要临床意义，不需特殊治疗，亦可用小量镇静药或 β 受体阻滞药；对症状明显、呈联律的期前收缩需应用抗心律失常药物治疗，如频发房性、交界区性期前收缩常选用维拉帕米、β 受体阻滞药等；室性期前收缩常选用利多卡因、美西律、胺碘酮等；洋地黄中毒引起的室性期前收缩应立即停用洋地黄，并给予钾盐和苯妥英钠治疗。

四、阵发性心动过速

阵发性心动过速是指阵发性、快速而规则的异位心律，由 3 个以上包括 3 个连续发生的期前收缩形成。根据异位起搏点的部位不同，可分为房性、交界区性和室性三种，房性与交界区性心动过速有时难以区别，故统称为室上性心动过速。

（一）病因

1. 室上性心动过速病因　常见于无器质性心脏病的正常人，也可见于各种心脏病患者，如冠心病、高血压、风心病、甲状腺功能亢进、洋地黄中毒等患者。

2. 室速病因　多见于器质性心脏病患者，最常见于冠心病急性心肌梗死，其他如心肌病、心肌炎、风湿性心脏病、电解质紊乱、洋地黄中毒、Q-T 延长综合征、药物中毒等。

（二）心电图特征

1. 室上性心动过速心电图特征　连续 3 次或以上快而规则的房性或交界区性期前收缩（QRS 波群

形态正常），频率在 150～250/min，P 波为逆行性（Ⅱ、Ⅲ、aVF 导联倒置），常埋藏于 QRS 波群内或位于其终末部分，与 QRS 波群保持恒定关系，但不易分辨（图 2-5）。

2. 室性心动过速心电图特征　连续 3 次或 3 次以上室性期前收缩；QRS 波形态畸形，时限大于 0.12s，有继发性 ST-T 改变，T 波常与 QRS 波群主波方向相反；心室率 140～220/min，心律可以稍不规则；一般情况下 P 波与 QRS 波群无关，形成房室分离；常可见到心室夺获或室性融合波，是诊断室速的最重要依据（图 2-6）。

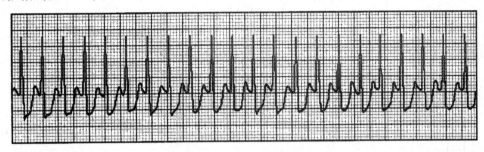

图 2-5　室上性心动过速

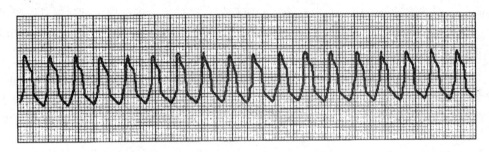

图 2-6　室性心动过速

（三）临床表现

1. 室上性心动过速临床表现特点　心率快而规则，常达 150～250/min。突发突止，持续数秒、数小时甚至数日不等。发作时患者可有心悸、胸闷、乏力、头晕、心绞痛，甚至发生心力衰竭、休克。症状轻重取决于发作时的心率及持续时间。

2. 室性心动过速临床表现特点　发作时临床症状轻重可因发作时心率、持续时间、原有心脏病变而各有不同。非持续性室性心动过速（发作持续时间少于 30s，能自行终止）患者，可无症状；持续性室性心动过速（发作持续时间长于 30s，不能自行终止）由于快速心率及心房、心室收缩不协调而致心排血量降低，血流动力学明显障碍，心肌缺血，可出现呼吸困难、心绞痛、血压下降、晕厥、少尿、休克甚至猝死。听诊心率增快 140～220/min，心律可有轻度不齐，第一心音强弱不一。

（四）治疗原则

1. 室上速治疗　发作时间短暂，可自行停止者，不需特殊治疗。

持续发作几分钟以上或原有心脏病患者应采取：①刺激迷走神经的方法：刺激咽部引起呕吐反射、Valsalva 动作（深吸气后屏气，再用力做呼气动作）、按压颈动脉窦、将面部浸没于冰水中等。②抗心律失常药物：首选维拉帕米，其他可选用艾司洛尔、普罗帕酮等药物。③对于并发心力衰竭的病患者，洋地黄可作首选药物，毛花苷 C 静脉注射。但其他患者洋地黄目前已少用。④应用升压药物：常用间羟胺、去甲肾上腺素等。

对于药物效果不好患者可采用食管心房起搏，效果不佳可采用同步直流电复律术。对于症状重、频繁发作、用药效果不好的患者，可应用经导管射频消融术进行治疗。

2. 室速治疗　无器质性心脏病患者非持续性室性心动过速，又无症状者，无需治疗。

持续性发作时治疗首选利多卡因静脉注射，首次剂量为 50～100mg，必要时 5～10min 后重复。发作控制后应继续用利多卡因静脉滴注维持 24～48h，维持量 1～4mg/min 防止复发。其他药物有普罗帕酮、索他洛尔、普鲁卡因胺、苯妥英钠、胺碘酮、溴苄铵等。

如应用药物无效，或患者已出现低血压、休克、心绞痛、充血性心力衰竭、脑血流灌注不足时，可用同步直流电复律。洋地黄中毒引起的室性心动过速，不宜应用电复律。

五、心房和心室扑动与颤动

当异位搏动的频率超过阵发性心动过速的范围时，形成的心律称为扑动或颤动。可分为心房扑动（简称房扑）、心房颤动（简称房颤）、心室扑动（简称室扑）、心室颤动（简称室颤）。房颤是仅次于期前收缩的常见心律失常，远比房扑多见，还是心力衰竭最常见的诱因之一。室扑、室颤是极危重的心律失常。

（一）房扑与房颤

心房内产生极快的冲动，心房内心肌纤维极不协调地乱颤，心房丧失有效的收缩，心排血量比窦性心律减少 25% 以上。

1. 病因　房扑、房颤病因基本相同，常发生于器质性心脏病患者，如风湿性心瓣膜病、冠心病、高血压性心脏病、甲状腺功能亢进、心力衰竭、心肌病等。也可发生于健康人情绪激动、手术后、急性酒精中毒、运动后。

2. 心电图特征　如下所述。

（1）房扑心电图特点：P 波消失，呈规律的锯齿状扑动波（F 波），心房率 250～350/min，F 波与 QRS 波群成某种固定的比例，最常见的比例为 2：1 房室传导，心室率规则或不规则，取决于房室传导比例，QRS 波群形态一般正常，伴有室内差异性传导或原有束支传导阻滞者 QRS 波群可宽大变形（图 2-7）。

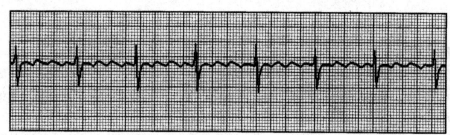

图 2-7　房扑

（2）房颤心电图特点：为窦性 P 波消失，代之以大小形态及规律不一的 f 波，频率 350～600/min，R-R 间隔完全不规则，心室率极不规则，通常在 100～160/min。QRS 波群形态一般正常，伴有室内差异性传导或原有束支传导阻滞者 QRS 波群可宽大变形（图 2-8）。

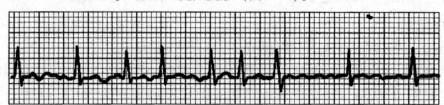

图 2-8　房颤

3. 临床表现　房扑与房颤的临床症状取决于心室率的快慢，如心室率不快者可无任何症状。房颤心室率 <150/min，患者可有心悸、气促、心前区不适等症状，心室率极快者 >150/min，可因心排血量降低而发生晕厥、急性肺水肿、心绞痛或休克。持久性房颤，易形成左心房附壁血栓，若脱落可引起动脉栓塞。

房颤心脏听诊第一心音强弱不一致，心律绝对不规则。脉搏表现为快慢不均、强弱不等，发生脉搏短绌现象。

房扑心室率如极快，可诱发心绞痛和心力衰竭。

4. 治疗原则 如下所述。

（1）房扑治疗：针对原发病进行治疗。应用同步直流电复律术转复房扑是最有效的方法。普罗帕酮、胺碘酮对转复、预防房扑复发有一定疗效。洋地黄类制剂是控制心室率首选药物，钙通道阻滞药对控制心室率亦有效。部分患者可行导管消融术治疗。

（2）房颤治疗：积极查出房颤的原发病及诱发原因，并给予相应的处理。急性期应首选电复律治疗。心室率不快，发作时间短暂者无需特殊治疗；如心率快，且发作时间长，可用洋地黄减慢心室率，维拉帕米、地尔硫䓬等药物终止房颤。对持续性房颤患者，如有恢复正常窦性心律指征时，可用同步直流电复律或药物复律。也可应用经导管射频消融进行治疗。

（二）室扑与室颤

心室内心肌纤维发生快而微弱的、不协调的乱颤，心室完全丧失射血能力，是最严重的心律失常，相当于心室停搏。

1. 病因 急性心肌梗死是最常见病因，洋地黄中毒、严重低血钾、心脏手术、电击伤以及胺碘酮、奎尼丁中毒等也可引起，是器质性心脏病和其他疾病危重患者临终前发生的心律失常。

2. 临床表现 室颤一旦发生，表现为迅速意识丧失、抽搐、发绀，继而呼吸停止，瞳孔散大甚至死亡。查体心音消失、脉搏触不到，血压测不到。

3. 心电图特征 如下所述。

（1）室扑心电图特征：QRS-T波群消失，带之以相对规律均齐的快速大幅波动，频率为150～300/min（图2-9）。

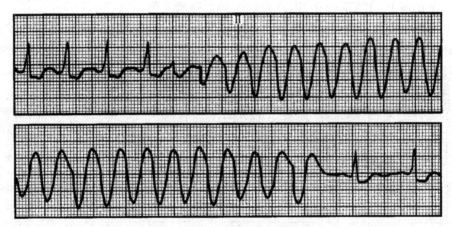

图2-9 室扑

（2）室颤心电图特征：QRS波群与T波消失，呈完全无规则的波浪状曲线，形状、频率、振幅高低各异（图2-10）。

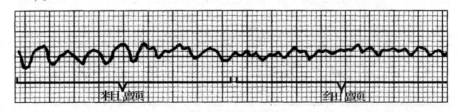

图2-10 心室颤动

4. 治疗原则 室颤可致心脏停搏，一旦发生立即做非同步直流电除颤，同时胸外心脏按压及人工呼吸，保持呼吸道通畅，迅速建立静脉通路，给予复苏和抗心律失常药物等抢救措施。

六、房室传导阻滞

冲动从心房传至心室的过程中发生障碍，冲动传导延迟或不能传导，称为房室传导阻滞，按其阻滞的程度，分为三度：一度房室传导阻滞、二度房室传导阻滞，三度房室传导阻滞。一度、二度又称为不完全性房室传导阻滞，三度则为完全性房室传导阻滞，此时全部冲动均不能被传导。

（一）病因

多见于器质性心脏病，如冠心病、心肌炎、心肌病、高血压病、心内膜炎、甲状腺功能低下等。另外，电解质紊乱、药物中毒、心脏手术等也是引发房室传导阻滞的病因。偶见正常人在迷走神经张力增高时可出现不完全性房室传导阻滞。

（二）临床表现

一度房室传导阻滞患者除有原发病的症状外，一般无其他症状。

二度房室传导阻滞又分为 I 型和 II 型，I 型又称文氏现象或莫氏 I 型，二度 I 型患者常有心悸和心搏脱落感，听诊第一心音强度逐渐减弱并有心搏；二度 II 型又称莫氏 II 型，患者心室率较慢时，可有心悸、头晕、气急、乏力等症状，脉律可不规则或慢而规则，但第一心音强度恒定。此型易发展为完全性房室传导阻滞。

三度房室传导阻滞的临床症状轻重取决于心室率的快慢，如患者心率 30～50/min，则出现心跳缓慢，脉率慢而规则，有心悸、头晕、乏力的感觉，出现晕厥、心绞痛、心力衰竭和脑供血不全等表现。当心率 <20/min，可引起阿-斯综合征，甚至心跳暂停。

（三）心电图特征

一度房室传导阻滞 P－R 间隔 >0.20s，无 QRS 波群脱落（图 2－11）。

二度房室传导阻滞莫氏 I 型（文氏现象）的特征为：PR 间期逐渐延长，直至 QRS 波群脱落；相邻的 R－R 间期逐渐缩短，直至 P 波后 QRS 波群脱落，之后 P－R 间期又恢复以前时限，如此周而复始；包含 QRS 波群脱落的 R－R 间期比两倍正常窦性 P－P 间期短；最常见的房室传导比例为 3∶2 或 5∶4（图 2－12）。

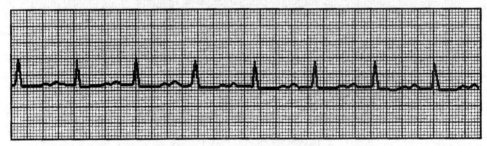

图 2－11　一度房室传导阻滞

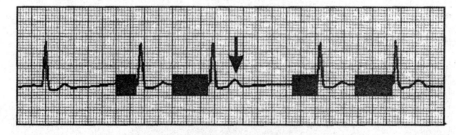

图 2－12　二度房室传导阻滞莫氏 I 型

莫氏 II 型的特征为 P－R 间期固定（正常或延长），有间歇性 P 波与 QRS 波群脱落，常呈 2∶1 或 3∶1 传导；QRS 波群形态多数正常（图 2－13）。

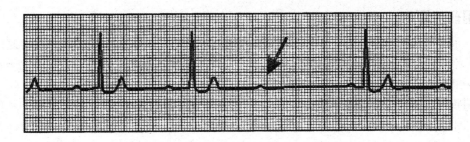

图 2 - 13 二度房室传导阻滞莫氏 II 型

三度房室传导阻滞,心房和心室独立活动,P 波与 QRS 波群完全脱离关系;P - P 距离和 R - R 距离各自相等;心室率慢于心房率;QRS 波群形态取决于阻滞部位(图 2 - 14)。

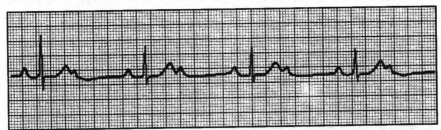

图 2 - 14 三度房室传导阻滞

(四)治疗原则

一度及二度 I 型房室传导阻滞如心室率不慢且无症状者,一般不需治疗。心室率 <40/min 或症状明显者,可选用阿托品、异丙肾上腺素,提高心室率。但急性心肌梗死患者应慎用,因可导致严重室性心律失常。二度 II 型和三度房室传导阻滞,心室率缓慢,伴有血流动力学障碍,出现阿 - 斯综合征时,应立即按心脏停搏处理。对反复发作、曾有阿 - 斯综合征发作的患者,应及时安装临时或埋藏式心脏起搏器。

七、心律失常患者的护理措施

(一)休息与活动

影响心功能的心律失常患者应绝对卧床休息,以减少心肌耗氧量和对交感神经的刺激。协助做好生活护理,保持大便通畅,减少和避免任何不良刺激,以利身心休息。对于伴有呼吸困难、发绀等症状时,给予氧气吸入。

功能性和轻度器质性心律失常血流动力学改变不大的患者,应注意劳逸结合,避免感染,可维持正常工作和生活,积极参加体育运动,改善自主神经功能。

(二)心理护理

给予必要的解释和安慰,加强巡视,给予必要的生活护理,增加患者的安全感。

(三)饮食护理

给予低脂、易消化、营养饮食,不宜饱食,少量多餐,避免吸烟、酗酒、刺激性饮料和食物。

(四)病情观察

1. 观察生命体征 密切观察脉搏、呼吸、血压、心率、心律,以及神志、面色等变化,同时应注意患者的电解质及酸碱平衡情况变化。

2. 心电监护 严重心律失常患者应实行心电监护,注意有无引起猝死的危险征兆,如心律失常频发性、多源性、成联律、RonT 室性早搏、阵发性室上性心动过速、房颤、二度 II 型及三度房室传导阻滞等。如发现上述情况,立即报告医师进行处理,同时做好抢救,如吸氧、开放静脉通道、准备抗心律失常药物、除颤器、临时起搏器等。

（五）用药护理

1. 正确、准确使用抗心律失常药物　口服药应按时按量服用，静脉注射及静滴药物速度要严格按医嘱执行，用药过程及用药后要注意观察患者心律、心率、血压、脉搏、呼吸和意识，必要时行心电监测，判断疗效和有无不良反应。

2. 观察药物不良反应　利多卡因对心力衰竭、肝肾功能不全、酸中毒、老年患者，药物半衰期明显延长，应用时须注意减量。另外静脉注射利多卡因不可过快、过量，以免导致中枢神经系统毒性反应，如嗜睡、感觉异常、眩晕、视物模糊，甚至谵妄、昏迷等。还可以引起心血管系统不良反应，如传导阻滞、低血压、抽搐，甚至呼吸抑制和心脏停搏。

奎尼丁药物有较强的心脏毒性作用，使用前测血压、心率，用药期间应观察血压、心电图，如有明显血压下降、心率减慢或不规则，心电图示 Q－T 间期延长时，须暂停给药，并给予处理。

胺碘酮对心外毒性最严重的为肺纤维化，应严密观察患者的呼吸状态及早发现肺损伤的情况。

（六）健康指导

（1）向患者及家属讲明心律失常的病因、诱因和防治知识。

（2）注意休息，劳逸结合，防止增加心脏负担。无器质性心脏病的患者应积极参加体育运动，改善自主神经功能；器质性心脏病患者可根据心功能适当活动和休息。

（3）积极治疗原发病，避免诱因如发热、寒冷、睡眠不足等。

（4）按医嘱服用抗心律失常药物，不可自行增减和撤换药物，注意药物不良反应，如有不良反应及时就医。

（5）饮食应选择低脂、易消化、富营养，少量多餐。应避免吸烟、酗酒、饱食、刺激性饮食、含咖啡因饮料以免引起心律失常。

（6）教会患者及家属测量脉搏和心律的方法，每天至少 1 次，每次至少 1min。对于反复发生严重心律失常的患者家属，要教会其心肺复苏术以备急救。

（7）对于有晕厥史的患者要避免从事驾驶、高空作业等危险工作，当出现头晕、黑朦时，立即平卧，以免晕厥发作时摔倒。

（8）定期门诊随访，复查心电图。

（王　莹）

第四节　心肌梗死

心肌梗死（myocardial infarction）是心肌缺血性坏死。为在冠状动脉病变基础上，发生冠状动脉供血急剧减少或中断，使相应的心肌严重而持久地急性缺血所致。

一、病因和发病机制

1. 病因　基本病因是冠状动脉粥样硬化（偶为冠状动脉痉挛、栓塞、炎症、先天性畸形、外伤、冠状动脉阻塞所致），造成管腔狭窄和心肌供血不足，而侧支循环尚未建立时，上述原因加重心肌缺血即可发生心肌梗死。在此基础上，一旦冠状动脉血供进一步急剧减少或中断 20～30min，使心肌严重而持久地急性缺血达 0.5h 以上，即可发生心肌梗死。

另心肌梗死发生严重心律失常、休克、心力衰竭，均可使冠状动脉血流量进一步下降，心肌坏死范围扩大。

2. 发病机制　冠状动脉病变：血管闭塞处于相应的心肌部位坏死。

二、临床表现

临床表现与梗死面积大小、梗死部位、侧支循环情况密切相关。

1. 先兆　多数患者于发病前数日可有前驱症状，如原有心绞痛近日发作频繁，程度加重，持续时间较久，休息或硝酸甘油不能缓解，甚至在休息中或睡眠中发作。表现为突发上腹部剧痛、恶心、呕吐、急性心力衰竭，或严重律失常。心电图检查可显示 ST 段一过性抬高或降低，T 波高大或明显倒置。

2. 症状　如下所述。

（1）疼痛：最早出现症状。少数患者可无疼痛，起病即表现休克或急性肺水肿。有些患者疼痛部位在上腹部，且伴有恶心、呕吐、易与胃穿孔、急性胰腺炎等急腹症相混淆。

（2）全身症状：发热、心动过速、白细胞增高、红细胞沉降率增快，由坏死物质吸收所引起。一般在疼痛 24～48h 出现，程度与梗死范围呈正相关，体温 38℃左右，很少超过 39℃，持续约 1 周。

（3）胃肠道症状：疼痛可伴恶心、呕吐、上腹胀痛，与迷走神经受坏死物质刺激和胃肠道组织灌注不足等有关。

（4）心律失常：75%～95% 的患者伴有心律失常，以 24h 内为最多见，以室性心律失常最多。

（5）休克：20% 患者，数小时至 1 周内发生，主要原因如下。①心肌遭受严重损害，左心室排血量急剧降低（心源性休克）。②剧烈胸痛引起神经反射性周围血管扩张。③因呕吐、大汗、摄入不足所致血容量不足。

（6）心力衰竭：主要是急性左侧心力衰竭。可在最初几天内发生，或在疼痛、休克好转阶段，为梗死后心脏舒缩力减弱或不协调所致。

急性心肌梗死引起的心力衰竭称为泵衰竭。按 Killip 分级法可分为：Ⅰ级：尚无明显心力衰竭；Ⅱ级：有左侧心力衰竭；Ⅲ级：有急性肺水肿；Ⅳ级：右心源性休克。

3. 体征　如下所述。

（1）心脏体征：心率多增快，第一心音减弱，出现第四心音。若心尖区出现收缩期杂音，多为乳头肌功能不全所致。反应性纤维心包炎者，有心包摩擦音。

（2）血压：均有不同程度的降低，起病前有高血压者，血压可降至正常。

（3）其他：可有心力衰竭、休克体征、心律失常有关的体征。

三、治疗原则

心肌梗死的救治原则为：①挽救濒死心肌，防止梗死扩大，缩小心肌缺血范围。②保护、维持心脏功能。③及时处理严重心律失常、泵衰竭及各种并发症。

（一）监护及一般治疗（momtoring and general care）

（1）休息：卧床休息 1 周，保持安静，必要时给予镇静药。

（2）吸氧：持续吸氧 2～3d，有并发症者须延长吸氧时间。

（3）监测：在 CCU 进行 ECG、血压、呼吸、监测 5～7d。

（4）限制活动：无并发症者，根据病情制定活动计划，详见护理部分。

（5）进食易消化食物，不宜过饱，可少量多餐；保持大便通畅，必要时给予缓泻药。

（二）解除疼痛（relief of pain）

尽快止痛，可应用强力止痛药。

（1）哌替啶（度冷丁）50～100mg 紧急肌内注射。

（2）吗啡 5～10mg 皮下注射，必要时 1～2h 后再注射一次以后每 4～6h 可重复应用，注意呼吸抑制作用。

（3）轻者：可待因 0.03～0.06g 口服或罂粟碱 0.03～0.06g 肌内注射或口服。

（4）试用硝酸甘油 0.3mg，异山梨酯 5～10mg 舌下含用或静脉滴注，注意心率增快，Bp 下降等不良反应。

（5）顽固者，人工冬眠疗法。

（三）再灌注心肌（myocardial reperfusion）

意义：再通疗法是目前治疗 AMI 的积极治疗措施，在起病 3～6h 内，使闭塞的冠状动脉再通，心肌得到再灌注，挽救濒死的心肌，以缩小梗死范围，改善预后。

适应证：再通疗法只适于透壁心肌梗死，所以心电图上必须要有 2 个或 2 个以上相邻导联 ST 段抬高 >0.1mV，方可进行再通治疗。心肌梗死发病后 6h 内再通疗法是最理想的；发病 6 ~ 12h ST 段抬高的 AMI。

方法：溶栓疗法，紧急施行 PTCA，随后再安置支架。

1. 溶栓疗法（thrombolysis） 如下所述。

（1）溶栓的药物：尿激酶、链激酶、重组组织型纤维蛋白溶酶原激活药（rt – PA）等。

（2）注意事项：①溶栓期间进行严密心电监护，及时发现并处理再灌注心律失常。溶栓 3h 内心律失常发生率最高，84% 心律失常发生在溶栓 4h 之内。前壁心肌梗死时，心律失常多为室性心律失常，如频发室性期前收缩，加速室性自主律、室性心动过速、心室颤动等；下壁梗死时，心律失常多发生窦性心动过缓、房室传导阻滞。②血压监测，低血压是急性心梗的常见症状，可由于心肌大面积梗死、心肌收缩力明显降低、心排血量减少所至，但也可能与血容量不足、再灌注性损伤、血管扩张药及并发出血等有关。一般低血压在急性心肌梗死后 4h 最明显。对单纯的低血压状态，应加强对血压的监测。在溶栓进行的 30min 内，10min 测量 1 次血压；溶栓结束后 3h 内，30min 测量 1 次；之后 1h 测量 1 次；血压平稳后根据病情延长测量时间。③用药期间注意出血倾向，在溶栓期间应严密观察患者有无皮肤黏膜出血、尿血、便血及颅内出血（观察瞳孔意识），输液穿刺部位有无瘀斑、瘀斑、牙龈出血等。溶栓后 3d 内每天检查 1 次尿常规、大便隐血和出凝血时间，溶栓次日复查血小板，应尽早发现出血性并发症，早期采取有效的治疗措施。

（3）不宜溶栓的情况：①年龄大于 70 岁。②ST 段抬高，时间 >24h。③就诊时严重高血压(>180/110mmHg)。④仅有 ST 段压低（如非 Q 心梗，心内膜下心梗）及不稳定性心绞痛。⑤有出血倾向、外伤、活动性溃疡病、糖尿病视网膜病变，脑出血史及 6 个月内缺血性脑卒中史，夹层动脉瘤，半个月内手术等。

（4）判断再通指标

第一：冠状动脉造影直接判断。

第二：临床间接判断血栓溶解（再通）指标：①ECG 抬高的 ST 段于 2h 内回降 >50%。②胸痛 2h 内基本消失。③2h 内出现再灌注性心律失常。④血清 CK – MB 酶峰值提前出现（14h 内）。

2. 经皮冠状动脉腔内成形术 如下所述。

（1）补救性 PTCA：经溶栓治疗，冠状动脉再通后又再堵塞，或再通后仍有重度狭窄者，如无出血禁忌，可紧急施行 PTCA，随后再安置支架。预防再梗和再发心绞痛。

（2）直接 PTCA：不进行溶栓治疗，直接进行 PTCA 作为冠状动脉再通的手段，其目的在于挽救心肌。

适应证：①对有溶栓禁忌或不适宜溶栓治疗的患者，以及对升压药无反应的心源性休克患者应首选直接 PTCA。②对有溶栓禁忌证的高危患者，如年龄 >70 岁、既往有 AMI 史、广泛前壁心肌梗死以及收缩压 <100mmHg、心率 >100/min 或 Killip 分级 > Ⅰ级的患者若有条件最好选择直接 PTCA。

（四）控制休克

最好根据血流动力学监测结果用药。

1. 补充血容量 估计血容量不足，中心静脉压下降者，用低分子右旋糖酐、10% GS 500ml 或 0.9% NS 500ml 静脉滴入。输液后中心静脉压 >18cmH_2O，则停止补充血容量。

2. 应用升压药 补充血容量后血压仍不升，而心排血量正常时，提示周围血管张力不足，此时可用升压药物。多巴胺或间羟胺微泵静脉使用，两者亦可合用。亦可选用多巴酚丁胺。

3. 应用血管扩张药 经上述处理后血压仍不升，周围血管收缩致四肢厥冷时可使用硝酸甘油。

4. 其他措施 纠正酸中毒，保护肾功能，避免脑缺血，必要时应用糖皮质激素和洋地黄制剂。

5. 主动脉内球囊反搏术 上述治疗无效时可考虑应用 IABP，在 IABP 辅助循环下行冠脉造影，随即行 PTCA、CABG。

（五）治疗心力衰竭

主要治疗左侧心力衰竭，见心力衰竭急性左侧心力衰竭的急救。

（六）其他治疗

有助于挽救濒死心肌，防止梗死扩大，缩小缺血范围，根据患者具体情况选用。

1. β 受体阻滞药、钙通道阻滞药，ACE 抑制药的使用　改善心肌重构，防止梗死范围扩大改善预后。

2. 抗凝疗法　口服阿司匹林等药物。

3. 极化液疗法　有利于心脏收缩，减少心律失常，有利 ST 段恢复。极化液具体配置 10% KCl 15ml + 胰岛素 8U + 10% GS 500ml。

4. 促进心肌代谢药物　维生素 C、维生素 B_6、1，6 – 二磷酸果糖、辅酶 Q_{10} 等。

5. 右旋糖酐 40 或羟乙基淀粉　降低血黏度，改善微循环。

（七）并发症的处理

1. 栓塞　溶栓或抗凝治疗。

2. 心脏破裂　乳头肌断裂、VSD 者手术治疗。

3. 室壁瘤　影响心功能或引起严重心律失常者手术治疗。

4. 心肌梗死后综合征　可用糖皮质激素、阿司匹林、吲哚美辛等。

（八）右室心肌梗死的处理

表现为右侧心力衰竭伴低血压者治疗以扩容为主，维持血压治疗，不宜用利尿药。

四、常见护理问题

（一）疼痛

1. 相关因素　与心肌急剧缺血、缺氧有关。

2. 主要表现　胸骨后剧烈疼痛，伴烦躁不安、出汗、恐惧或有濒死感。

3. 护理措施　如下所述。

（1）绝对卧床休息（包括精神和体力）：休息即为最好的疗法之一，病情稳定无特殊不适，且在急性期均应绝对卧床休息，严禁探视，避免精神紧张，一切活动包括翻身、进食、洗脸、大小便等均应在医护人员协助下进行，避免生扯硬拽现象。如果患者焦虑、抑郁情绪严重并有睡眠障碍等表现时，应根据病情选择没有禁忌的镇静药物，如哌替啶等。

（2）做好氧疗管理：心肌梗死时由于持续的心肌缺血缺氧，代谢物积聚或产生多肽类致痛物等，刺激神经末梢，经神经传导至大脑产生痛觉，而疼痛使患者烦躁不安、情绪恶化，加重心肌缺氧，影响治疗效果。若胸闷、疼痛剧烈或症状不缓解、持续时间长，氧流量可控制在 5～6L/min，待症状消失后改为 3～4L/min，一般不少于 72h，5d 后可根据情况间断给氧。

（3）患者的心理管理：疾病给患者带来胸闷、疼痛等压抑的感觉，再加上环境的生疏，可使患者恐惧、紧张不安，而这又导致交感神经兴奋引起血压升高，心肌耗氧量增加，诱发心律失常，加重心肌缺血坏死，因此，我们应了解患者的职业、文化、经济、家庭情况及发病的诱因，关心体贴患者，消除紧张恐惧心理，让患者树立战胜疾病的信心，使患者处于一个最佳心理状态。

（二）恐惧

1. 相关因素　可与下列因素有关。①胸闷不适、胸痛、濒死感。②因病房病友病重或死亡。③病室环境陌生/监护、抢救设备。

2. 主要表现　心情紧张、烦躁不安。

3. 护理措施　如下所述。

（1）消除患者紧张与恐惧心理：救治过程中要始终关心体贴，态度和蔼，鼓励患者表达自己的感受，安慰患者，使之尽快适应环境，进入患者角色。

（2）了解患者的思想状况，向患者讲清情绪与疾病的关系，使患者明白紧张的情绪会加重病情，使病情恶化。劝慰患者消除紧张情绪，使患者处于接受治疗的最佳心理状态。

（3）向患者介绍救治心梗的特效药及先进仪器设备，肯定效果与作用，使患者得到精神上的安慰和对医护人员的信任。在治疗护理过程中做到忙而不乱，紧张而有序，迅速而准确。

（4）给患者讲解抢救成功的例子，使其树立战胜疾病的信心。

（5）针对心理反应进行耐心解释，真诚坦率地为其排忧解难，做好生活护理，给他们创造一个安静、舒适、安全、整洁的休息环境。

（三）自理缺陷

1. 相关因素　与治疗性活动受限有关。

2. 主要表现　日常生活不能自理。

3. 护理措施　如下所述。

（1）心肌梗死急性期卧床期间协助患者洗漱进食、大小便及个人卫生等生活护理。

（2）将患者经常使用的物品放在易拿取的地方，以减少患者拿东西时的体力消耗。

（3）将呼叫器放在患者手边，听到铃响立即给予答复。

（4）提供患者有关疾病治疗及预后的确切消息，强调正面效果，以增加患者自我照顾的能力和信心，并向患者说明健康程序，不要允许患者延长卧床休息时间。

（5）在患者活动耐力范围内，鼓励患者从事部分生活自理活动和运动，以增加患者的自我价值感。

（6）让患者有足够的时间，缓慢地进行自理活动或者在活动过程中提供多次短暂的休息时间；或者给予较多的协助，以避免患者过度劳累。

（四）便秘

1. 相关因素　与长期卧床、不习惯床上排便、进食量减少有关。

2. 主要表现　大便干结，超过 2d 未排大便。

3. 护理措施　如下所述。

（1）合理饮食：提醒患者饮食要节制，要选择清淡易消化、产气少、无刺激的食物。进食速度不宜过快、少食多餐。

（2）遵医嘱给予大便软化药或缓泻药。

（3）鼓励患者定时排便，安置患者于舒适体位排便。

（4）不习惯于床上排便的患者，应向其讲明病情及需要在床上排便的理由并用屏风遮挡。

（5）告知病患者排便时不要太用力，可用手掌在腹部按乙状结肠走行方向做环形按摩。

（五）潜在并发症：心力衰竭

1. 相关因素　与梗死面积过大、心肌收缩力减弱有关。

2. 主要表现　咳嗽、气短、心悸、发绀，严重者出现肺水肿表现。

3. 护理措施　如下所述。

（1）避免诱发心力衰竭的因素：上感、劳累、情绪激动、感染，不适当的活动。

（2）若突然出现急性左侧心力衰竭，应立即采取急救。

（六）潜在并发症：心源性休克

1. 相关因素　心肌梗死、心排血量减少。

2. 主要表现　血压下降，面色苍白、皮肤湿冷、脉细速、尿少。

3. 护理措施　如下所述。

（1）严密观察神志、意识、血压、脉搏、呼吸、尿量等情况并做好记录。

（2）观察患者末梢循环情况，如皮肤温度、湿度、色泽。

（3）注意保暖。

（4）保持输液通畅，并根据心率、血压、呼吸及用药情况随时调整滴速。

（七）潜在并发症：心律失常

1. 相关因素　与心肌缺血、缺氧、电解质失衡有关。
2. 主要表现　室性期前收缩、快速型心律失常、缓慢型心律失常。
3. 护理措施　如下所述。
（1）给予心电监护，监测患者心律、心率、血压、脉搏、呼吸及心电图改变，并做好记录。
（2）嘱患者尽量避免诱发心律失常的因素，如情绪激动、烟酒、浓茶、咖啡等。
（3）向患者说明心律失常的临床表现及感受，若出现心悸、胸闷、胸痛、心前区不适等症状，应及时告诉医护人员。
（4）遵医嘱应用抗心律失常药物，并观察药物疗效及不良反应。
（5）备好各种抢救药物和仪器：如除颤器、起搏器，抗心律失常药及复苏药。

五、健康教育

（一）心理指导

本病起病急，症状明显，患者因剧烈疼痛而有濒死感，又因担心病情及疾病预后而产生焦虑、紧张等情绪，护士应陪伴在患者身旁，允许患者表达出对死亡的恐惧如呻吟、易怒等，用亲切的态度回答患者提出的问题。解释先进的治疗方法及监护设备的作用。

（二）饮食指导

急性心梗 2~3d 时以流质为主，每天总热能 500~800kcal；控制液体量，减轻心脏负担，口服液体量应控制在 1 000ml/d；用低脂、低胆固醇、低盐、适量蛋白质、高食物纤维饮食，脂肪限制在 40g/d 以内，胆固醇应 <300mg/d；选择容易消化吸收的食物，不宜过热过冷，保持大便通畅，排便时不可用力过猛；病情稳定 3d 后可逐渐改半流质、低脂饮食，总热能 1 000kcal/d 左右。避免食用辛辣或发酵食物，减少便秘和腹胀。康复期低糖、低胆固醇饮食，多吃富含维生素和钾的食物，伴有高血压病或心力衰竭者应限制钠盐摄入量。

在食物选择方面，心梗急性期主食可用藕粉、米汤、菜水、去油过筛肉汤、淡茶水、红枣泥汤；选低胆固醇及有降脂作用的食物，可食用的有鱼类、鸡蛋清、瘦肉末、嫩碎蔬菜及水果，降脂食物有山楂、香菇、大蒜、洋葱、海鱼、绿豆等。病情好转后改为半流质，可食用浓米汤、厚藕粉、枣泥汤、去油肉绒、鸡绒汤、薄面糊等。病情稳定后，可逐渐增加或进软食，如面条、面片、馄饨、面包、米粉、粥等。恢复期饮食治疗按冠心病饮食治疗。

禁忌食物：凡胀气、刺激性流质不宜吃，如豆浆、牛奶、浓茶、咖啡等；忌烟酒及刺激性食物和调味品，限制食盐和味精用量。

（三）作息指导

保证睡眠时间，2 次活动间要有充分的休息。急性期后 1~3d 应绝对卧床，第 4~6 天可在床上做上下肢被动运动。1 周后，无并发症的患者可床上坐起活动。每天 3~5 次，每次 20min，动作宜慢。有并发症者，卧床时间延长。第 2 周起开始床边站立→床旁活动→室内活动→完成个人卫生。根据患者对运动的反应，逐渐增加活动量。第 2 周后室外走廊行走，第 3~4 周试着上下 1 层楼梯。

（四）用药指导

常见治疗及用药观察如下。

1. 止痛　使用吗啡或哌替啶止痛，配合观察镇静止痛的效果及有无呼吸抑制，脉搏加快。
2. 溶栓治疗　溶栓过程中应配合监测心率、心律、呼吸、血压，注意胸痛情况和皮肤、牙龈、呕吐物及尿液有无出血现象，发现异常应及时报告医护人员，及时处理。
3. 硝酸酯类药　配合用药时间及用药剂量，使用过程中要注意观察疼痛有无缓解，有无头晕、头痛、血压下降等不良反应。

4. 抑制血小板聚集药物　药物宜餐后服。用药期间注意有无胃部不适，有无皮下、牙龈出血，定期检查血小板数量。

（五）行为指导

（1）大便干结时忌用力排便，应用开塞露塞肛或服用缓泻药如口服酚酞等方法保持大便通畅。

（2）接受氧气吸入时，要保证氧气吸入的有效浓度以达到改善缺氧状态的效果，同时注意用氧安全，避免明火。

（3）病情未稳定时忌随意增加活动量，以免加重心脏负担，诱发或加重心肌梗死。

（4）在输液过程中，应遵循医护人员控制的静脉滴注速度，切忌随意加快输液速度。

（5）当患者严重气急，大汗，端坐呼吸，应取坐位或半坐卧位，两腿下垂，有条件者立即吸氧。并应注意用氧的安全。

（6）当患者出现心脏骤停时，应积极处理。

（7）指导患者3个月后性生活技巧

1）选择一天中休息最充分的时刻行房事（早晨最好）。避免温度过高或过低时，避免饭后或酒后进行房事。

2）如需要，可在性生活时吸氧。

3）如果出现胸部不舒适或呼吸困难，应立即终止。

（六）病情观察指导

注意观察胸痛的性质、部位、程度、持续时间，有无向他处放射；配合监测体温、心率、心律、呼吸及血压及电解质情况，以便及时处理。

（七）出院指导

（1）养成良好的生活方式，生活规律，作息定时，保证充足的睡眠。病情稳定无并发症的急性心肌梗死，6周后可每天步行、打太极拳。8～12周可骑车、洗衣等。3～6个月后可部分或完全恢复工作。但不应继续从事重体力劳动、驾驶员、高空作业或工作量过大。

（2）注意保暖，适当添加衣服。

（3）饮食宜清淡，避免饱餐，忌烟酒及减肥，防止便秘。

（4）坚持按医嘱服药，随身备硝酸甘油，有多种剂型的药物，如片剂、喷雾剂，定期复诊。

（5）心肌梗死最初3个月内不适宜坐飞机及单独外出，原则上不过性生活。

（王　莹）

第三章

呼吸内科疾病护理

第一节　肺炎链球菌肺炎护理

肺炎链球菌肺炎（streptococcus pneumonia）或称肺炎球菌肺炎（pneumococcal pneumonia），由肺炎链球菌或称肺炎球菌引起，居医院外获得性肺炎的首位，约占半数以上。本病主要为散发，可借助飞沫传播，以冬季与初春为高发季节，常与呼吸道病毒感染并行，患者多为原先健康的青壮年、老年或婴幼儿，男性较多见。临床起病急骤，以高热、寒战、咳嗽、血痰和胸痛为特征。因抗生素及时有效的应用，致使起病方式、症状及 X 线改变均不典型。

一、病因及发病机制

肺炎链球菌是革兰阳性球菌，其毒力大小与荚膜中的多糖结构与含量有关。根据荚膜多糖的抗原特性，肺炎链球菌分为 86 个血清型，成人致病菌多属 1～9 型及 12 型，以第 3 型毒力最强。该菌对紫外线及加热敏感，经阳光直射 1h，或加热至 52℃ 10min 即可杀灭，对苯酚（石炭酸）溶液等消毒剂也较敏感，但在干燥痰中可存活数月。

肺炎链球菌是上呼吸道寄居的正常菌群，当机体免疫功能降低或受损时，有毒力的肺炎链球菌进入下呼吸道致病。肺炎球菌的致病力是荚膜中的多糖体对组织的侵袭力，细菌在肺泡内繁殖滋长，引起肺泡壁水肿，白细胞和红细胞渗出，渗出液含有细菌，经肺泡孔（Cohn 孔）向肺的中央部分蔓延，可累及整个肺叶或肺段而致肺炎。因病变始于外周，故叶间分界清楚，但易累及胸膜而致渗出性胸膜炎。老年人和婴幼儿可由支气管播散形成支气管肺炎。典型病理改变分为：充血期、红色肝变期、灰色肝变期和消散期，因早期使用抗生素治疗，典型病理分期已很少见。病变消散后肺组织结构无损坏，不留纤维瘢痕。极少数患者由于机体反应性差，纤维蛋白不能完全吸收而形成机化性肺炎。若未及时使用抗生素可并发脓胸、脑膜炎、心包炎、心内膜炎及关节炎、中耳炎等肺外感染。

二、临床表现

1. 症状　发病前常有淋雨、受凉、醉酒、疲劳、病毒感染和生活在拥挤环境等诱因，可有数日上呼吸道感染的前驱症状。临床以起病急骤、畏寒或寒战、高热，全身肌肉酸痛为特征。体温可在数小时内达 39～40℃，呈稽留热，或高峰在下午或傍晚。全身肌肉酸痛，患侧胸痛明显，可放射至肩部或腹部，深呼吸或咳嗽时加剧，患者常取患侧卧位。开始痰少，可带血丝，24～48h 后可呈铁锈色痰，与肺泡内浆液渗出和红细胞、白细胞渗出有关。

2. 体征　患者呈急性病容，鼻翼扇动，面颊绯红，皮肤灼热、干燥，口角和鼻周有单纯疱疹，严重者可有发绀，心动过速，心律不齐；早期肺部无明显异常体征。肺实变时，患侧呼吸运动减弱，触觉语颤增强，叩诊呈浊音，听诊可有呼吸音减弱、闻及支气管肺泡呼吸音或管样呼吸音等实变体征，可闻及胸膜摩擦音。消散期可闻及湿啰音。

本病自然病程约 1~2 周。发病 5~10 天，体温可自行骤降或逐渐消退；使用有效抗菌药物后，体温于 1~3 天内恢复正常。同时，其他症状与体征亦随之渐渐消失。

3. 并发症　并发症已很少见。感染严重时，可伴感染性休克，多见于老年人。表现为心动过速、血压降低、意识模糊、烦躁、四肢厥冷、发绀、多汗等，而高热、胸痛、咳嗽等症状并不明显。并发胸膜炎时多为浆液纤维蛋白性渗出液；呼吸音减低和语颤降低多提示有胸腔积液，偶可发生脓胸。肺脓肿、脑膜炎和关节炎也有发生。

三、辅助检查

1. 实验室检查　血常规见白细胞计数升高（10~20）×10^9/L，中性粒细胞比例增多（>80%），伴核左移，细胞内可见中毒颗粒。痰涂片作革兰染色及荚膜染色镜检，如有革兰阳性、带荚膜的双球菌或链球菌，可作出初步病原诊断。痰培养 24~48h 可确定病原体。聚合酶链反应（PCR）检测和荧光标记抗体检测可提高病原学诊断水平。重症感染者应做血培养。如并发胸腔积液，应积极抽取积液进行细菌培养。标本采集应在抗生素应用前进行。

2. X线检查　X线表现多样，可呈斑片状或大片状实变阴影，好发于右肺上叶、双肺下叶，在病变区可见多发性蜂窝状小脓肿，叶间隙下坠。在实变阴影中可见支气管充气征，肋膈角可有少量胸腔积液。消散期，炎性浸润逐渐吸收，可有片状区域吸收较快，呈现"假空洞"征。一般起病 3~4 周后才完全消散。

四、诊断要点

根据寒战、高热、胸痛、咳铁锈色痰、口唇疱疹等典型症状和肺实变体征，结合胸部 X 线检查，可作出初步诊断。病原菌检测是本病确诊的主要依据。

五、治疗原则

1. 抗菌药物　一旦诊断即用抗生素治疗，不必等待细菌培养结果。肺炎链球菌肺炎首选青霉素 G，用药剂量和途径视病情、有无并发症而定。成年轻症者，每天 240 万 U，分 3 次肌内注射，或普鲁卡因青霉素 60 万 U，肌内注射，每 12h 1 次；稍重者，青霉素 G 每天 240 万~480 万 U，分 3~4 次静滴；重症或并发脑膜炎者，每天 1 000 万~3 000 万 U，分 4 次静滴。对青霉素过敏或耐药者，可用红霉素每天 2g，分 4 次口服或每天 1.5g 静滴；或林可霉素每天 2g 肌内注射或静滴，重症可改用头孢菌素类抗生素，如头孢噻肟或头孢曲松等，或喹诺酮类药物；多重耐药菌株感染者可用万古霉素。抗菌药物标准疗程一般为 5~7 天，或在热退后 3 天停药或由静脉用药改为口服，维持数天。

2. 支持疗法与对症治疗　卧床休息；避免疲劳、醉酒等使病情加重的因素；补充足够热量、蛋白质和维生素的食物，多饮水，入量不足者给予静脉补液，以及时纠正脱水，维持水电解质平衡。密切观察病情变化，注意防治休克。剧烈胸痛者，给予少量镇痛药，如可待因 15mg。当 PaO_2 < 60mmHg 时，应予吸氧；有明显麻痹性肠梗阻或胃扩张时应暂时禁食、禁饮和胃肠减压。烦躁不安、谵妄、失眠者给予地西泮 5mg 肌内注射或水合氯醛 1~1.5g 保留灌肠，禁用抑制呼吸的镇静药。

3. 并发症治疗　高热常在抗菌药物治疗后 24h 内消退，或数日内逐渐下降。如体温 3 天后不降或降而复升时，应考虑肺炎链球菌的肺外感染或其他疾病存在的可能性，如脓胸、心包炎、关节炎等，应给予相应治疗；有感染性休克者按抗休克治疗。

六、预后

本病一般预后较好，但老年人，病变广泛、多叶受累，有并发症或原有心、肺、肾等基础疾病，以及存在免疫缺陷者预后较差。

（王　莹）

第二节 葡萄球菌肺炎护理

葡萄球菌肺炎（staphylococcal pneumonia）是由葡萄球菌引起的肺部急性化脓性炎症，病情较重，细菌耐药率高，预后多较凶险，病死率较高。肺脓肿、气胸和脓气胸并发率高。糖尿病、血液病、酒精中毒、肝病、营养不良、艾滋病、长期应用糖皮质激素、抗肿瘤药物和其他免疫抑制剂等免疫功能低下者；长期应用广谱抗菌药物而致体内菌群失调者以及静脉应用毒品者，均为易感人群。儿童在患流感或麻疹后易并发；皮肤感染灶（痈、疖、伤口感染、毛囊炎、蜂窝织炎）中的葡萄球菌经血液循环到肺部，可引起多处肺实变、化脓和组织坏死。

一、病因及发病机制

葡萄球菌为革兰阳性球菌，可分为凝固酶阳性的葡萄球菌（主要为金黄色葡萄球菌，简称金葡菌）和凝固酶阴性的葡萄球菌（主要为表皮葡萄球菌）。其中金黄色葡萄球菌的致病力最强，是化脓性感染的主要原因。葡萄球菌的致病物质主要是毒素和酶，具有溶血、坏死、杀白细胞和致血管痉挛等作用。

葡萄球菌的感染途径主要有两种：一种为继发性呼吸道感染，常见于儿童流感和麻疹后；另一种为血源性感染，是来自皮肤感染灶（痈疖、伤口感染、蜂窝织炎）或静脉导管置入污染，葡萄球菌经血液循环到肺，引起肺炎、组织坏死并形成单个或多个肺脓肿。医院获得性肺炎中葡萄球菌感染比例高，耐甲氧西林金葡菌（MRSA）感染的肺炎治疗更困难，病死率高。

二、临床表现

1. 症状 多数起病急骤，寒战、高热，体温可达 $39 \sim 40℃$，胸痛、咳嗽、咳痰，痰液多，由咳黄脓痰演变为脓血性或粉红色乳样痰，无臭味；毒血症状明显，全身肌肉、关节酸痛，体质衰弱、乏力、大汗、精神萎靡。重症患者胸痛和呼吸困难进行性加重，并出现血压下降、少尿等周围循环衰竭的表现。血源性、老年人、院内感染者表现多不典型，一般起病隐匿，体温逐渐上升，痰量少。

2. 体征 肺部体征早期不明显，与临床严重的中毒症状、呼吸道症状不相称，其后可出现肺部散在湿啰音；典型的肺实变体征少见，如病变较大或融合时可有肺实变体征。

三、辅助检查

血常规白细胞计数增高，中性粒细胞比例增加及核左移，有中毒颗粒。最好在使用抗生素前采集血、痰、胸腔积液标本进行涂片和培养，以明确诊断。胸部 X 线表现为肺部多发性浸润病灶，常有空洞和液平面，另外，病变存在易变性，表现为一处炎性浸润消失而在另一处出现新的病灶，或很小的单一病灶发展为大片阴影。

四、诊断要点

根据全身毒血症状，咳脓痰，白细胞计数增高、中性粒细胞比例增加及核左移并有 X 线表现，可作出初步诊断，胸部 X 线随访追踪肺部病变的变化对诊断有帮助，细菌学检查是确诊依据。

五、治疗原则

治疗原则是早期清除原发病灶及抗菌治疗。

1. 抗菌治疗 选择敏感的抗生素是治疗的关键。首选耐青霉素酶的半合成青霉素或头孢菌素，如苯唑西林钠、头孢呋辛钠等，联合氨基糖苷类如阿米卡星可增强疗效；青霉素过敏者可选用红霉素、林可霉素、克林霉素等；耐甲氧西林金黄色葡萄球菌（MRSA）感染宜用万古霉素静滴。本病抗生素治疗总疗程较其他肺炎长，常采取早期、联合、足量、静脉给药，不宜频繁更换抗生素。

2. 对症支持治疗 加强支持疗法，预防并发症。患者宜卧床休息，饮食补充足够热量及蛋白质，多饮水，有发绀者给予吸氧。对气胸或脓气胸应尽早引流治疗。

六、预后

本病发展迅猛，预后与是否治疗及时、有无并发症等相关。目前病死率在 10% ~30% ，年龄大于 70 岁的患者病死率达 75% 。痊愈者中少数可遗留有支气管扩张症。

（徐婷婷）

第三节　成人支气管哮喘护理

支气管哮喘（bronchial asthma）简称哮喘，是由多种细胞（如嗜酸粒细胞、肥大细胞、T 淋巴细胞、中性粒细胞、气道上皮细胞等）和细胞组分参与的气道慢性炎症性疾病。主要特征包括气道慢性炎症，气道对多种刺激因素呈现的高反应性，广泛多变的可逆性气流受限以及随病程延长而导致的一系列气道结构的改变，即气道重塑。临床表现为反复发作的喘息、气急、胸闷或咳嗽等症状，常在夜间及凌晨发作或加重，多数患者可自行缓解或经治疗后缓解。根据全球和我国哮喘防治指南提供的资料，经过长期规范化治疗和管理，80% 以上的患者可以达到哮喘的临床控制。鉴于全球许多国家和地区的哮喘患病率和病死率呈上升趋势，哮喘也引起了世界卫生组织（WHO）和各国政府的重视。1995 年由 WHO 和美国国立卫生院心、肺、血液研究所组织多国专家共同制定的《哮喘防治的全球创议》（global initiative for asthma，CINA），经过不断更新，已成为指导全世界哮喘病防治工作的指南。

一、流行病学

哮喘是世界上最常见的慢性疾病之一，全球约有 3 亿哮喘患者。各国哮喘患病率从 1% ~31% 不等，我国约为 0.5% ~5% ，且呈上升趋势。一般认为发达国家哮喘患病率高于发展中国家，城市高于农村。哮喘死亡率为 （1.6 ~36.7）/10 万，多与哮喘长期控制不佳、最后一次发作时治疗不及时有关，其中大部分是可预防的。我国已成为全球哮喘病死率最高的国家之一。

二、病因及发病机制

1. 病因　哮喘是一种复杂的、具有多基因遗传倾向的疾病，其发病具有家族集聚现象，亲缘关系越近，患病率越高。近年来，点阵单核苷酸多态性基因分型技术，也称全基因组关联研究（GWAS）的发展给哮喘的易感基因研究带来了革命性的突破。目前采用 GWAS 鉴定了多个哮喘易感基因位点，如 5q12，22，23，17q12 ~17.9q24 等。具有哮喘易感基因的人群发病与否受环境因素的影响较大，深入研究基因 - 环境相互作用将有助于揭示哮喘发病的遗传机制。

环境因素包括变应原（油漆、饲料、活性染料），食物（鱼、虾、蛋类、牛奶），药物（阿司匹林、抗生素）和非变应原性因素，如大气污染、吸烟、运动、肥胖等。

2. 发病机制　哮喘的发病机制不完全清楚，目前可概括为免疫 - 炎症机制、神经调节机制及其相互作用。

（1）气道免疫 - 炎症机制

1）气道炎症形成机制：气道慢性炎症反应是由多种炎症细胞、炎症介质和细胞因子共同参与、相互作用的结果。

当外源性变应原通过吸入、食入或接触等途径进入机体后被抗原递呈细胞（如树突状细胞、巨噬细胞、嗜酸性粒细胞）内吞并激活 T 细胞。一方面，活化的辅助性 T 细胞（主要是 Th_2 细胞）产生白细胞介素（IL）如 IL-4、IL-5、IL-10 和 IL-13 等进一步激活 B 淋巴细胞，后者合成特异性 IgE，并结合于肥大细胞和嗜碱粒细胞等细胞表面的 IgE 受体。若变应原再次进入体内，可与结合在细胞的 IgE 交联，使该细胞合成并释放多种活性介质导致平滑肌收缩、黏液分泌增加、血管通透性增高和炎症细胞浸润等。炎症细胞在介质的作用下又可分泌多种介质，使气道病变加重，炎症浸润增加，产生哮喘的临床症状，这是一个典型的变态反应过程。另一方面，活化的 Th（主要是 Th_2）细胞分泌的 IL 等细胞因子，可以直接激活肥大细胞、嗜酸粒细胞及肺泡巨噬细胞等多种炎症细胞，使之在气道浸润和聚集。这些细胞相互作用可以分泌出许多种炎症介质和细胞因子，如组胺、前列腺素（PG）、白三烯（LT）、血小板活化因子（PAF）、嗜酸粒细胞趋化因子（ECF）、中性粒细胞趋化因子（NCF）、转化生长因子（TGF）等，构成了一个与炎症细胞相互作用的复杂网络，使气道收缩，黏液分泌增加，血管渗出增多，进一步加重气道慢性炎症。嗜酸粒细胞在哮喘发病中不仅发挥着终末效应细胞的作用，还具有免疫调节作用。TH17 细胞在以中性粒细胞浸润为主的激素抵抗型哮喘和重症哮喘发病中起到了重要作用。

根据变应原吸入后哮喘发生的时间，可分为早发型哮喘反应、迟发型哮喘反应和双相型哮喘反应。早发型哮喘反应几乎在吸入变应原的同时立即发生反应，15～30min 达高峰，2h 后逐渐恢复正常。迟发型哮喘反应约 6h 左右发病，持续时间长，可达数天。约半数以上患者出现迟发型哮喘反应。

2）气道高反应性（airway hyperresponsiveness，AHR）：是指气道对各种刺激因子如变应原、理化因素、运动、药物等呈现的高度敏感状态，表现为患者接触这些刺激因子时气道出现过强或过早的收缩反应。AHR 是哮喘的基本特征，可通过支气管激发试验来量化和评估，有症状的哮喘患者几乎都存在AHR。目前普遍认为气道炎症是导致气道高反应性的重要机制之一，当气道受到变应原或其他刺激后，由于多种炎症细胞、炎症介质和细胞因子的参与，气道上皮的损害和上皮下神经末梢的裸露等，从而导致气道高反应性。AHR 常有家族倾向，受遗传因素的影响。AHR 为支气管哮喘患者的共同病理生理特征，然而出现 AHR 者并非都是支气管哮喘，如长期吸烟、接触臭氧、病毒性上呼吸道感染、慢性阻塞性肺疾病（COPD）等也可出现 AHR，但程度相对较轻。

3）气道重构（airway remodeling）：是哮喘的重要病理特征，表现为气道上皮细胞黏液化生、平滑肌肥大/增生、上皮下胶原沉积和纤维化、血管增生等，多出现在反复发作、长期没有得到良好控制的哮喘患者。气道重构的发生主要与持续存在的气道炎症和反复的气道上皮损伤/修复有关。除了炎症细胞参与气道重构外，TGF-β、血管内皮生长因子、白三烯、基质金属蛋白酶-9、解聚素-金属蛋白酶-33 等多种炎症介质也参与了气道重构的形成。

（2）神经调节机制：神经因素也被认为是哮喘发病的重要环节。支气管受复杂的自主神经支配。除胆碱能神经、肾上腺素能神经外，还有非肾上腺素能非胆碱能（NANC）神经系统。支气管哮喘与β-肾上腺素受体功能低下和迷走神经张力亢进有关，并可能存在有 α-肾上腺素能神经的反应性增加。NANC 能释放舒张支气管平滑肌的神经介质如血管活性肠肽（VIP）、一氧化氮（NO）及收缩支气管平滑肌的介质如 P 物质、神经激肽，两者平衡失调，则可引起支气管平滑肌收缩。此外，从感觉神经末梢释放的 P 物质、降钙素基因相关肽、神经激肽 A 等导致血管扩张、血管通透性增加和炎症渗出，此即神经源性炎症。神经源性炎症能通过局部轴突反射释放感觉神经肽而引起哮喘发作。

三、临床表现

1. 症状　典型症状为发作性伴有哮鸣音的呼气性呼吸困难或发作性胸闷和咳嗽。症状可在数分钟内发生，并持续数小时至数天，可经平喘药物治疗后缓解或自行缓解。夜间及凌晨发作或加重是哮喘的重要临床特征。有些青少年，其哮喘症状在运动时出现，称为运动性哮喘。此外，临床上还存在没有喘息症状的不典型哮喘，患者可表现为发作性咳嗽、胸闷或其他症状。对以咳嗽为唯一症状的不典型哮喘称为咳嗽变异性哮喘（cough variant asthma，CVA）。对以胸闷为唯一症状的不典型哮喘称为胸闷变异性哮喘（chest tightness variant asthma，CTVA）。

2. 体征　发作时胸部呈过度充气状态，有广泛的哮鸣音，呼气音延长。但非常严重哮喘发作，哮鸣音反而减弱，甚至完全消失，表现为"沉默肺"，是病情危重的表现。非发作期体检可无异常发现，故未闻及哮鸣音，不能排除哮喘。

3. 并发症　发作时可并发气胸、纵隔气肿、肺不张；长期反复发作和感染可并发慢支、肺气肿、支气管扩张、间质性肺炎、肺纤维化和肺源性心脏病。

四、辅助检查

1. 痰液检查 部分患者痰涂片在显微镜下可见较多嗜酸粒细胞。

2. 肺功能检查

（1）通气功能检测：在哮喘发作时呈阻塞性通气功能改变，呼气流速指标均显著下降，1秒钟用力呼气容积（FEV_1）、1秒率 [1秒钟用力呼气量占用力肺活量比值（$FEV_1/FVC\%$）] 以及最高呼气流量（PEF）均减少。肺容量指标可见用力肺活量正常或下降、残气量增加、功能残气量和肺总量增加，残气量占肺总量百分比增高。其中以 $FEV_1/FVC<70\%$ 或 FEV_1 低于正常预计值的80%为判断气流受限的最重要指标。缓解期上述通气功能指标可逐渐恢复。病变迁延、反复发作者，其通气功能可逐渐下降。

（2）支气管激发试验（bronchial provocation test，BPT）：用以测定气道反应性。常用吸入激发剂为乙酰胆碱、组胺，其他激发剂包括变应原、单磷酸腺苷、甘露醇、高渗盐水等，也有用物理激发因素如运动、冷空气等作为激发剂。观察指标包括 FEV_1、PEF 等。结果判断与采用的激发剂有关，通过剂量反应曲线计算使 FEV_1 下降20%的吸入药物累积剂量（$PD20-FEV_1$）或累积浓度（$PC20-FEV_1$），可对气道反应性增高的程度作出定量判断。如 FEV_1 下降≥20%，可诊断为激发试验阳性。BPT 适用于在非哮喘发作期、FEV_1 在正常预计值70%以上的患者。

（3）支气管舒张试验（bronchial dilation test，BDT）：用以测定气道可逆性。有效的支气管舒张药可使发作时的气道痉挛得到改善，肺功能指标好转。常用吸入型的支气管舒张剂如沙丁胺醇、特布他林及异丙托溴铵等。吸入支气管舒张剂20min后重复测定肺功能，舒张试验阳性诊断标准：①FEV_1 较用药前增加12%或以上，且其绝对值增加200ml或以上；②PEF 较治疗前增加60L/min或增加≥20%。

（4）呼气峰流速（PEF）及其变异率测定：PEF 可反映气道通气功能的变化。哮喘发作时 PEF 下降。由于哮喘有通气功能时间节律变化的特点，监测 PEF 日间、夜间变异率有助于哮喘的诊断和病情评估。若昼夜 PEF 变异率≥20%，提示存在可逆性的气流受限。

3. 动脉血气分析 哮喘发作时由于气道阻塞且通气分布不均，通气/血流比值失衡，可致肺泡—动脉血氧分压差（$A-aDO_2$）增大；严重发作时可有缺氧，PaO_2 降低，由于过度通气可使 $PaCO_2$ 下降，pH上升，表现呼吸性碱中毒。若病情进一步发展，气道阻塞严重，可有缺氧及 CO_2 滞留，表现呼吸性酸中毒；当 $PaCO_2$ 较前增高，即使在正常范围内也要警惕严重气道阻塞的发生。若缺氧明显，可并发代谢性酸中毒。

4. 胸部 X 线/CT 检查 早期在哮喘发作时可见两肺透亮度增加，呈过度通气状态；在缓解期多无明显异常如并发呼吸道感染，可见肺纹理增加及炎性浸润阴影。同时要注意肺不张、气胸或纵隔气肿等并发症的存在。胸部 CT 在部分患者可见支气管壁增厚、黏液阻塞。

5. 特异性变应原的检测 外周血变应原特异性 IgE 增高，结合病史有助于病因诊断；血清总 IgE 测定对哮喘诊断价值不大，但其增高的程度可作为重症哮喘使用抗 IgE 抗体治疗及调整剂量的依据。体内变应原试验包括皮肤变应原试验和吸入变应原试验，前者可通过皮肤点刺等方法进行。

五、诊断要点

1. 诊断标准

（1）反复发作喘息、气急、胸闷或咳嗽，多与接触变应原、冷空气、物理、化学性刺激、病毒性上呼吸道感染、运动等有关。

（2）发作时在双肺可闻及散在或弥漫性，以呼气相为主的哮鸣音，呼气相延长。

（3）上述症状可经治疗缓解或自行缓解。

（4）除外其他疾病所引起的喘息、气急、胸闷和咳嗽。

（5）临床表现不典型者（如无明显喘息或体征）应有下列三项中至少一项阳性：①支气管激发试验或运动试验阳性；②支气管舒张试验阳性；③昼夜 PEF 变异率≥20%。

符合（1）～（4）条或（4）、（5）条者，可以诊断为支气管哮喘。

2. 支气管哮喘的分期及控制水平分级　支气管哮喘可分为急性发作期、非急性发作期。

（1）急性发作期：是指气促、咳嗽、胸闷等症状突然发生或症状加重，常有呼吸困难，以呼气流量降低为其特征，常因接触变应原等刺激物或治疗不当所致。哮喘急性发作时其程度轻重不一，病情加重可在数小时或数天内出现，偶尔可在数分钟内即危及生命，故应对病情作出正确评估，以便给予及时有效的紧急治疗。哮喘急性发作时严重程度可分为轻度、中度、重度和危重4级，见表3-1。

表3-1　哮喘急性发作的病情严重程度的分级

临床特点	轻度	中度	重度	危重
气短	步行，上楼时	稍事活动	休息时	
体位	可平卧	喜坐位	端坐呼吸	
讲话方式	连续成句	常有中断	单字	不能讲话
精神状态	可有焦虑/尚安静	时有焦虑/烦躁	常有焦虑/烦躁	嗜睡/意识模糊
出汗	无	有	大汗淋漓	
呼吸频率	轻度增加	增加	≥30 次/分	
辅助呼吸肌活动及三凹征	常无	可有	常有	胸腹矛盾运动
哮鸣音	散在，呼吸末期	响亮/弥漫	响亮/弥漫	减弱或无
脉率（次/分）	<100	100～120	>120	脉率变慢或不规则
奇脉	无/ <10mmHg	可有/10～25mmHg	常有 >25mmHg	无
使用 β_2 激动剂 PEF 占预计值的 百分比	>80%	60%～80%	<60 或 <100L/min 或作用时间 <2 小时	
PaO_2（mmHg）	正常	>60	<60	
$PaCO_2$（mmHg）	<45	<45	>45	
SaO_2（%）	>95	91～95	<90	

（2）非急性发作期（亦称慢性持续期）：许多哮喘患者即使没有急性发作，但在相当长的时间内仍有不同频度和（或）不同程度地出现症状（喘息、咳嗽、胸闷等），肺通气功能下降。过去曾以患者白天、夜间哮喘发作的频度和肺功能测定指标为依据，将非急性发作期的哮喘病情严重程度分为间歇性、轻度持续、中度持续和重度持续4级，目前则认为长期评估哮喘的控制水平是更为可靠和有用的严重性评估方法，对哮喘的评估和治疗的指导意义更大。哮喘控制水平分为控制、部分控制和未控制3个等级，每个等级的具体指标见表3-2。

表3-2　非急性发作期哮喘控制水平的分级

A. 目前临床控制评估（最好四周以上）		
临床特征	控制（满足以下所有情况）	部分控制（出现以下任何1项临床特征）	未控制
---	---	---	---
日间症状	无（或≤2次/周）	>2 次/周	任何一周出现部分控制表现≥3 项 *↑
活动受限	无	任何1 次	
夜间症状/憋醒	无	任何1 次	
对缓解药物治疗/急救治疗的需求	无（或≤2 次/周）	>2 次/周	
肺功能☆（PEF/FEV_1）	正常	<正常预计值或个人最佳值的 80%	
急性发作	无	≥1 次/年	任何一周出现1 次

注：*：患者出现急性发作后都必须对维持方案进行分析回顾，以确保治疗方案的合理性；↑依照定义，任何1周出现1次哮喘急性发作表明这周的哮喘没有得到控制；☆：肺功能结果对5 岁以下儿童的可靠性差。

六、治疗原则

目前尚无特效的治疗方法，但长期规范化治疗可使哮喘症状得到控制，减少复发乃至不发作。长期使用最少量或不用药物能使患者活动不受限制，并能与正常人一样生活、工作和学习。

1. 确定并减少危险因素接触　部分患者能找到引起哮喘发作的变应原或其他非特异刺激因素，立即使患者脱离并长期避免接触这些危险因素是防治哮喘最有效的方法。

2. 药物治疗　治疗哮喘药物主要分为两类：控制性药物和缓解性药物。控制性药物亦称抗炎药，主要用于治疗气道慢性炎症，需要长期使用。缓解性药物亦称解痉平喘药，通过迅速解除支气管痉挛从而缓解哮喘症状，按需使用。

（1）糖皮质激素：由于哮喘时病理基础是慢性非特异性炎症，糖皮质激素是当前控制哮喘发作最有效的药物。主要作用机制是抑制炎症细胞的迁移和活化；抑制细胞因子的生成；抑制炎症介质的释放；增强平滑肌细胞 β_2 受体的反应性。可分为吸入、口服和静脉用药。吸入治疗是目前推荐长期抗炎治疗哮喘的最常用方法。常用吸入药物有倍氯米松（beclomethasone，BDP）、布地奈德（budesonide）、氟替卡松（fluticasone）、莫米松（momethasone）等，后二者生物活性更强，作用更持久。通常需规律吸入 1~2 周以上方能生效。根据哮喘病情选择吸入不同 ICS 剂量。虽然吸入 ICS 全身不良反应少，但少数患者可出现口咽念珠菌感染、声音嘶哑或呼吸道不适，吸药后用清水漱口可减轻局部反应和胃肠吸收。长期吸入较大剂量 ICS（ $>1\,000\mu g/d$ ）者应注意预防全身性不良反应，如肾上腺皮质功能抑制、骨质疏松等。为减少吸入大剂量糖皮质激素的不良反应，可采用低、中剂量 ICS 与长效 β_2 受体激动剂、缓释茶碱或白三烯调节剂联合使用。

口服剂：有泼尼松（强的松）、泼尼松龙（强的松龙）。用于吸入糖皮质激素无效或需要短期加强的患者。起始 30~60mg/d，症状缓解后逐渐减量至 ≤10mg/d。然后停用，或改用吸入剂。不主张长期口服激素用于维持哮喘控制的治疗。

静脉用药：重度或严重哮喘发作时应及早应用激素。可选择琥珀酸氢化可的松，常用量 100~400mg/d，注射后 4~6h 起作用，或甲泼尼龙，常用量 80~160mg/d，起效时间更短 2~4h。地塞米松因在体内半衰期较长、不良反应较多，宜慎用，一般 10~30mg/d。无激素依赖倾向者，可在短期 3~5 天停药；有激素依赖倾向者应在症状缓解后逐渐减量，然后改口服和吸入制剂维持。

（2） β_2 受体激动剂：主要通过激动呼吸道的 β_2 受体，激活腺苷酸环化酶，使细胞内的环磷酸腺苷（cAMP）含量增加，游离 Ca^{2+} 减少，从而松弛支气管平滑肌，起到缓解哮喘的作用。分为短效 β_2 受体激动剂 SABA（维持 4~6h）和长效 β_2 受体激动剂 LABA（维持 10~12h），LABA 又分为快速起效（数分钟起效）和缓慢起效（30min 起效）两种。

SABA：是控制哮喘急性发作的首选药物。有吸入、口服和静脉三种制剂，首选吸入给药。吸入剂包括定量气雾剂（MDI）、干粉剂、雾化溶液。首选药物有沙丁胺醇（salbutamol）、特布他林（terbutaline）。SABA 应按需间歇使用，不宜长期、单一应用。

LABA：这类 β_2 受体激动剂的分子结构中具有较长的侧链，舒张支气管平滑肌的作用可达 12h 以上。与 ICS 联合是目前最常用的哮喘控制性药物。常用的 LABA 有两种：①沙美特罗（salmaterol）：经气雾剂或碟剂装置给药，给药后 30min 起效，平喘作用维持 12h 以上，推荐剂量 50μg，每日 2 次吸入。②福莫特罗（formoterol）：经都保装置给药，起效迅速，给药后 3~5min 起效，平喘作用维持 8~12h 以上。具有一定的剂量依赖性，推荐剂量 4.5~9.0μg，每日 2 次吸入，也可按需用于哮喘急性发作的治疗。不推荐长期单独使用 LABA，须与 ICS 联合应用。同前常用 ICS 加 LABA 的联合制剂有：氟替卡松/沙美特罗吸入干粉剂，布地奈德/福莫特罗吸入干粉剂。

（3）白三烯调节剂：通过调节白三烯的生物活性而发挥抗炎作用，同时可以舒张支气管平滑肌，是日前除 ICS 外唯一可单独应用的哮喘控制性药物。可作为轻度哮喘 ICS 的替代治疗药物和中、重度哮喘的联合治疗药物，尤其适用于阿司匹林哮喘、运动性哮喘和伴有过敏性鼻炎患者的治疗。常用药物有孟鲁司特（montelukast）10mg、每日 1 次。或扎鲁司特（zafirlukast）20mg、每日 2 次，不良反应通常较轻微，主要是胃肠道症状，少数有皮疹、血管性水肿、转氨酶升高，停药后可恢复正常。

（4）茶碱类：能抑制磷酸二酯酶，提高平滑肌细胞内的 cAMP 浓度，拮抗腺苷受体，增强呼吸肌的收缩力；增强气道纤毛清除功能和抗炎作用。是目前治疗哮喘的有效药物。

口服：用于轻、中度哮喘急性发作以及哮喘的维持治疗，常用药物包括氨茶碱和缓释茶碱，剂量为每日 6～10mg/kg。口服缓释茶碱后昼夜血药浓度平稳，平喘作用可维持 12～14h，尤其适用于控制夜间哮喘。联合应用茶碱、ICS 和抗胆碱药物具有协同作用。

静脉：注射氨茶碱首次负荷剂量为 4～6mg/kg，注射速度不宜超过 0.25mg/（kg·min），维持剂量为 0.6～0.8mg/（kg·h）。每日最大用量一般不超过 1.0g（包括口服和静脉给药）。静脉给药主要应用于重症哮喘。

茶碱的主要不良反应为胃肠道症状（恶心、呕吐），心血管症状（心动过速、心律失常、血压下降）及尿多，偶可兴奋呼吸中枢，严重者可引起抽搐乃至死亡。由于茶碱的"治疗窗"窄以及茶碱代谢存在较大的个体差异，最好在用药中监测血浆氨茶碱浓度，其安全有效浓度为 6～15mg/L。发热、妊娠、小儿或老年，患有肝、心、肾功能障碍及甲状腺功能亢进者尤须慎用。合用西咪替丁（甲氰咪胍）、喹诺酮类、大环内酯类药物等可影响茶碱代谢而使其排泄减慢，应减少用药量。

（5）抗胆碱药：通过阻断节后迷走神经通路，降低迷走神经兴奋性而起舒张支气管作用，并有减少痰液分泌的作用。可与 β_2 受体激动剂联合吸入有协同作用，尤其适用于夜间哮喘及多痰的患者。分为短效抗胆碱能药物（SAMA，维持 4～6h）和长效抗胆碱能药物（LAMA，维持 24h）。

SAMA：主要用于哮喘急性发作的治疗，多与 β_2 受体激动剂联合应用。常用药如异丙托溴铵（ipratropine bromide），有 MDI（每日 3 次，每次 25～75μg）和雾化溶液（100～150μg/ml 的溶液持续雾化吸入）两种剂型。不良反应少，少数患者有口苦或口干感。

LAMA：主要用于哮喘并发慢阻肺以及慢阻肺患者的长期治疗。常用药如噻托溴铵（tiotropium bromide）是近年发展的选择性 M_1、M_2 受体拮抗剂，作用更强，持续时间更久（可达 24h）、不良反应更少，目前只有干粉吸入剂。

（6）抗 IgE 抗体：是一种人源化的重组鼠抗人 IgE 单克隆抗体，具有阻断游离 IgE 与 IgE 效应细胞表面受体结合的作用，但不会诱导效应细胞的脱颗粒反应。主要用于经吸入 ICS 和 LABA 联合治疗后症状仍未控制且血清 IgE 水平增高的重症哮喘患者。使用方法为每 2 周皮下注射 1 次，持续至少 3～6 个月。该药临床使用时间尚短，其远期疗效与安全性有待进一步观察。

（7）其他药物

1）抗组胺药物：口服第二代抗组胺药物（H_1 受体拮抗剂）如酮替酚（ketotifen）、阿司咪唑、氯雷他定等具有抗变态反应作用，在哮喘治疗中的作用较弱。

2）其他口服抗变态反应药物：如曲尼斯特（tranilast）、瑞吡斯特（repirinast）等可应用于轻度至中度哮喘的治疗，其主要不良反应是嗜睡。

3. 急性发作期的治疗　急性发作的治疗目的是尽快缓解气道阻塞，纠正低氧血症，恢复肺功能，预防进一步恶化或再次发作，防止并发症。对所有急性发作的患者都要制定个体化的长期治疗方案。

（1）轻度：经 MDI 吸入 SABA，在第 1h 每 20min 吸入 1～2 喷。随后轻度急性发作可调整为每 3～4h 吸入 1～2 喷。效果不佳时可加茶碱缓释片，或加用 SAMA 吸入。

（2）中度：吸入 SABA（常用雾化吸入），第 1h 可持续雾化吸入。联合应用雾化吸入 SAMA、激素混悬液。也可联合静脉应用茶碱类。如仍不能缓解，应尽早口服糖皮质激素，同时吸氧。

（3）重度至危重度：持续雾化吸入 SABA，或联合雾化吸入 SAMA、激素混悬液以及静脉滴注茶碱类药物。吸氧。尽早静脉应用糖皮质激素，待病情得到控制和缓解后改为口服给药。注意维持水、电解质平衡，纠正酸碱失衡，当 pH 值 <7.20 且并发代谢性酸中毒时，应适当补碱。经上述治疗，临床症状和肺功能无改善甚至继续恶化者，应及时给予机械通气治疗，其指征包括呼吸肌疲劳、$PaCO_2 \geqslant$ 45mmHg、意识改变（需进行有创机械通气）。若并发气胸，在胸腔引流气体下仍可机械通气。此外应预防下呼吸道感染等。

4. 慢性持续期的治疗　慢性持续期的治疗应在评估和监测患者哮喘控制水平的基础上，定期根据长期治疗分级方案做出调整，以维持患者的控制水平。哮喘长期治疗分级方案分为 5 级（表 3 - 3）。

表 3 - 3　哮喘长期治疗方案

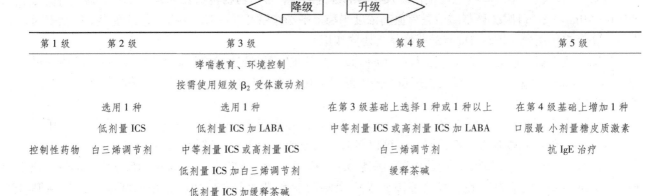

第 1 级	第 2 级	第 3 级	第 4 级	第 5 级
		哮喘教育、环境控制		
		按需使用短效 β_2 受体激动剂		
	选用 1 种	选用 1 种	在第 3 级基础上选择 1 种或 1 种以上	在第 4 级基础上增加 1 种
控制性药物	低剂量 ICS	低剂量 ICS 加 LABA	中等剂量 ICS 或高剂量 ICS 加 LABA	口服最 小剂量糖皮质激素
	白三烯调节剂	中等剂量 ICS 或高剂量 ICS	白三烯调节剂	抗 IgE 治疗
		低剂量 ICS 加白三烯调节剂	缓释茶碱	
		低剂量 ICS 加缓释茶碱		

对哮喘患者进行哮喘知识教育和控制环境、避免诱发因素贯穿于整个治疗阶段。对于大多数未经治疗的持续性哮喘患者，初始治疗应从第 2 级治疗方案开始，如果初始评估提示哮喘处于严重未控制，治疗应从第 3 级方案开始。从第 2 级到第 5 级的治疗方案中都有不同的哮喘控制药物可供选择。而在每一步中缓解药物都应该按需使用，以迅速缓解哮喘症状。

5. 免疫疗法　分为特异性和非特异性两种。特异性免疫反应是指将诱发哮喘发作的特异性变应原（如螨、花粉、猫毛等）配制成各种不同浓度的提取液，通过前者皮下注射、舌下含服或其他途径给予对该变应原过敏的患者，使其对此种变应原的耐受性增高，当再次接触此变应原时，不再诱发哮喘发作，或发作程度减轻，又称脱敏疗法或减敏疗法。一般需治疗 1 ~ 2 年，若治疗反应良好，可坚持 3 ~ 5 年。非特异性免疫疗法，如注射卡介苗及其衍生物、转移因子、疫苗等生物制品抑制变应原反应的过程，有一定辅助的疗效。

咳嗽变异性哮喘（CVA）的治疗原则与典型哮喘治疗相同。疗程则可以短于典型哮喘。CVA 治疗不及时可发展为典型哮喘。

难治性哮喘，指采用包括吸入 ICS 和 LABA 两种或多种控制药物，规范治疗至少 6 个月，仍不能达到良好控制的哮喘。治疗包括：①首先排除患者治疗依从性不佳，并排除诱发加重或使哮喘难以控制的因素；②给予高剂量 ICS 联合/不联合口服激素，加用白三烯调节剂、抗 IgE 抗体联合治疗；③其他可选择的治疗包括免疫抑制剂（甲氨蝶呤、环孢素、金制剂），支气管热成形术等。

6. 哮喘的教育与管理　哮喘患者的教育与管理是提高疗效，减少复发，提高患者生活质量的重要措施。在医生指导下患者要学会自我管理、学会控制病情。应为每个初诊哮喘患者制订防治计划，应使患者了解或掌握以下内容：①相信通过长期、适当、充分的治疗，完全可以有效地控制哮喘发作；②了解哮喘的激发因素以及避免诱因的方法；③简单了解哮喘的本质和发病机制；④熟悉哮喘发作先兆表现及相应处理办法；⑤学会在家中自行监测病情变化，并进行评定，重点掌握峰流速仪的使用方法，坚持记录哮喘日记；⑥学会哮喘发作时进行简单的紧急自我处理方法；⑦了解常用平喘药物的作用、正确用量、用法、不良反应；⑧掌握正确的吸入技术（MDI 或 Spacer 用法）；⑨知道什么情况下应去医院就诊；⑩与医生共同制定出防止复发、保持长期稳定的方案。

在此基础上采取一切必要措施对患者进行长期系统管理，包括鼓励哮喘患者与医护人员建立伙伴关系，通过规律的肺功能监测（包括 PEF）客观地评价哮喘发作的程度，避免和控制哮喘激发因素，减少复发，制定哮喘长期管理的用药计划，制定发作期处理方案和长期定期随访保健，改善患者的依从性，并根据患者病情变化及时修订防治计划。

七、护理评估

1. 病史

（1）患病及治疗经过：询问患者发作时的症状，如喘息、呼吸困难、胸闷或咳嗽的程度、持续时间、诱发或缓解因素。了解既往和目前的检查结果、治疗经过和病情严重程度。了解患者对所用药物的名称、剂量、用法、疗效、不良反应等知识的掌握情况，尤其是患者能否掌握药物吸入技术，是否进行长期规律的治疗，是否熟悉哮喘急性发作先兆和正确处理方法，急性发作时有无按医嘱治疗等。评估疾病对患者日常生活和工作的影响程度。

（2）评估与哮喘有关的病因和诱因：①有无接触变应原，室内是否密封窗户，是否使用地毯、化纤饰品，是否有空调等可造成室内空气流通减少的因素存在，室内有无尘螨滋生、动物皮毛和排泄物、花粉等。②有无主动或被动吸烟，吸入污染空气如臭氧、杀虫剂、油漆和工业废气等。③有无进食虾蟹、鱼、牛奶、蛋类等食物。④有无服用普萘洛尔、阿司匹林等药物史。⑤有无受凉、气候变化、剧烈运动、妊娠等诱发因素。⑥有无哮喘家族史。

（3）心理–社会状况：哮喘是一种气道慢性炎症性疾病，患者对环境多种激发因子易过敏，发作性症状反复出现，严重时可影响睡眠和体力活动。评估患者有无烦躁、焦虑、恐惧等心理反应；有无忧郁、悲观情绪，以及对疾病治疗失去信心等。评估家属对疾病知识的了解程度和对患者关心程度、经济情况和社区医疗服务状况等。

2. 身体评估

（1）一般状态：评估患者的生命体征和精神状态，有无嗜睡、意识模糊等意识状态改变，有无痛苦面容。观察呼吸频率和脉率的情况，有无奇脉。

（2）皮肤和黏膜：观察口唇、面颊、耳郭等皮肤有无发绀，唇舌是否干燥、皮肤有无多汗、弹性降低。

（3）胸部体征：胸部有无过度充气，观察有无辅助呼吸肌参与呼吸和三凹征出现。听诊肺部有无哮鸣音、呼气音延长，有无胸腹反常运动，但应注意轻度哮喘或非常严重哮喘发作时，可不出现哮鸣音。

3. 实验室及其他检查

（1）血常规：有无嗜酸性粒细胞和中性粒细胞增高。

（2）动脉血气分析：有无 PaO_2 降低，$PaCO_2$ 是否增高，有无呼吸性酸中毒、代谢性碱中毒。

（3）特异性变应原的检测：有无特异性 IgE 增高。

（4）痰液检查：涂片有无嗜酸性粒细胞，痰培养有无致病菌。

（5）肺功能检查：有无 FEV_1/FVC、$FEV_1\%$ 预计值 PEF 等下降，有无残气量、功能残气量和肺总量增加，有无残气/肺总量比值增高。

（6）X 线检查：有无肺透亮度增加，是否出现肺纹理增多和炎性浸润性阴影。注意观察有无气胸、纵隔气肿、肺不张等并发症的征象。

八、护理诊断/合作性问题

1. 气体交换受损　与支气管痉挛、气道炎症、气道阻力增加有关。
2. 清理呼吸道无效　与支气管黏膜水肿、分泌物增多、痰液黏稠、无效咳嗽有关。
3. 知识缺乏　缺乏正确使用定量雾化吸入器用药的相关知识。
4. 活动无耐力　与缺氧、呼吸困难有关。
5. 焦虑　与哮喘长期存在且反复急性发作有关。
6. 潜在并发症　呼吸衰竭、纵隔气肿等。

九、护理目标

（1）患者呼吸困难缓解，能进行有效呼吸。

（2）能够进行有效的咳嗽，排出痰液。

（3）能够正确使用定量雾化吸入器。

十、护理措施

1. 气体交换受损

（1）环境与体位：有明确过敏原者应尽快脱离，提供安静、舒适、温湿度适宜的环境，保持室内清洁、空气流通。根据病情提供舒适体位，如为端坐呼吸者提供床旁桌支撑，以减少体力消耗。病室不宜摆放花草，避免使用地毯、皮毛、羽绒或蚕丝织物等，整理床铺时避免尘埃飞扬。

（2）饮食护理：大约20%的成年患者和50%的患儿可因不适当饮食而诱发或加重哮喘，应提供清淡、易消化、足够热量的饮食，避免进食硬、冷、油煎食物；避免进食或饮用刺激性食物或饮料。若能找出与哮喘发作有关的食物，如鱼、虾、蟹、蛋类、牛奶等更应该避免食用。某些食物添加剂如酒石黄和亚硝酸盐可诱发哮喘发作，应当引起注意。有烟酒嗜好者戒烟酒。

（3）口腔与皮肤护理：哮喘发作时，患者常会大量出汗，应每天进行温水擦浴，勤换衣服和床单，保持皮肤的清洁、干燥和舒适。协助并鼓励患者咳嗽后用温水漱口，保持口腔清洁。

（4）心理护理：哮喘急性发作和重症发作的患者，通常会出现紧张、烦躁不安、甚至惊恐等情绪，应多巡视患者，耐心解释病情和治疗措施，给予心理疏导，用语言和非语言沟通安慰患者，消除患者过度紧张的心理，这对减轻哮喘发作的症状和控制病情有重要意义。

（5）用药护理：观察药物疗效和不良反应。

1）糖皮质激素：吸入药物治疗的全身性不良反应少，少数患者可出现声音嘶哑、咽部不适和口腔念珠菌感染，指导患者吸药后及时用清水含漱口咽部，选用干粉吸入剂或加用除雾器可减少上述不良反应。口服用药宜在饭后服用，以减少对胃肠道黏膜的刺激。气雾吸入糖皮质激素可减少其口服量，当用吸入剂替代口服剂时，通常需同时使用2周后再逐步减少口服量，指导患者不得自行减量或停药。

2）β_2受体激动剂：①指导患者按医嘱用药，不宜长期、规律、单一、大量使用，因为长期应用可引起β_2受体功能下降和气道反应性增高，出现耐药性。②指导患者正确使用雾化器，以保证药物的疗效。③静滴沙丁胺醇时应注意控制滴速2~4μg/min。用药过程观察有无心悸、骨骼肌震颤、低血钾等不良反应。

3）茶碱类：静脉注射时浓度不宜过高，速度不宜过快，注射时间宜在10min以上，以防中毒症状发生。不良反应有恶心、呕吐、心率失常、血压下降和呼吸中枢兴奋，严重者可致抽搐甚至死亡。用药时监测血药浓度可减少不良反应的发生，其安全浓度为6~15μg/ml。发热、妊娠、小儿或老年、有心、肝、肾功能障碍及甲状腺功能亢进者不良反应增加。合用西咪替丁、喹诺酮类、大环内酯类药物可影响茶碱代谢而使其排泄减慢，应加强观察。茶碱缓（控）释片有控释材料，不能嚼服，必须整片吞服。

4）其他：抗胆碱药吸入后，少数患者可有口苦或口干感。酮替芬有镇静、头晕、口干、嗜睡等不良反应，对高空作业人员、驾驶员、操纵精密仪器者应予以强调。白三烯调节剂的主要不良反应是轻微的胃肠道症状，少数有皮疹、血管性水肿、转氨酶升高，停药后可恢复。

（6）氧疗护理：重症哮喘患者常伴有不同程度的低氧血症，应遵医嘱给予鼻导管或面罩吸氧，吸氧流量为1~3L/min，吸入氧浓度一般不超过40%。为避免气道干燥和寒冷气流的刺激而导致气道痉挛，吸入的氧气应尽量温暖湿润。在给氧过程中，监测动脉血气分析。如哮喘严重发作，经一般药物治疗无效，或患者出现神志改变，$PaO_2 < 60mmHg$，$PaCO_2 > 50mmHg$时，应准备进行机械通气。

（7）病情观察：观察哮喘发作的前驱症状，如鼻咽痒、喷嚏、流涕、眼痒等黏膜过敏症状。哮喘发作时，动态观察患者意识状态、呼吸频率、节律、深度、是否有辅助呼吸肌参与呼吸运动等，监测呼吸音、哮鸣音变化，监测动脉血气分析和肺功能情况，了解病情和治疗效果，警惕气胸、呼吸衰竭等并发症的发生。哮喘严重发作时，如经治疗病情无缓解，需做好机械通气的准备工作。加强对急性期患者的监护，尤其夜间和凌晨是哮喘易发作的时间，应严密观察有无病情变化。

2. 清理呼吸道无效

（1）促进排痰：痰液黏稠者可定时给予蒸汽或氧气雾化吸入。指导患者进行有效咳嗽，协助叩背，以促进痰液排出。无效者可用负压吸引器吸痰一

（2）补充水分：哮喘急性发作时，患者呼吸增快、出汗，常伴脱水、痰液黏稠，形成痰栓阻塞小支气管加重呼吸困难。应鼓励患者每天饮水 2 500～3 000ml，以补充丢失的水分，稀释痰液。重症者应建立静脉通道，遵医嘱及时、充分补液，纠正水、电解质和酸碱平衡紊乱。

（3）病情观察：观察患者咳嗽情况、痰液性状和量。

3. 知识缺乏 缺乏正确使用定量雾化吸入器用药的相关知识。

（1）定量雾化吸入器（MDI）：MDI 的使用需要患者协调呼吸动作，正确使用是保证吸入治疗成功的关键。①介绍雾化吸入器具：根据患者文化层次、学习能力，提供雾化吸入器的学习资料。②演示 MDI 的使用方法：打开盖子，摇匀药液，深呼气至不能再呼时张口，将 MDI 喷嘴至于口中，双唇包住咬口，以慢而深的方式经口吸气，同时以手指按压喷药，至吸气末屏气 10s，使较小的雾粒沉降在气道远端，然后缓慢呼气，休息 3min 后可再重复使用 1 次。③反复练习使用：医护人员演示后，指导患者反复练习，直至患者完全掌握。④特殊 MDI 的使用：对不易掌握 MDI 吸入法的儿童或重症患者，可在 MDI 上加储药罐（spacer），可以简化操作，增加吸入到下呼吸道和肺部的药物量，减少雾滴在口咽部沉积引起刺激，增加雾化吸入疗效。

（2）干粉吸入器：常用的有都保装置和准纳器。

1）都保装置（turbuhaler）：即储存剂量型涡流式干粉吸入器，如普米克都保、奥克斯都保、信必可都保（布地奈德福莫特罗干粉吸入剂）。指导患者使用都保装置的方法：①旋转并拔出瓶盖，确保红色旋柄在下方。②拿直都保，握住底部红色部分和都保中间部分，向某一方向旋转到底，再向反方向旋转到底，即完成一次装药。在此过程中，您会听到一次"咔嗒"声。③先呼气（勿对吸嘴呼气），将吸嘴含于口中，双唇包住吸嘴用力深长地吸气，然后将吸嘴从嘴部移开，继续屏气 5s 后恢复正常呼吸。

2）准纳器：常用的有沙美特罗替卡松粉吸入剂（舒利迭）等。指导患者准纳器的使用方法：①一手握住准纳器外壳，另一手拇指向外推动准纳器的滑动杆直至发出咔哒声，表明准纳器已做好吸药的准备。②握住准纳器并使远离嘴，在保证平稳呼吸的前提下，尽量呼气。③将吸嘴放入口中，深深地平稳地吸气，将药物吸入口中，屏气约 10s。④拿出准纳器，缓慢恢复呼气，关闭准纳器（听到咔嗒声表示关闭）。

十一、护理评价

（1）患者呼吸频率、节律平稳，无呼吸困难和奇脉。

（2）能选择合适的排痰方法，排出痰液，咳嗽程度减轻，次数减少。

（3）能描述雾化吸入器的种类，适应证和注意事项，掌握正确使用方法。

十二、健康指导

1. 疾病知识指导 指导患者增加对哮喘的激发因素、发病机制、控制目的和效果的认识，以提高患者的治疗依从性。使患者懂得哮喘虽不能彻底治愈，但只要坚持充分的正规治疗，完全可以有效地控制哮喘的发作，即患者可达到没有或仅有轻度症状，能坚持日常工作和学习。

2. 避免诱因指导 针对个体情况，指导患者有效控制可诱发哮喘发作的各种因素，如避免摄入引起过敏的食物；避免接触引起过敏的花粉、香水、化妆品等物质；避免强烈的精神刺激和剧烈运动；避免持续的喊叫等过度换气动作；不养宠物、不用皮毛制成的衣物、被褥或枕头。定期清洗空调，更换窗帘、床单、枕头等物品；避免接触刺激性气体及预防呼吸道感染；戴围巾或口罩避免冷空气刺激；在缓解期应加强体育锻炼、耐寒锻炼受耐力训练以增强体质。

3. 病情监测指导 指导患者识别哮喘发作的先兆表现和病情加重的征象，学会哮喘发作时进行简单的紧急自我处理方法。学会利用峰流速仪来监测最大呼气峰流速（PEFR），做好哮喘日记，为疾病

预防和治疗提供参考资料。峰流速仪的使用方法：取站立位，尽可能深吸一口气，然后用唇齿部分包住口含器后，以最快的速度，用1次最有力的呼气吹动游标滑动，游标最终停止的刻度，就是此次峰流速值。峰流速测定是发现早期哮喘发作最简便易行的方法，在没有出现症状之前，PEFR下降，提示将发生哮喘的急性发作。临床实验观察证实，每天测量PEFR并与标准PEFR进行比较，不仅能早期发现哮喘发作，还能判断哮喘控制的程度和选择治疗措施。如果PEFR经常有规律地保持在80%～100%，为安全区，说明哮喘控制理想；PEFR 50%～80%为警告区，说明哮喘加重，需及时调整治疗方案；PEFR＜50%为危险区，说明哮喘严重，需要立即到医院就诊。

4. 用药指导　哮喘患者应了解自己所用各种药物的名称、用法、用量及注意事项，了解药物的主要不良反应及如何采取相应的措施来避免。指导患者或家属掌握正确的药物吸入技术，按医嘱合理用药，正确使用 β_2 受体激动剂和（或）糖皮质激素吸入剂。

5. 心理指导　精神心理因素在哮喘的发生发展过程中起重要作用，培养良好的情绪和战胜疾病的信心是哮喘治疗和护理的重要内容。哮喘患者的心理反应可有抑郁、焦虑、恐惧、性格改变等，给予心理疏导，使患者保持有规律的生活和乐观情绪，积极参加体育锻炼，最大程度地保持劳动能力，可有效减轻患者的不良心理反应。此外，患者常有社会适应能力下降、自信心下降、交际减少等表现，应指导患者充分利用社会支持系统，动员患者家属及朋友参与对哮喘患者的管理，为其身心康复提供各方面的支持。

（徐婷婷）

第四节　儿童支气管哮喘护理

支气管哮喘（hronchial asthma），简称哮喘，是儿童期最常见的慢性呼吸道疾病。哮喘是多种细胞（如嗜酸粒细胞、肥大细胞、T淋巴细胞、中性粒细胞及气道上皮细胞等）和细胞组分共同参与的气道慢性炎症性疾病，这种慢性炎症导致气道反应性增加，通常出现广泛多变的可逆性气流受限，并引起反复发作性喘息、气促、胸闷或咳嗽等症状，常在夜间和（或）清晨发作或加剧，多数患儿可经治疗缓解或自行缓解。目前世界范围内约有2亿哮喘患者，各国患病率在1%～13%不等，发达国家高于发展中国家，城市高于农村。2000年中国城区儿童哮喘患病率调查显示，儿童哮喘患病率为1.97%，2年现患率为1.54%。70%～80%儿童哮喘发病于5岁以前，约20%的患者有家族史，特应质（atopy）与本病的形成关系密切，多数患者有婴儿湿疹、过敏性鼻炎和（或）食物（药物）过敏史。儿童哮喘如诊治不及时，随病程的延长可产生气道不可逆性狭窄和气道重塑。因此，早期防治至关重要。为此，世界卫生组织（WHO）与美国国立卫生研究院心肺血液研究所制订了全球哮喘防治创议（Global Initiative for Asthma，GINA）方案，目前已成为防治哮喘的重要指南，该方案不断更新，针对5岁以下儿童哮喘患者，5岁以上及成人哮喘患者，目前已出版了GINA 2009版和GINA 2011版。

一、发病机制

哮喘的发病机制极为复杂，尚未完全清楚，与免疫因素，神经、精神和内分泌因素，遗传学背景和神经信号通路密切相关。

1. 免疫因素　气道慢性炎症被认为是哮喘的本质。自19世纪90年代以来，通过大量临床病理研究发现，无论病程长短、病情轻重，哮喘患者均存在气道慢性炎症改变。新近的研究表明，哮喘的免疫学发病机制为：Ⅰ型树突状细胞（DCI）成熟障碍，分泌白细胞介素（IL）-12不足，使 Th_0 不能向 Th_1、细胞分化。在IL-4诱导下，DCH促进 Th_0 细胞向 Th_2 发育，导致 Th_1（分泌 $IFN-\gamma$ 减少）/Th_2（分泌IL-4增高）细胞功能失衡。Th_2 细胞促进B细胞产生大量IgE（包括抗原特异性IgE）和分泌炎症细胞因子（包括黏附因子），刺激其他细胞（如上皮细胞、内皮细胞、嗜碱性粒细胞、肥大细胞和嗜酸性粒细胞等）产生一系列炎症介质（如白三烯、内皮素、前列腺素和血栓素 A_2 等），最终诱发速发型（IgE增高）变态反应和慢性气道炎症。同时，最新的研究表明调节性T细胞（Tr）在调节免疫失衡及维持耐受中具有重要的作用。

2. 神经、精神和内分泌因素 哮喘患儿β肾上腺素能受体功能低下和迷走神经张力亢进，或同时伴有α肾上腺素能神经反应性增强，从而发生气道高反应性（airway hyper responsiveness，AHR）。气道的自主神经系统除肾上腺素能和胆碱能神经系统外，尚存在第三类神经，即非肾上腺素能非胆碱能（nonadrenergic noncholinergic，NANC）神经系统。NANC 神经系统又分为抑制性 NANC 神经系统（i-NANC）及兴奋性 NANC 神经系统（e-NANC），两者平衡失调，可引起支气平滑肌收缩。

一些患儿哮喘发作与情绪有关，其原因不明。更常见的是因严重的哮喘发作影响患儿受其家人的情绪。约 2/3 的患儿于青春期哮喘症状完全消失，于月经期、妊娠期和患甲状腺功能亢进时症状加重，均提示哮喘的发病可能与内分泌功能紊乱有关，具体机制不明。

3. 遗传学背景 哮喘具有明显的遗传倾向，患儿及其家庭成员患过敏性疾病和特应质者明显高于正常人群。哮喘为多基因遗传性疾病，已发现许多与哮喘发病有关的基因（疾病相关基因），如 IgE、IL-4、IL-13、T 细胞抗原受体（TCR）等基因多态性。但是，哮喘发病率三十余年来明显增高，不能单纯以基因变异来解释。

4. 神经信号通路 研究发现，在哮喘患者体内存在丝裂素活化蛋白激酶（MAPK）等神经信号通路的细胞因子、黏附因子和炎性介质对机体的作用，参与气道炎症和气道重塑。

二、危险因素

（1）吸入过敏原（室内：尘螨、动物毛屑及排泄物、蟑螂、真菌等；室外：花粉、真菌等）。

（2）食入过敏原（牛奶、鱼、虾、鸡蛋和花生等）。

（3）呼吸道感染（尤其是病毒及支原体感染）。

（4）强烈的情绪变化。

（5）运动和过度通气。

（6）冷空气。

（7）药物（如阿司匹林等）。

（8）职业粉尘及气体。

以上为诱发哮喘症状的常见危险因素，有些因素只引起支气管痉挛，如运动及冷空气。有些因素可以突然引起哮喘的致死性发作，如药物及职业性化学物质。

三、临床表现

咳嗽和喘息呈阵发性发作，以夜间和清晨为重。发作前可有流涕、打喷嚏和胸闷，发作时呼吸困难，呼气相延长伴有喘鸣声。严重病例呈端坐呼吸、恐惧不安、大汗淋漓、面色青灰。

体格检查可见桶状胸、三凹征，肺部满布哮鸣音，严重者气道广泛堵塞，哮鸣音反可消失，称"闭锁肺"（silent lung），是哮喘最危险的体征。肺部粗湿啰音时隐时现，在剧烈咳嗽后或体位变化时可消失，提示湿啰音的产生是位于气管内的分泌物所致。在发作间歇期可无任何症状和体征，有些病例在用力时才可听到哮鸣音。此外，在体格检查中还应注意有无过敏性鼻炎、鼻窦炎和湿疹等。

哮喘发作在合理应用常规缓解药物治疗后，仍有严重或进行性呼吸困难者，称为哮喘危重状态。表现为哮喘急性发作，出现咳嗽、喘息、呼吸困难、大汗淋漓和烦躁不安，甚至表现出端坐呼吸、语言不连贯、严重发绀、意识障碍及心肺功能不全的征象

四、辅助检查

1. 肺功能检查 肺功能检查主要用于 5 岁以上患儿。对于第一秒用力呼气量（FEV_1）≥正常预计值 70% 的疑似哮喘患儿，可选择支气管激发试验（常用组胺或乙酰甲胆碱）测定气道反应性，对于 FEV_1 <正常预计值 70% 的疑似哮喘患儿，选择支气管舒张试验评估气流受限的可逆性，支气管激发试验阳性、支气管舒张试验阳性均有助于确诊哮喘。呼气峰流速（PEF）的日间变异率是诊断哮喘和反映

哮喘严重程度的重要指标。如日间变异率 >20%、使用支气管扩张剂后其值增加 20% 可以诊断为哮喘。

2. 胸部 X 线检查 急性期胸部 X 线正常或呈间质性改变，可有肺气肿或肺不张。胸部 X 线还可排除肺部其他疾病，如肺炎、肺结核、气管支气管异物和先天性呼吸系统畸形等。

3. 过敏原测试 用多种吸入性过敏原或食物性过敏原提取液所做的过敏原皮肤试验是诊断变态反应的首要工具，提示患者对该变应原过敏与否。目前常用皮肤点刺试验法和皮内试验法。血清特异性 IgE 测定也很有价值，血清总 IgE 测定只能反映是否存在特应质。

4. 其他 呼出气一氧化氮（NO）浓度测定和诱导痰技术在儿童哮喘诊断和病情监测中发挥着一定的作用。

五、诊断要点

1. 诊断 中华医学会儿科学分会呼吸学组于 2008 年修订了我国"儿童支气管哮喘诊断与防治指南"。

（1）儿童哮喘诊断标准

1）反复发作喘息、咳嗽、气促、胸闷，多与接触变应原、冷空气、物理或化学性刺激、呼吸道感染以及运动等有关，常在夜间和（或）清晨发作或加剧。

2）~4）同本章"成人支气管哮喘"诊断标准。

3）临床表现不典型者（如无明显喘息或哮鸣音），应至少具备以下 1 项。

A. 支气管激发试验或运动激发试验阳性。

B. 证实存在可逆性气流受限：①支气管舒张试验阳性：吸入速效 β_2 受体激动剂后 15min FEV_1 增加 ≥12%；②抗哮喘治疗有效：使用支气管舒张剂和口服（或吸入）糖皮质量素治疗 1~2 周后 FEV_1 增加 ≥12%。

C. PEF 每日变异率（连续监测 1~2 周）≥20%。

符合第 1~4 条或第 4、5 条者，可以诊断为哮喘。

（2）咳嗽变异型哮喘诊断标准

1）咳嗽持续 >4 周，常在夜间和（或）清晨发作或加剧，以干咳为主。

2）临床上无感染征象，或经较长时间抗生素治疗无效。

3）抗哮喘药物诊断性治疗有效。

4）排除其他原因引起的慢性咳嗽。

5）支气管激发试验阳性和（或）PEF 每日变异率（连续监测 1~2 周）≥20%。

6）个人或一级、二级亲属有特应性疾病史，或变应原测试阳性。

以上 1~4 项为诊断的基本条件。由于年幼儿患哮喘其临床特点、治疗及预后均有别于年长儿，中华儿科学会呼吸学组 1988 年提出婴幼儿哮喘诊断标准，从最初的 8 项评分到 1992 年的 5 项评分，直至 1998 年的不评分诊断。婴幼儿哮喘诊断的提出对我国儿童哮喘的早期诊断和防治起到了积极作用。但是根据 GINA 方案以及美国、英国等许多国家的儿童哮喘诊疗指南，哮喘可以发生于儿童的各个年龄段，所以儿童哮喘不应以年龄诊断。尽管不以年龄命名诊断哮喘，但仍需要强调，在哮喘诊断、鉴别诊断、检查、治疗等方面，儿童不同年龄段存在不同特点。

对于年幼儿，哮喘预测指数能有效地用于预测 3 岁内喘息儿童发展为持续性哮喘的危险性。哮喘预期指数：在过去 1 年中喘息 ≥4 次，具有 1 项主要危险因素或 2 项次要危险因素。主要危险因素包括：①父母有哮喘病史；②经医师诊断为特应性皮炎；③有吸入变应原致敏的依据。次要危险因素包括：①有食物变应原致敏的依据；②外周血嗜酸性粒细胞 ≥4%；③与感冒无关的喘息。如哮喘预测指数阳性，建议按哮喘规范治疗。

2. 哮喘的分期与病情的评价 哮喘可分为急性发作期（exacerbation）、慢性持续期（persistent）和临床缓解期（remission）。急性发作期指患者出现以喘息为主的各种症状，其发作持续的时间和程度不尽相同，哮喘急性发作时严重程度评估见表 3-4。慢性持续期指许多患者即使没有急性发作，但在相当长的时间内总是不同频度和（或）不同程度地出现症状（喘息、咳嗽和胸闷），可根据病情严重程度分级或控制水平分级，前者用于初次诊断和既往虽被诊断但尚未按哮喘规范治疗的患儿，作为制定起始治疗方案级别的依据，后者用于评估已规范治疗的哮喘患儿是否达到哮喘治疗目标及指导治疗方案的调整（表3-5）。临床缓解期指经过治疗或未经治疗症状和体征消失，肺功能（FEV_1 或 PEF）≥80 预计值，并维持3个月以上。

表3-4 儿童哮喘急性发作期病情严重程度的分级

临床特点	轻度	中度	重度	急性呼吸暂停
呼吸急促	走路时	说话时	休息时	
体位	可平卧	喜坐位	前弓位	
讲话能力	能成句	成短句	说单字	难以说话
精神意识	可有焦虑、烦躁	时有焦虑、烦躁	焦虑、烦躁	嗜睡、意识模糊
呼吸频率	轻度增加	增加	明显增加	减缓或暂停
辅助呼吸肌活动及三凹征	一般没有	可有	通常有	胸腹矛盾运动
哮鸣音	散在，呼气末期出现	响亮、弥漫	响亮、弥漫、双相	减弱甚至消失
脉率（次/分）	略增加	增加	明显增加	减慢，不规则
奇脉（kPa）	不存在 <1.33	可有 1.33～3.33	通常有 2.67～5.33	不存在（呼吸肌疲劳）
使用速效 β_2 受体激动剂后 PEF 占正常预计值或本人最佳值的百分比（%）	>80	60～80	<60 或 β_2 受体激动剂左右持续时间 <2 小时	<33
PaO_2（吸空气，kPa）	正常	>8.0	<8.0，可能有发绀	呼吸衰竭
$PaCO_2$（kPa）	<6.0	<6.0	≥6.0，短时上升	呼吸衰竭
$PaCO_2$（%）	>95	92～95	92～95	<90

注：①正常儿童清醒时呼吸频率上限：<2个月，<60次/分；~12个月，<50次/分；~5岁，<40次/分；~8岁，<30次/分；②正常儿童脉率上限：2～12个月，<160次/分；~2岁，<120次/分；~8岁，<110次/分；③小龄儿童较年长儿和成人更易发生高碳酸血症（低通气）；④判断急性发作严重程度时，只要存在某项严重程度的指标（不必全部指标存在），就可归入该严重程度等级；⑤1kPa＝7.5mmHg。

表3-5 儿童哮喘控制水平分级

控制程度	日间症状	夜间症状/憋醒	应急缓解药的使用	活动受限	肺功能（≥5岁者使用）	定级标准	急性发作（需使用全身激素治疗）
控制	无（或每周≤2次）	无	无（或每周≤2次）	无	≥正常预计值或本人最佳值的80%	满足前述所有条件	每年0～1次
部分控制	每周>2天或每周≤2天但多次出现	有	每周>2次	有	<正常预计值或本人最佳值的80%	在任何1周内出现前述1项特征	每年2～3次
未控制						在任何1周内出现≥3项"部分控制"中的特征	每年>3次

注：①评估过去2～4周日间症状、夜间症状/憋醒、应急缓解药使用和活动受限情况；②出现任何一次急性发作都应复核维持治疗方案是否需要调整。

六、治疗原则

哮喘治疗的目标：①有效控制急性发作症状，并维持最轻的症状，甚至无症状；②防止症状加重或反复；③尽可能将肺功能维持在正常或接近正常水平；④防止发生不可逆的气流受限；⑤保持正常活动（包括运动）能力；⑥避免药物不良反应；⑦防止因哮喘而死亡。

治疗原则为长期、持续、规范和个体化治疗。急性发作期治疗重点为抗炎、平喘，以便快速缓解症状；慢性持续期应坚持长期抗炎，降低气道反应性，防止气道重塑，避免危险因素和自我保健。

治疗哮喘的药物包括缓解药物和控制药物。缓解药物能快速缓解支气管收缩及其他伴随的急性症状，用于哮喘急性发作期，包括：①吸入型速效 β_2 受体激动剂；②全身性糖皮质激素；③抗胆碱能药物；④口服短效 β_2 受体激动剂；⑤短效茶碱等。控制药物是抑制气道炎症的药物，需长期使用，用于哮喘慢性持续期，包括：①吸入型糖皮质激素（ICS）；②白三烯调节剂；③缓释茶碱；④长效 β_2 受体激动剂；⑤肥大细胞膜稳定剂；⑥全身性糖皮质激素等。

1. 哮喘急性发作期治疗

（1）β_2 受体激动剂：β_2 受体激动剂是目前最有效、临床应用最广的支气管舒张剂。根据起作用的快慢分为速效和缓慢起效两大类，根据维持时间的长短分为短效和长效两大类。吸入型速效 β_2 受体激动剂疗效可维持 $4 \sim 6h$，是缓解哮喘急性症状的首选药物，严重哮喘发作时第 1 时可每 20min 吸入 1 次，以后每 $2 \sim 4h$ 可重复吸入。药物剂量：每次沙丁胺醇 $2.5 \sim 5.0mg$ 或特布他林 $5 \sim 10mg$。急性发作病情相对较轻时也可选择短期口服短效 β_2 受体激动剂，如沙丁胺醇和特布他林等。

（2）糖皮质激素：病情较重的急性病例应给予口服泼尼松短程治疗（$1 \sim 7$ 天），每日 $1 \sim 2mg/kg$，分 $2 \sim 3$ 次。一般不主张长期使用口服糖皮质激素治疗儿童哮喘。严重哮喘发作时应静脉给甲泼尼龙，每日 $2 \sim 6mg/kg$，分 $2 \sim 3$ 次输注，或琥珀酸氢化可的松或氢化可的松，每次 $5 \sim 10mg/kg$ 一般静脉糖皮质激素使用 $1 \sim 7$ 天，症状缓解后即停止静脉用药，若需持续使用糖皮质激素，可改为口服泼尼松。ICS 对儿童哮喘急性发作的治疗有一定的帮助，选用雾化吸入布地奈德悬液，每次 $0.5 \sim 1mg$，每 $6 \sim 8h1$ 次。但病情严重时不能以吸入治疗替代全身糖皮质激素治疗，以免延误病情。

（3）抗胆碱能药物：吸入型抗胆碱能药物，如异丙托溴铵舒张支气管的作用比 β_2 受体激动剂弱，起效也较慢，但长期使用不易产生耐药，不良反应少。

（4）短效茶碱：短效茶碱可作为缓解药物用于哮喘急性发作的治疗，主张将其作为哮喘综合治疗方案中的一部分，而不单独应用治疗哮喘。需注意其不良反应，长时间使用者最好监测茶碱的血药浓度。

2. 哮喘危重状态的处理

（1）氧疗：所有危重哮喘患儿均存在低氧血症，需用密闭面罩或双鼻导管提供湿化氧气，初始吸氧浓度以 40% 为宜，流量为 $4 \sim 5L/min$。

（2）补液、纠正酸中毒：注意维持水、电解质平衡，纠正酸碱紊乱。

（3）糖皮质激素：全身应用糖皮质激素作为儿童危重哮喘治疗的一线药物，应尽早使用。病情严重时不能以吸入治疗替代全身糖皮质激素治疗，以免延误病情。

（4）支气管舒张剂的使用：可用：①吸入型速效 β_2 受体激动剂。②氨茶碱静脉滴注。③抗胆碱能药物。④肾上腺素皮下注射，药物剂量：每次皮下注射 1 : 1 000 肾上腺素 $0.01ml/kg$ 儿童最大不超过 $0.3ml$。必要时可每 20min 使用 1 次，不能超过 3 次。

（5）镇静剂：可用水合氯醛灌肠，慎用或禁用其他镇静剂；在插管条件下，亦可用地西泮镇静，剂量为每次 $0.3 \sim 0.5mg/kg$。

（6）抗菌药物治疗：儿童哮喘发作主要由病毒引发，抗菌药物不作为常规应用，如同时发生下呼吸道细菌感染，则选用病原体敏感的抗菌药物。

（7）辅助机械通气指征：指征为①持续严重的呼吸困难；②呼吸音减低或几乎听不到哮鸣音及呼吸音；③因过度通气和呼吸肌疲劳而使胸廓运动受限；④意识障碍、烦躁或抑制，甚至昏迷；⑤吸氧状态下发绀进行性加重；⑥$PaCO_2 \geqslant 65mmHg$。

3. 哮喘慢性持续期治疗

（1）ICS：ICS 是哮喘长期控制的首选药物，也是同前最有效的抗炎药物，优点是通过吸入，药物直接作用于气道黏膜,局部抗炎作用强,全身不良反应少。通常需要长期、规范吸入 1~3 年甚至更长时间才能起到治疗作用。日前临床上常用的 ICS 有布地奈德、丙酸氟替卡松和丙酸倍氯米松。每 3 个月应评估病情,以决定升级治疗、维持目前治疗或降级治疗。

(2) 白三烯调节剂:分为白三烯合成酶抑制剂和白三烯受体拮抗剂,该药耐受性好,不良反应少,服用方便。白三烯受体拮抗剂包括孟鲁司特和扎鲁司特。

(3) 缓释茶碱:缓释茶碱用于长期控制时,主要协助 ICS 抗炎,每日分 1~2 次服用,以维持昼夜的稳定血药浓度。

(4) 长效 β_2 受体激动剂:药物包括福莫特罗、沙美特罗、班布特罗及丙卡特罗等。

(5) 肥大细胞膜稳定剂:肥大细胞膜稳定剂色甘酸钠,常用于预防运动及其他刺激诱发的哮喘。

(6) 全身性糖皮质激素:在哮喘慢性持续期控制哮喘发作过程中,全身性糖皮质激素仅短期在慢性持续期分级为重度持续患儿,长期使用高剂量 ICS 加吸入型长效 β_2 受体激动剂及其他制药物疗效欠佳的情况下使用。

(7) 联合治疗:对病情严重度分级为重度持续和单用 ICS 病情控制不佳的中度持续的哮喘提倡长期联合治疗,如 ICS 联合吸入型长效 β_2 受体激动剂、ICS 联合白三烯调节剂和 ICS 联合缓释茶碱。

(8) 特异性免疫治疗:在无法避免接触变应原或药物治疗无效时,可考虑针对过敏原的特异性免疫治疗,需要在有抢救措施的医院进行。对其远期疗效和安全性尚待进一步研究和评价,且过敏原制备的标准化及纯化也有待加强及规范。特异性免疫治疗应与抗炎及平喘药物联用,坚持足够疗程。

七、管理与教育

1. 避免危险因素 应避免接触变应原,积极治疗和清除感染灶,去除各种诱发因素(吸烟、呼吸道感染和气候变化等)。

2. 哮喘的教育与管理 哮喘患儿的教育与管理是提高疗效、减少复发、提高患儿生活质量的重要措施。通过对患儿及家长进行哮喘基本防治知识的教育,调动其对哮喘防治的主观能动性,提高依从性,避免各种危险因素,巩固治疗效果,提高生活质量。教会患儿及其家属正确使用儿童哮喘控制测试(C – ACT)等儿童哮喘控制问卷,以判断哮喘控制水平。

3. 多形式教育 通过门诊教育、集中教育(哮喘之家等活动)、媒体宣传等多种形式,向哮喘患儿及其家属宣传哮喘基本知识。

八、预后

儿童哮喘的预后较成人好,病死率约为 2/10 万~4/10 万,70%~80% 年长后症状不再反复,但仍可能存在不同程度的气道炎症和高反应性,30%~60% 的患儿可完全治愈。

九、护理诊断/合作性问题

1. 低效性呼吸型态 与支气管痉挛、气道阻力增加有关。
2. 清理呼吸道无效 与呼吸道分泌物黏稠、体弱无力排痰有关。
3. 焦虑 与哮喘反复发作有关。
4. 知识缺乏 缺乏有关哮喘的防护知识。

十、护理措施

慢性持续期主要是教育患儿及家长掌握哮喘的基本防治知识,提高用药的依从性,避免各种诱发因素,巩固治疗效果。急性期的护理的措施如下。

1. 环境与休息 保持病室空气清新,温湿度适宜,避免有害气味及强光的刺激。给患儿提供一个安静、舒适的环境以利于休息,护理操作应尽可能集中进行。

2. 维持气道通畅，缓解呼吸困难

（1）置患儿采取坐位或半卧位，以利于呼吸；给予鼻导管或面罩吸氧，定时进行血气分析，及时调整氧流量，保持 PaO_2 在 70～90mmHg（9.3～12.0kPa）。

（2）遵医嘱给予支气管扩张剂和糖皮质激素，观察其效果和不良反应。

（3）给予雾化吸入，以促进分泌物的排出；对痰液多而无力咳出者，及时吸痰。

（4）保证患儿摄入足够的水分，以降低分泌物的黏稠度，防止痰栓形成。

（5）有感染者，遵医嘱给予抗生素。

（6）教会并鼓励患儿做深而慢的呼吸运动。

3. 密切观察病情变化　监测生命体征，注意呼吸困难的表现及病情变化。若出现意识障碍、呼吸衰竭等及时给予机械呼吸；若患儿出现发绀、大汗、心率增快、血压下降、呼吸音减弱等表现，应及时报告医师并共同抢救。

4. 做好心理护理　哮喘发作时，守护并安抚患儿，鼓励患儿将不适及时告诉医护人员，尽量满足患儿合理的要求。允许患儿及家长表达感情；向患儿家长解释哮喘的诱因、治疗过程及预后，指导他们以正确的态度对待患儿，并发挥患儿的主观能动性。采取措施缓解患儿的恐惧心理。

5. 健康教育

（1）指导呼吸运动，以加强呼吸肌的功能：在执行呼吸运动前，应先清除呼吸道分泌物。①腹部呼吸运动方法：平躺，双手平放在身体两侧，膝弯曲，脚平放；用鼻连续吸气并放松上腹部，但胸部不扩张；缩紧双唇，慢慢吐气直到吐完；重复以上动作10次。②向前弯曲运动方法：坐在椅上，背伸直，头向前向下低至膝部，使腹肌收缩；慢慢上升躯干并由鼻吸气，扩张上腹部；胸部保持直立不动，由口将气慢慢吹出。③胸部扩张运动：坐在椅上，将手掌放在左右两侧的最下肋骨上；吸气，扩张下肋骨，然后由口吐气，收缩上胸部和下胸部。用手掌下压肋骨，可将肺底部的空气排出；重复以上动作10次。

（2）介绍用药方法及预防知识：指导家长给患儿增加营养，多进行户外活动，多晒太阳，增强体质，预防呼吸道感染；指导患儿及家长确认哮喘发作的诱因，避免接触可能的过敏原，去除各种诱发因素（如避免寒冷刺激、避免食入鱼虾等易致过敏的蛋白质等）。教会患儿及家长对病情进行监测，辨认哮喘发作的早期征象、发作表现及掌握适当的处理方法；教会患儿及家长选用长期预防与快速缓解的药物，正确、安全用药（特别是吸入技术），掌握不良反应的预防和处理对策；在适当时候及时就医，以控制哮喘严重发作。

哮喘对患者、患者家属及社会有很大的影响。但通过有效的哮喘防治教育与管理，建立医患之间的伙伴关系，可实现哮喘临床控制。哮喘防治教育是达到哮喘良好控制目标最基本的环节。

（徐婷婷）

第四章

消化内科疾病护理

第一节　上消化道出血护理

上消化道出血（upper gastrointestinal hemorrhage）是指屈氏韧带以上的消化道，包括食管、胃、十二指肠等病变引起的出血。上消化道大量出血是指在数小时内失血量超过1 000ml或占循环血容量的20%，主要表现为呕血、黑便，并伴有急性周围循环衰竭的表现。上消化道急性大量出血是临床常见的急症，如不及时抢救，可危及患者生命。

一、病因与发病机制

上消化道大量出血临床最常见的病因为消化性溃疡、食管胃底静脉曲张破裂、急性胃黏膜损害及胃癌。

（1）上消化道疾病

1）胃、十二指肠疾病：消化性溃疡为最常见，其次胃癌、急性胃炎、十二指肠炎等。

2）食管疾病：可见食管炎、食管癌、食管损伤等。

（2）门静脉高压引起食管、胃底静脉曲张破裂肝硬化最常见。

（3）上消化道邻近器官或组织疾病：如胆管或胆囊结石、癌瘤，胆管蛔虫病等，胰腺疾病累及十二指肠，如胰腺癌等。

（4）全身性疾病：①血液病：可见于过敏性紫癜、白血病等。②应激相关胃黏膜损伤：指各种严重疾病引起的应激状态下产生的急性糜烂出血性胃炎乃至溃疡。见于脑血管意外、败血症、大手术后、烧伤、休克等患者。③其他：尿毒症、流行性出血热等。

二、临床表现

上消化道大量出血的临床表现主要取决于出血量及出血速度。

1. 呕血与黑便　是上消化道出血的特征性表现。出血部位在幽门以下者多只表现为黑便，若出血量大且速度快，血液反流入胃，也可有呕血。在幽门以上者常兼有呕血与黑便，但是在出血量小、出血速度慢者也常仅见黑便。呕血多呈咖啡色，这与血液经胃酸作用形成正铁血红素有关。未经胃酸充分混合而呕出血液可为鲜红色或兼有血块。黑便呈柏油样，是血红蛋白含的铁经肠内硫化物作用形成硫化铁所致。若出血量大，血液在肠内推进较快，大便可呈暗红或鲜红色。

2. 失血性周围循环衰竭　出血量较大，且速度快者，循环血容量可迅速减少，可出现一系列表现，如头晕、心悸、脉细数、血压下降（收缩压＜80mmHg），皮肤湿冷，烦躁或意识不清，少尿或无尿者应警惕并发急性肾功能衰竭。

3. 氮质血症　上消化道大量出血后，大量血液蛋白在肠道被消化吸收，血尿素氮可暂时增高，称为肠源性氮质血症。一般在大出血后数小时血尿素氮开始上升，24~48h可达高峰，3~4d后方降至正常。若超过 3 ~ 4d 血尿素氮持续升高者，应注意可能上消化道继续出血或发生肾衰竭。

4. 发热　在上消化道大量出血后，多数患者在 24h 内出现低热，一般不超过 38.5℃，可持续 3 ~ 5d。

5. 血常规变化　急性失血早期，血红蛋白常无变化，出血后体内组织液逐渐渗入血管内，使血液稀释，一般需 3 ~ 4h 以上才出现血红蛋白降低。出血后骨髓有明显代偿性增生，表现在出血 24h 内网织红细胞可增高，随着出血停止，网织细胞逐降至正常，若出血未止，网织红细胞可持续升高。白细胞计数也可暂时增高，止血后 2 ~ 3d 即恢复正常。

三、实验室检查

1. 胃镜检查　为上消化道出血病因诊断首选检查方法。一般在上消化道出血后 24 ~ 48h 急诊行内镜检查，不仅可明确病因，同时可做紧急止血治疗。

2. 血、便检查　测血红蛋白、白细胞及血小板计数、网织红细胞、肝功能、肾功能、血尿素氮、大便隐血试验等，有助于确定病因、了解出血程度及出血是否停止。

3. X 线钡剂造影　目前主张 X 线钡剂检查应在出血已停止及病情基本稳定数天后进行，不宜作为首选病因诊断检查方法。

4. 选择性动脉造影　适用于内镜检查无阳性发现或病情严重不宜做内镜检查者。

四、治疗要点

上消化道大量出血病情严重者可危及生命，应进行紧急抢救，抗休克、补充血容量是首位治疗措施。

（一）一般抢救措施

卧床休息，保持呼吸道通畅，避免呕血时误吸血液引起窒息。活动性出血期间应禁食。

（二）积极补充血容量

立即开放静脉、取血配血，迅速补充血容量，输液开始宜快，可用生理盐水、林格液、右旋糖酐、706 代血浆，必要时及早输入全血，以恢复有效血容量，保持血红蛋白在 90 ~ 100g/L 为佳。输液量可依据中心静脉压进行调节，尤其对原有心脏病、病情严重或老年患者。肝硬化患者需输新鲜血，库血含氨多易诱发肝性脑病。

（三）止血措施

1. 消化性溃疡及其他病因所致上消化道大量出血的止血措施　如下所述。

（1）抑制胃酸分泌药物：常用药物包括西咪替丁（甲氰咪胍）、雷尼替丁、法莫替丁等 H_2 受体阻断药和奥美拉唑（洛赛克）等质子泵抑制药。减少胃酸分泌，使 pH > 6.0 时血液凝血系统才能有效发挥作用。

（2）内镜治疗：包括激光、热探头、高频电灼、微波及注射疗法。

（3）手术治疗：由于不同病因可采用相应手术。

（4）介入治疗：对不能进行内镜治疗及不能耐受手术者，可选择肠系膜动脉造影找到出血灶同时行血管栓塞治疗。

2. 食管胃底静脉曲张破裂大出血的止血措施　如下所述。

（1）药物止血：垂体后叶素（即血管加压素）为常用药物，临床一般使用剂量为 10U 加入 5% 葡萄糖液 200ml 中，在 20min 内缓慢静脉滴注，每日不超过 3 次为宜。对冠心病者禁用。生长抑素近年来临床多用于食管胃底静脉曲张破裂出血。其具有减少内脏血流量，降低门静脉压力、减少侧支循环的作用，不伴全身血流动力学改变，不良反应少，但价格较高。

（2）三腔气囊管压迫止血：适用于食管胃底静脉曲张破裂出血，此方法患者很痛苦，且易出现窒息、食管黏膜坏死等并发症，故不作为首选止血措施。

（3）内镜治疗：内镜直视下注射硬化剂，如无水乙醇、鱼肝油酸钠、高渗盐水等达曲张静脉部位，或用皮圈套扎曲张静脉，目前将内镜治疗作为食管胃底静脉曲张破裂出血的治疗的重要手段。

（4）手术治疗：上述治疗方法无效时可做急诊外科手术。

五、护理措施

（一）基础护理

1. 卧床休息　大量出血患者应绝对卧床休息，可将下肢略抬高，以保证脑部供血。呕血时头偏一侧，避免误吸。

2. 饮食护理　对急性大出血患者应禁食。对少量出血而无呕吐、无明显活动出血者，可遵医嘱给予温凉、清淡无刺激性流食，这对消化性溃疡患者常常采用，因进食可减少胃收缩运动并可中和胃酸，促进溃疡愈合。出血停止后改用营养丰富、易消化的半流食、软食，开始少量多餐，以后改为正常饮食。

3. 心理护理　护理人员对于大量出血患者应给予陪伴，以增加患者安全感，及时消除血迹并向患者及家属解释检查、治疗的目的，使患者保持心情平静。

（二）疾病护理

1. 密切观察病情　如下所述。

（1）观察内容：体温、脉搏、呼吸和血压；精神和意识状态；呕血、黑便的量、性状、次数以及伴随症状；皮肤、指甲、肢端色泽、温暖与否，以及静脉充盈情况；记录24h出入量，尤其是尿量；原发病有关症状和体征的观察，及早发现并发症。

（2）出血量的估计

1）根据呕血与黑便的情况估计：大便隐血试验阳性提示每日出血量＞5～10ml；出现成形黑便者，提示每日出血量在50～100ml；胃内积血量达250～300ml可引起呕血。

2）根据全身症状估计：出血后15min内无症状，提示出血量较少；一次出血量少于400ml时为血容量轻度减少，可由组织间液与脾脏贮存的血液所补充，一般不引起全身症状；出血量超过400～500ml，可出现全身症状，如头晕、心悸、乏力等；若短时间内出血量超过全身血量的20%（1 000ml）时，可出现口渴、出冷汗、脉速、血压下降等周围循环衰竭的表现。

3）动态观察血压、心率：若患者由平卧位改为坐位时出现血压下降（下降幅度大于15～20ml）、心率加快（上升幅度大于10/min），则提示血容量明显不足，是紧急输血的指征。若收缩压低于80mmHg，心率大于120/min，往往提示已进入休克状态，需积极抢救。

（3）继续出血或再出血的征象

1）反复呕血和（或）黑便次数增多，粪质稀薄；甚至呕血转为鲜红色、黑便变成暗红色，伴肠鸣音亢进。

2）虽经输血、补液，临床观察或中心静脉压监护发现周围循环衰竭未能改善。

3）红细胞计数、血红蛋白测定与血细胞比容继续下降，网织红细胞计数持续增加。

4）无脱水或肾功能不全依据而氮质血症持续升高超过3～4d者或再次升高。

2. 输液、输血及药物护理　迅速建立静脉通道，立即配血。配合医师迅速、准确地实施补充血容量、给予各种止血药物等。输液开始时宜快，定时观察输液、输血滴注速度，避免引起急性肺水肿。遵医嘱给予止血药，依病因不同予以垂体后叶素、西咪替丁等。

3. 应用气囊压迫止血，三（四）腔管的护理　插管前应配合医师做好准备工作，解释操作的过程及目的，如何配合等，使其减轻恐惧心理，更好地配合。仔细检查三（四）腔管，确保管腔通畅，气囊无漏气，然后抽尽囊内气体备用。

留置三（四）腔管期间：①应定时测气囊内压力，是否达止血要求。②当胃囊充气不足或破裂时，食管囊可向上移动，阻塞喉部可引起窒息，一旦发生应立即通知医师进行紧急处理。③定时抽吸食管引流管、胃管，观察出血是否停止，并记录引流液的性状、颜色及量。④放置三（四）腔管 24h 后应放气数分钟再注气加压，以免黏膜受压过久。⑤保持插管侧鼻腔的清洁湿润，每日向鼻腔内滴 3 次液状石蜡。

出血停止后，放出囊内气体，继续观察 24h，未再出血可考虑拔管。拔管前口服液状石蜡 20～30ml，抽尽囊内气体，以缓慢、轻巧的动作拔管。气囊压迫一般以 3～4d 为限，继续出血者可适当延长。

（三）健康指导

1. 解释　上消化道出血的原因及诱因。

2. 饮食知识　溃疡病应定时进餐，避免过饥、过饱；避免粗糙食物；避免刺激性食物，如醋、辣椒、蒜、浓茶等；避免食用过冷、过热食物。肝硬化不可进食粗糙、坚硬带刺食物，以营养丰富软食为主。

3. 生活指导　戒酒、戒烟，避免劳累、精神紧张，保持乐观情绪。

4. 药物知识　溃疡病避免服用阿司匹林、吲哚美辛、激素类药物等，肝硬化禁用损害肝脏的药物。

5. 复查　坚持遵医嘱服药治疗溃疡病或肝硬化。定期门诊复查，如发现呕血、黑便时立即到医院就诊。

（邹　霜）

第二节　食管癌护理

一、病因与发病机制

关于食管癌的发病因素，近年来有许多深入的研究和调查，但尚无公认的结论。一般认为可能与饮食习惯、吸烟、饮酒、营养、食管慢性炎症、口腔卫生不佳和遗传易感性有关。食物的物理刺激如粗、硬、烫的饮食，吸烟、饮酒、吃酸菜、咀嚼烟叶、槟榔被认为可反复刺激食管，引起慢性炎，最终发生恶变。在我国食管癌高发区，人们喜爱食用腌制的蔬菜，这些食品常被真菌污染，真菌除产生毒素外，与亚硝胺的合成有密切关系。亚硝胺是致癌物质，大量存在于饮水和食物中，也能在体内合成。根据国内外研究，水及饮食中缺乏钼、锌、钛等微量元素，可能使植物中硝酸盐聚集，为合成亚硝胺提供前生物，从而直接或间接与食管癌的发生有关。此外口腔、食管的长期慢性炎，导致上皮增生，最后可能发生癌变。扩散途径可通过直接扩散、淋巴道转移和血行转移。

二、临床表现与诊断

食管癌可发生在食管任何位置，但中段最多，约占 50%；下段次之，占 30%；上段最少，占 20%。

（一）症状与体征

食管癌早期有大口进硬食时的梗阻感、进食后食管异物感、吞咽时食管内疼痛及胸骨后闷胀不适感，这些症状时轻时重，呈进行性加重，但进展缓慢。食管癌中期是以进行性吞咽困难为特征的典型症状。有些患者梗阻较重会出现进食后呕吐。晚期食管癌多为癌肿的并发症和压迫症状，表现为压迫气管导致咳嗽、呼吸困难；癌肿侵犯气管发生食管气管漏时，有进食呛咳、发热、咳脓痰、肺炎和肺脓肿形成；侵犯喉返神经出现声音嘶哑；侵犯膈神经导致膈肌麻痹时出现呼吸困难、膈肌反常运动；癌肿远处转移时，则出现锁骨上淋巴结肿大、肝大、黄疸、腹腔肿块及腹腔积液等。身体多处持续性疼痛，应考虑骨骼转移可能；出现恶病质，表现为极度消瘦和衰竭。

（二）诊断

1. X 线检查　早期食管癌的病变仅侵犯食管黏膜或黏膜下层。早期食管癌的 X 线征象为：局限性食管黏膜皱襞增粗、中断，潜在的龛影，小的充盈缺损。晚期则为充盈缺损、管腔狭窄和梗阻。

按食管癌形态特点可分为5型（图4-1）：①髓质型：约占60%，肿瘤累及食管壁的全层，向腔内外生长，伴有中重度梗阻，食管造影显示明显的充盈缺损，晚期可见肿瘤的软组织阴影。②蕈伞型：占15%~20%，肿瘤向腔内突出，呈扁平状肿块，累及食管壁一部分，梗阻症状轻，食管造影显示部分管壁呈不对称的碟影充盈缺损。③溃疡型：占10%~15%，肿瘤在食管壁上呈大小不等的溃疡，梗阻症状轻，食管造影显示较大的溃疡龛影。④缩窄型：占10%左右，肿瘤呈环形或短管形狭窄，食管造影显示对称性高度梗阻，梗阻以上的食管显著扩张。⑤腔内型：约占2%，瘤体呈管腔内巨大包块，可有蒂、息肉状，表面可有溃疡，食管壁浸润不明显，病变段食管明显扩张，腔内可见椭圆形或腊肠状肿块阴影。

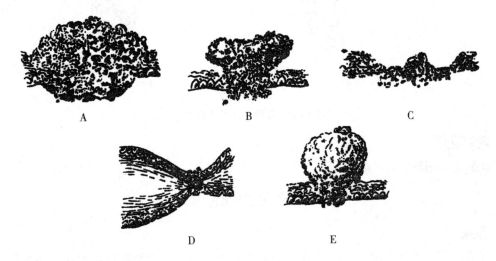

图4-1　食管癌分型
A. 髓质型；B. 蕈伞型；C. 溃疡型；D. 缩窄型；E. 腔内型

2. 细胞学检查　检查工具为带网的气囊，拉网获取食管脱落细胞，做脱落细胞巴氏染色检查，两次阳性结果才能确诊。

3. 食管镜检查　早期食管癌在食管镜下显示黏膜充血水肿、糜烂或小的菜花样突起。

4. CT检查　了解食管癌向腔外扩展情况和有无腹腔内器官或淋巴结转移，对决定手术有参考价值。

三、治疗原则

食管癌的治疗包括外科治疗、放射及药物治疗以及手术加放射和药物综合治疗。

（一）手术治疗

1. 根治性切除手术　适于早期病例，可彻底切除肿瘤，以胃、结肠或空肠做食管重建术（图4-2）。

2. 姑息性切除手术　多为中晚期病例，虽可切除肿瘤，但不易彻底切净。

3. 姑息性手术　晚期肿瘤不能切除的病例，为减轻患者的吞咽困难，可采用食管腔内置管术、胃造口术、食管胃转流或食管结肠转流吻合术，这些手术对延长患者生存时间效果不大。

（二）放射治疗

1. 术前放疗加手术　术前放疗可使癌肿缩小，减少淋巴结转移，可提高手术切除率，减少术中癌肿扩散。病例选择的标准是食管中段或上中段癌，根据病史、食管造影所见手术切除可能性小，一般情况好，可进半流饮食者，放疗后休息2~3周再行手术。

2. 单纯放射　病理选择的标准是颈、上胸段食管癌及其他不宜手术的中晚期食管癌，一般情况较好。放疗的危险性较小，常见并发症有放射性肺炎、放疗后狭窄、气管食管漏、放射性骨髓炎、出血等详见本节护理问题部分。

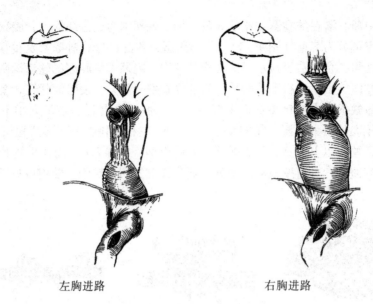

左胸进路　　　　　　　　右胸进路

图 4 - 2　食管切除胃代食管

（三）药物治疗

可用于缓解晚期癌肿患者的症状，常与其他疗法综合应用，但食管癌化疗效果不佳。

四、常见护理问题

（一）疼痛

1. 相关因素　①手术后各种管道的刺激。②手术造成的组织及神经末梢的损伤，物理切割等引起的炎症反应。③手术后患者深呼吸、咳嗽及主动或被动变换体位等的基本活动牵拉震荡胸廓及胸壁伤口。

2. 临床表现　患者自诉疼痛，一般在术后 1~3d 内显著，以后逐日递减，疼痛性质多为刺痛或刀割样疼痛，呈持续性或阵发性加重，常在深呼吸、咳嗽或变换体位后加剧，疼痛剧烈时可放射到同侧的肩部或背部。

3. 护理措施　如下所述。

（1）向患者及家属解释疼痛的原因、持续时间和治疗护理措施，解除患者的顾虑，稳定其情绪。

（2）协助患者采取舒适卧位，并定时调整，协助患者进行呼吸训练和有效咳嗽。

（3）避免外界不良刺激，为患者提供安静、舒适的休息、睡眠环境。

（4）妥善固定胸腔闭式引流管，防止牵拉引起疼痛，患者有明显刺激疼痛时，应及时调整其位置。

（5）做各项治疗护理操作时，动作要轻柔，避免牵拉伤口引起疼痛。

（6）鼓励患者描述疼痛的部位、性质、程度、范围和自我耐受力，观察患者疼痛情况，正确评估疼痛，必要时遵医嘱应用镇静或止痛药物。

（7）教会并指导患者及家属正确使用分散注意力的方法来降低患者对疼痛的敏感性。

（二）清理呼吸道无效

1. 相关因素　①开胸手术后伤口剧烈疼痛致使患者惧怕咳嗽。②全身麻醉后引起呼吸道分泌物增多，纤毛运动减弱。③全身麻醉使膈肌受抑制，术后患者疲乏无力，排痰困难。

2. 临床表现　患者呼吸急促，胸闷，发绀，听诊呼吸音减弱或消失并伴有干湿啰音；患者咳嗽无效或没有咳嗽。

3. 护理措施　如下所述。

（1）戒烟：术前应戒烟 3 周以上，指导患者进行深呼吸训练，教会其有效咳痰的方法：咳嗽时让患者采取坐位，深吸气后屏气 3~5s 后用力从胸部深处咳嗽，不要从口腔后面或咽喉部咳嗽，也可轻轻进行肺深部咳嗽，将痰引至大气管处，再用力咳出。

（2）术前雾化吸入：术前行雾化吸入能有效排除肺底部分泌物，预防术后肺炎、肺不张的发生。

（3）体位引流（图4-3）：对痰量多的患者，在病情许可的情况下可采用体位引流的方法，使患侧肺朝上，引流支气管开口朝下，2～3次/d，每次5～10min，同时鼓励患者深呼吸及有效咳嗽，减少肺部并发症的发生。

（4）指导并协助患者深呼吸、有效咳嗽：有效咳痰方法如下，①叩拍胸背：震动支气管内痰液，使其松动，以利排出。护士应协助患者采取坐位或患侧朝上的侧卧位，五指并拢，掌指关节屈曲，有节律地、由下至上、由外至内叩拍患者胸背部（图4-4）。叩拍时用力适度，避免在肋骨、伤口、乳房等处拍打，以免引起患者损伤或剧烈疼痛。②扶持前胸后背：护士站在非手术侧，从前后胸壁扶持术侧胸廓，轻压伤口，以不限制胸廓膨胀为宜。嘱患者深吸气后用力咳嗽。③腹部加压：护士站在手术侧，双手扶住患者的左上腹，在患者咳嗽的同时辅以压力，可增加膈肌作用力，促进排痰（图4-5）。

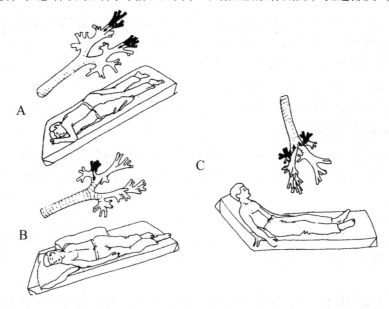

图4-3　体位引流

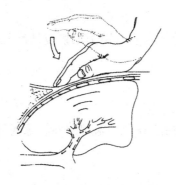

图4-4　叩拍胸背部辅助排痰

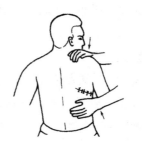

图4-5　协助咳嗽的姿势和方法

（5）术后雾化吸入：2～4次/d，常用的雾化吸入药物有庆大霉素8万U、糜蛋白酶5mg、地塞米松5mg、异丙托溴铵500μg等加入生理盐水5ml。氧气驱动雾化吸入调节氧流量为6～8L/min，每次15～20min。

（6）合理止痛：准确评估者的疼痛程度，主动及时给予止痛，减轻患者的疼痛和不适，有利于患者休息和恢复体力，主动咳嗽和排痰。

（7）保持病室内适宜的温湿度，防止患者黏膜干燥，注意保暖，防止上呼吸道感染引起呼吸道分泌物增多而影响痰液的排出。

（三）低效型呼吸形态

1. 相关因素　①疼痛。②手术操作对肺部的牵拉。③麻醉后呼吸功能的障碍。④胸腔积液或积气。

2. 临床表现　①呼吸浅快。②脉搏增快。③端坐呼吸。

3. 护理措施　如下所述。

（1）评估患者的呼吸形态（频率、节律、幅度及呼吸音等情况），观察患者有无胸闷、气急、口唇发绀等缺氧症状。

（2）指导鼓励患者进行有效的呼吸、深呼吸及腹式呼吸，每2～4h行有效咳痰，及时排除呼吸道分泌物，保持呼吸道通畅。腹式呼吸的方法：患者取仰卧位，双手置于腹部，吸气时保持胸部不动，腹部上升鼓起，呼气时尽量将腹壁下降呈舟腹状，呼吸缓慢均匀，频率≤8～12/min。

（3）向患者解释低效型呼吸形态的原因、呼吸锻炼和有效咳嗽的重要性，解除顾虑，使其主动配合。

（4）移动体位或咳嗽时给予有效的胸部保护，减轻胸部疼痛，必要时应用镇静或止痛药物。

（5）遵医嘱给予吸氧2～4L/min，血压平稳后取半卧位。

（6）痰液黏稠不易咳出者，给予雾化吸入2～4次/d，以促进痰液排出。

（7）保持室内适宜的温湿度，定时开窗通风。

（8）必要时配合医师行胸腔穿刺或胸腔闭式引流，解除积液和积气。

（四）生活自理能力缺陷

1. 相关因素　①疼痛。②手术创伤。③活动耐力下降。④术后留置多根管道。

2. 临床表现　①自我进食缺陷。②沐浴自理缺陷。③穿衣自理缺陷。④如厕自理缺陷。⑤使用器具自理缺陷。

3. 护理措施　如下所述。

（1）评估患者自理缺陷的项目、程度、范围，制定生活护理计划，满足患者需求。

（2）做好与患者的沟通工作，解释说明加强自我护理对促进康复的意义，鼓励患者主动参与自理活动。

（3）与患者及家属共同讨论患者能够自理的范围、程度，制定自我护理计划，促进自理能力的恢复。

（4）妥善固定各引流管道，为患者活动提供方便。

（5）观察患者活动时有无呼吸困难、心悸、发绀等症状，掌握其自理能力的恢复情况及时给予帮助和支持。

（五）潜在并发症：出血

1. 相关因素　与手术创面大，患者凝血功能障碍或肿瘤破裂有关。

2. 临床表现　引流液呈血性、量多，患者烦躁不安、皮肤黏膜苍白、末梢湿冷、脉搏快而细数、血压下降、尿量减少等血容量不足的表现。

3. 护理措施　如下所述。

（1）观察胃肠减压引流液的颜色、性状及量，并做好24h总结。食管癌术后一般6～12h可从胃管内引流少量血性胃液，术后第一个24h引流量100～200ml，术后48h引流量约300ml，如引流大量血性液，应考虑有活动性出血，应减小负压吸引力，并及时报告医生，及时处理。

（2）观察胸腔闭式引流液的颜色、性状及量，并做好24h总结。食管癌术后一般24h引流量约为500ml，如术后胸腔引流液突然增多，呈鲜红色，超过200ml/h，且呈递增趋势，连续3h，患者表现为面色苍白、表情淡漠、心率加快，应考虑胸腔内活动性出血可能，应立即报告医生，遵医嘱给予止血及补充血容量等措施，必要时做好开胸止血的准备。

（3）严密监测生命体征，观察神志、皮肤黏膜、末梢情况，发现异常及时处理。

（4）定时观察切口渗血情况。

（5）保持引流管通畅，定时挤压，防止血凝块阻塞管道，影响病情观察延误抢救时机。

（6）妥善固定胃管，每日检查胃管固定情况，防止因胃管压迫鼻腔黏膜引起损伤或出血。

（六）潜在并发症：感染

1. 相关因素　与手术创伤、呼吸道分泌物增加、使用侵入性插管、抵抗力降低、皮肤受损有关。

2. 临床表现　①体温升高。②脉搏增快。③白细胞计数升高。④引流液浑浊。⑤胸痛、胸闷。⑥乏力、纳差。⑦伤口感染可见脓性分泌物，局部红、肿、热、痛。

3. 护理措施　如下所述。

（1）密切观察体温的变化。

（2）指导患者注意保暖，预防感冒。

（3）指导协助患者进行有效的深呼吸及咳痰，彻底清除呼吸道分泌物，预防肺部感染。

（4）术前当日认真备皮，切勿损伤皮肤，预防切口感染。

（5）注意保持伤口敷料清洁、干燥、定期换药，观察切口愈合情况，发现感染迹象及时处理。

（6）保持胸腔闭式引流管通畅，防止阻塞；妥善固定，防止引流管口及衔接处脱落；水封瓶液面应低于胸腔60cm左右，搬动患者或更换胸腔闭式引流瓶时须夹闭胸管，防止引流液倒流引起逆行感染。胸腔闭式引流装置要求：密闭、通畅、无菌。其装置组成：水封瓶的橡皮盖上插有两根长短不一的玻璃管，长管插入瓶内，并没入水面下2～3cm，上端接引流管排液或排气；短管一端通大气另一端插入引流瓶内4～5cm，将引流的气体排出（图4-6）。

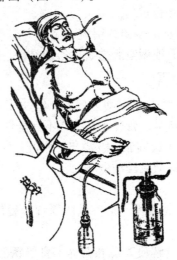

图4-6　胸腔闭式引流水封瓶

目前临床上使用的一次性胸腔引流调压水封贮液瓶，由贮液仓、水封仓和调压仓三部分组成。该装置优点有：①密闭性能好，能有效防止脱管、倒吸、使用方便，可悬挂于床边，易于转运患者。②贮液仓容量大、标有刻度，便于护士临床观察和记录引流液量。③引流瓶只需每周更换一次，减少了感染机会，同时也大大减少了护理工作量。

（7）引流管一旦滑出或脱管，应立即用凡士林纱布封闭伤口，再做进一步处理。

（8）严格掌握拔管指征，术后48～72h，引流液＜50ml/d，且颜色变淡，无渗血倾向时，即可拔除。拔管时嘱患者深吸气并屏住呼吸后快速拔除胸管，用无菌凡士林纱布覆盖伤口；拔管后应注意观察患者呼吸情况，有无胸痛、呼吸困难等症状，观察局部伤口有无渗血、渗液和漏气，并定时更换敷料直至伤口愈合。

（9）严格各项无菌操作，遵医嘱合理使用抗生素。

（10）提供高蛋白、高热量、高维生素营养支持，提高机体抵抗力。

（七）潜在并发症：食管吻合口漏

1. 相关因素　与感染、营养不良、手术操作不当、过早进食有关。

2. 临床表现　①持续性的体温升高。②脉搏增快。③白细胞计数升高。④胸腔穿刺或胸腔引流液中可见浑浊、带臭味液体，混有食物残渣。⑤胸痛、胸闷、呼吸困难、频繁刺激性咳嗽。⑥听诊术侧肺呼吸音明显减弱或消失。⑦严重者出现黄疸、休克，甚至菌血症。

3. 护理措施　如下所述。

（1）保持持续有效的胃肠减压，充分引流胃内液体及气体，降低吻合口张力，促进吻合口愈合。

（2）妥善固定胃管，并在胃管出鼻尖处做好标记，防止脱出。一旦脱出，不可盲目插入，以免损伤吻合口。

（3）指导并监督患者按规定正确饮食或禁食：胃肠减压期间禁食水，做好口腔护理。胃肠功能恢复后可少量饮水，次日起进半量流质3d，再改为全量流质3d，然后给予半流饮食，2周后可进软食。护士应注意观察患者进食后有无腹胀、腹痛、恶心、呕吐等不适。

（4）有颈部吻合口的患者避免过早采取半坐卧位，并限制颈部过早、过多活动。

（5）遵医嘱给予静脉高营养或空肠营养治疗，增加机体抵抗力。空肠营养的应用：以往食管癌术后肠外营养应用比较广泛，但目前食管癌术后早期肠内营养越来越受到人们的重视。具体方法：将十二指肠营养管的顶端插入胃管的第一个侧孔，并用丝线做两处固定，术前留置胃管同时经鼻孔将双管送进胃内，术中切除食管后，分离胃管和营养管，用弯卵圆钳送入幽门以下。

（6）遵医嘱给予抗感染治疗。

（7）严密观察生命体征，胸腔闭式引流液的颜色、性质及量，认真听取患者主诉，如出现胸部剧痛及全身中毒症状时，应及时报告，加强护理。

（8）一旦确诊发生吻合口漏，应及早作闭式引流，应用大剂量抗生素控制感染及输血、输液等全身支持治疗。同时停止口服，改经胃管或做空肠造瘘供给营养。

（八）潜在并发症：胃动力障碍

1. 相关因素　①手术切除迷走神经引起胃动力减弱。②手术使胃提入胸腔，解剖位置发生变化。③手术创伤抑制胃液分泌。④电解质紊乱、营养不良。⑤不完全性机械性幽门梗阻。

2. 临床表现　①胸闷、气短。②上腹饱胀。③溢出性呕吐。④胃肠减压量＞500ml/d。⑤X线检查示胃内有较高液平面。⑥透视胸胃无蠕动或蠕动微弱。

3. 护理措施　如下所述。

（1）指导患者术后正确饮食，少量多餐，避免暴饮暴食，餐后保持半坐或站立位，并适当活动，借助重力加速胃排空。

（2）保持水、电解质平衡，避免电解质紊乱和营养不良等诱发因素；一旦出现胃动力障碍，应积极纠正水、电解质和酸碱紊乱。

（3）护士应注意观察患者进食后有无腹胀、腹痛、恶心、呕吐等不适，及时发现病情变化。

（4）及时禁食、水，留置胃管，充分胃肠减压，充分引流胃内液体及气体，解除胃潴留。

（5）加强营养，遵医嘱给予静脉高营养或空肠营养。

（6）遵医嘱给予胃动力药物的使用，如多潘立酮、甲氧氯普胺等以增强胃动力，促进胃排空。

（九）潜在并发症：胃食管反流

1. 相关因素　与胃食管接合部解剖位置的改变、去神经化影响与体位不当有关。

2. 临床表现　①胃灼热。②进食后胸痛。③反胃。④间歇性吞咽困难（炎症刺激所致）。⑤食管外症状（咽炎、声嘶、呛咳、吸入性肺炎）。

3. 护理措施　如下所述。

（1）指导患者合理正确进食方法，少量多餐，忌食巧克力、咖啡等高脂、高糖饮食，戒烟，避免过量饮酒，餐后保持半坐或站立位，并适当活动，睡前2～3h勿进食，尽量采用低坡卧位（30°）睡眠。

（2）遵医嘱使用制酸和胃动力药如雷尼替丁、西咪替丁、奥美拉唑等。

（十）尿潴留

1. 相关因素 ①全身麻醉的影响。②尿道损伤。③镇痛药物的使用。④排尿习惯的改变。⑤心理因素。

2. 临床表现 患者主诉下腹胀痛、排尿困难，体检见耻骨上膨隆，叩诊呈实音。

3. 护理措施 如下所述。

（1）做好心理护理，做好解释和安慰工作，解除患者的焦虑和不安。

（2）妥善留置尿管，避免损伤尿道引起排尿困难。

（3）术前3d进行床上排尿的训练，以免因排尿姿势不习惯而导致尿潴留。

（4）拔除尿管前，予夹闭尿管4~6h，待膀胱充盈患者有尿意后开放，以训练膀胱收缩功能。

（5）病情许可的情况下应尽早拔除尿管，防止泌尿系统感染的发生，对留置导尿者应注意观察患者有无尿道口红、肿、痛、分泌物增多等感染的症状，发现异常，应及时处理。

（6）鼓励患者尽早床上活动或下床活动，对于不能下床者应协助患者抬高上身或采取坐位尽量以习惯的姿势进行排尿。

（7）对于术后使用镇痛泵的患者可适当延长留置尿管时间。

（8）注意私密性保护措施，为患者创造适合的排尿环境，消除患者窘迫和紧张情绪。

（9）热敷、按摩下腹部以放松肌肉，促进排尿。

（10）利用条件反射诱导排尿，让患者听流水声、温水冲洗会阴部诱导排尿。

（11）如采取各种方法仍不能排尿，应再次行导尿术。

（十一）废用综合征

废用综合征是指机体感受到或可能感受到因不能活动造成的负面作用，个体处于或有可能处于身体系统发生退化或功能发生改变的状态。

1. 相关因素 手术使肋骨、胸骨、多处肌肉受损，手术创伤大，术后剧烈疼痛、疲乏无力，加上多根置管等因素造成患者体位和活动受限。

2. 临床表现 主要表现在术侧肩关节强直、手臂活动受限、压疮、肺不张、腹胀等。

3. 护理措施 如下所述。

（1）鼓励患者术后尽早床上活动或离床活动：早期活动有助于增加肺活量，改善呼吸功能，防止术后肺部并发症，促进肠蠕动，促进胃肠功能恢复，同时下床活动有助于全身肢体功能的锻炼，增强患者自信心，促进早日康复。

患者麻醉清醒后，生命体征平稳后给予半卧位，定时协助患者翻身，调整体位等适当的床上活动，术后第1d病情平稳即可指导患者进行抬臀、翻身或肩臂活动等床上运动；术后第2d可鼓励和协助患者床边活动，活动时应注意观察患者病情变化，若出现头晕、心慌、气急、出冷汗、面色苍白等情况，应立即停止活动，卧床休息，监测生命体征，做好相关处理。

（2）术侧手臂及肩部的活动：防止肩关节强直，预防肺不张。术侧手臂及肩膀的运动操（图4-7）：①手肘上举，将手肘靠近耳朵，固定肩关节将手臂伸直。②将手臂伸直由下往前向后伸展绕肩关节活动。③双手叉腰，将手肘尽量向肩关节靠拢。④将手臂高举到肩膀高度，将手肘弯成90°，旋转肩膀将手臂在前后划弧。⑤将手臂伸直，掌心向上，由旁往上划至头顶，然后再回复原来的位置。⑥将手术侧的手肘弯曲，手掌放在腹部，再用健侧手抓住手术侧手腕，拉离腹部划弧，并上举超过头顶，再回复原来的位置。

（3）鼓励患者自行进行日常活动，如刷牙、洗脸、梳头等。

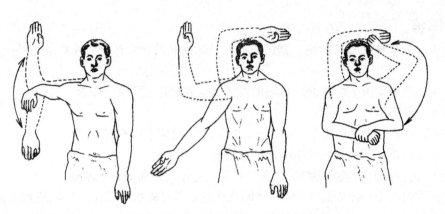

图4-7 胸部手术后术侧上肢与肩部的运动

（十二）心理问题（焦虑、恐惧）

焦虑是指个体或群体处于对模糊的、不具体的威胁感到不安或忧虑及自主神经系统受到刺激的状态。

1. 相关因素　①预感到个体健康受到威胁，担心疼痛、担心疾病的预后。②创伤性的检查、手术对躯体的打击。③环境的改变。④基本生理需求得不到满足。⑤角色功能和角色转换不适应。

2. 临床表现　①生理方面：心率加快、血压增高、失眠、疲劳、虚弱、口干、肌肉紧张、疼痛、感觉异常、面色苍白或潮红。②心理方面：忧郁、恐惧、无助感、神经紧张、控制力差、易激动、没有耐心、哭泣、抱怨、不能面对现实。③认知方面：注意力不集中、缺乏对环境的认识。

3. 护理措施　如下所述。

（1）建立良好的护患关系，鼓励患者主动表达自己的内心感受或疑问，耐心解释，给予正确及时的心理疏导，减少和消除患者的不良情绪，以积极的心态接受治疗和护理。

（2）评估患者的焦虑程度，观察患者的言行举止，身心状态有无异常，如心率加快、血压增高、失眠、疲劳、面色苍白或潮红等，做好相应的护理措施。

（3）对于有焦虑的患者，鼓励其倾诉原因，对于有手术顾虑的患者，护士应详细介绍术前准备的内容、各项检查的目的、手术时间、麻醉的方式、术后恢复的进程及患者配合的注意事项等；请其他患者做现身说法教育，尽可能的消除患者的顾虑。

（4）组织患者进行适当的活动或采取松弛疗法，分散患者的注意力。

（5）为患者创造良好的休息治疗环境，向患者详细介绍病区环境、安排与积极乐观的病友同住，尊重患者，保持病室安静整洁、减少灯光、噪声、疼痛的刺激。

（6）告知家属产生焦虑的原因和表现，请患者家属共同参与，及时给予患者心理安慰和支持。

五、康复与健康教育

（一）精神卫生指导

良好的心理状态可增强机体的抵御能力，疾病的康复与精神状态密切相关，术后应给予患者及时心理安慰，精神疏导，稳定患者情绪，有利于疾病的康复。

（二）功能锻炼的指导

1. 呼吸功能的锻炼　让患者了解深呼吸及有效咳嗽的意义，指导患者进行有效咳嗽和咳痰，防止肺部并发症的发生。

2. 术后活动指导　使患者知晓早期活动的意义。术后第1d指导患者进行抬臂、翻身或肩臂活动等床上运动；术后第2d鼓励和协助患者床边活动，逐渐增加活动范围，指导患者做患侧上肢功能锻炼。

（三）各引流管的指导

告知患者和家属各引流管的作用及注意事项，妥善固定的重要性及方法，防止管道扭曲、阻塞、脱落或过度牵拉；防止引流液倒流，保持引流管通畅。

（1）胃肠减压管是食管癌手术后最重要的管道，保持胃肠减压持续负压吸引有利于吻合口愈合，防止吻合口漏、感染，于术后5~7d，胃肠蠕动恢复后拔除。

（2）十二指肠营养管可进行术后早期肠内营养的补充：早期肠内营养有助于维护肠黏膜结构和功能的完整性，防止肠源性感染的发生，迅速补充蛋白质及各种营养物质，可以部分或完全替代静脉输液和营养的补充，减少经济支出。营养管应妥善固定，避免打折，营养滴注液可选择无渣、低黏度液，以维持管道通畅。术后第1d滴注糖盐水500ml；术后第2d开始滴注营养液首次给予500ml，第3d加量至1 000~1 500ml，第4d改为1 500~2 000ml，滴注时要求由慢到快，嘱患者一旦有腹痛、腹胀、恶心呕吐等症状，应立即告知医护人员。

（3）胸腔闭式引流管的作用是引流胸腔内积液及积气，平衡胸膜腔内压力，有利于肺膨胀。保持胸腔引流管的密闭性，如发生脱管、引流瓶损坏等意外情况应及时报告医生。

（四）饮食指导

胃管减压期间须绝对禁食，拔管后第1d可试饮水或糖水50ml，1/2h；第2d予糖水或米汤50ml，2h一次；第3~6d予糖水或米汤每天递增50ml至每次200ml，每次间隔2h；第7d进半量流质饮食；若无发热、腹痛等不适次日进全量流质饮食；2d后改半流质，若无不适术后2周后可进软食。由于食管癌手术术中切断迷走神经，使得胃张力下降，易造成腹胀及胃肠功能紊乱等症状。患者进食高蛋白、高热量、高维生素、易消化饮食，如鸡蛋、牛奶、新鲜水果、蔬菜等，禁吃坚硬、油炸、辛辣等刺激性食物，少量多餐，防止胃过度膨胀。进食后不宜马上卧床休息，应适当散步或保持半卧位，减少食物反流。

（五）生活指导

生活规律，劳逸结合。注意饮食卫生，忌暴饮暴食。戒烟、酒，保持心情舒畅。

（六）复查

术后患者均需定期复查，一般3月至6个月复查1次，并确定是否需要进行放疗、化疗、免疫等综合治疗。

（邹　霜）

第三节　急性胃炎护理

一、疾病概要

（一）概述

由不同病因引起的胃黏膜急性炎症为急性胃炎。可局限于胃窦、胃体或弥漫分布于全胃，主要病理改变是胃黏膜充血、水肿、糜烂和出血。主要的临床表现是突发呕血和（或）黑便，临床分类为单纯性、糜烂性、腐蚀性和化脓性四种类型，以单纯性最常见。

（二）病因及发病机制

1. 细菌感染　由于胃酸的强力抑菌作用，除幽门螺杆菌（HP）外的细菌很难在胃内存活而感染胃黏膜，但在机体抵抗力下降时，可发生各种细菌、真菌、病毒所引起的急性感染性胃炎。

2. 急性应激性　可由严重疾病、大手术、大面积烧伤、休克、精神心理因素等所致。其病机认为主要是应激时的生理性代偿功能不足以维持胃黏膜微循环正常运行而使胃黏膜缺血缺氧，黏液分泌减少，前列腺素合成不足，黏膜屏障破坏，胃酸弥散入黏膜面引起胃黏膜糜烂和出血。可伴有一过性的溃疡形成。

3. 药物　最常见的是非甾体类抗炎药（NSAID），如阿司匹林、吲哚美辛等。其次为铁剂、氯化钾口服液和乙醇等。以上因素可导致黏膜发生出血、糜烂。

4. 胆汁反流　反流的胆汁可破坏胃黏膜，产生多发性糜烂。

（三）诊断及治疗要点

1. 诊断要点　消化道临床表现不明显，常突发呕血和（或）黑便，确诊可做急诊胃镜检查。

患者有类风湿关节炎长期服用阿司匹林病史。有消化道症状：腹痛、呕吐、黑便，有上腹部明显压痛，肠鸣音亢进体征。胃镜检查见胃窦部黏膜有糜烂、出血和浅表溃疡。根据以上病史、症状及胃镜检查结果，该患者诊断为急性胃炎。

2. 治疗要点　针对病因和原发疾病采取防治措施。药物引起者，应立即停止用药，并服用抑酸剂如 H_2 受体拮抗剂以抑制胃酸分泌，同时选服硫糖铝和米索前列醇等药物保护胃黏膜；有急性应激者在积极治疗原发病的同时，可使用抑制胃酸分泌的药物，以预防急性胃黏膜损害的发生。若发生大出血时，应积极进行处理。

二、疾病护理

（一）护理评估

1. 健康史　了解有无细菌感染的病史，特别是 HP 感染史；有无应激状况的发生和服药及胆汁反流等情况。

2. 身体状况　如下所述。

（1）症状：轻者多无明显症状，少数有上腹部饱满、疼痛、恶心和呕吐的表现。由致病菌引起者多伴有腹泻、稀水样便，称急性胃肠炎；由应激引起的急性糜烂出血性胃炎患者多以突发的呕血和（或）黑便首发症状。胃出血一般为少量、间歇性，可自行停止，也可发生大量出血。

（2）体征：常见上腹部有不同程度的压痛。

（3）心理 - 社会状况：患者常有恐惧、焦虑等情绪反应；反复出血的患者可因工作能力下降、经济压力过重产生悲观情绪。

（4）辅助检查：①粪便检查：若有胃黏膜糜烂，粪便潜血试验阳性。②纤维胃镜检查：一般应在大出血后 24～48 小时内进行，因病变（特别是 NSAID 或乙醇引起者）可在短期内消失。镜下可见胃黏膜多发性糜烂、出血、水肿和浅表溃疡，表面附有黏液和炎性渗出物。

（二）护理诊断及合作性问题

1. 上腹部饱满、疼痛、恶心和呕吐　与胃部急性炎症有关。

2. 知识缺乏：缺乏有关引起胃炎的病因及防治知识　与健康教育不到位有关。

3. 潜在并发症　上消化道大出血。

因患者有长期服用阿司匹林病史。有腹痛、呕吐、黑便症状及上腹部明显压痛、表情焦虑等体征。故存在下列主要护理诊断：疼痛（与胃部急性炎症有关）；黑便（与胃窦部黏膜糜烂、出血有关）；焦虑（与消化道出血有关）；知识缺乏（与缺乏引起急性胃炎病因及防治知识的健康教育不到位有关）；潜在并发症（上消化道大出血）。

（三）护理措施

1. 一般护理　如下所述。

（1）急性应激造成者：应卧床休息，其他患者应注意休息，减少活动，避免紧张劳累，保证充足的睡眠。

（2）注意饮食卫生：一般进少渣、温凉、半流质饮食，少量多餐，每日 5～7 次，定时、有规律，不可暴饮暴食；急性大出血或呕吐频繁时应禁食；如仅少量出血可给牛奶、米汤等流质饮食以中和胃酸，有利于胃黏膜的修复。

2. 病情观察　观察患者腹部不适、呕吐及呕吐物的颜色、量等情况，观察粪便的颜色，必要时做粪便潜血试验，及早发现病情变化。如发现大出血征象，应及时报告医生并积极配合治疗。

3. 配合治疗护理 指导患者正确服用各种药物，禁用或慎用对胃黏膜有刺激的药物，如阿司匹林、甲硝唑等，必须服用可饭后服，以减轻对胃黏膜的刺激；对发生上消化道出血的患者，立即建立静脉通道，遵医嘱补液，必要时配血、输血，并根据病情调整输液量及输液速度，保证患者水、电解质及酸碱平衡。

4. 心理护理 做好心理疏导，解除紧张情绪，保持轻松愉快的心情，以利康复。

（四）护理目标及评价

患者腹痛症状减轻或消失；病情明显好转，情绪稳定；无潜在并发症发生，并获得本病的相关知识。评价是否达到所拟定的护理目标。

三、健康指导

（1）与患者沟通，讲解有关本病的病因和防治知识及自我护理方法，使患者能正确认识疾病，积极配合治疗；

（2）帮助患者寻找并及时去除病因，控制病情的进展，并根据患者的病因和具体的病情进行指导。

（邹 霜）

第五章

肾内科疾病护理

第一节 急性肾小球肾炎护理

一、概述

急性肾小球肾炎，简称急性肾炎，是以急性肾炎综合征为主要临床表现的一组疾病。急性起病，以血尿、蛋白尿、水肿、高血压为特点，并可有一过性氮质血症。多见于链球菌感染后，少数患者由其他细菌、病毒及寄生虫感染引起。本节主要介绍链球菌感染后急性肾炎。

本病是一种常见的肾脏疾病。好发于儿童，男性多见，预后大多良好，常在数月内自愈。

二、病因及发病机制

根据流行病学、临床表现、动物实验的研究已知本病多由 β-溶血性链球菌"致肾炎菌株"感染所致。常在扁桃体炎、咽炎、猩红热、丹毒、化脓性皮肤病等链球菌感染后发病，患者血中抗溶血性链球菌溶血素"O"滴度增高。感染的严重程度与是否发生急性肾炎及其严重性之间不完全一致。

本病主要由感染所诱发的免疫反应引起。链球菌感染后导致机体免疫反应，可在肾小球内形成抗原-抗体免疫复合物。链球菌的细胞壁成分或某些分泌蛋白刺激机体产生抗体，形成循环免疫复合物沉积于肾小球，或原位免疫复合物种植于肾小球，最终发生免疫反应引起双侧肾脏弥漫性炎症。

三、病理

本病病理类型为毛细血管内增生性肾炎。

（一）大体标本

肾脏体积增大，色灰白而光滑，表面可有出血点。切面皮质和髓质境界分明，锥体充血、肾小球呈灰白色点状。

（二）光镜

病变通常为弥漫性肾小球病变，以内皮细胞和系膜细胞增生为主要表现。累及大多数肾小球。由于抗原抗体免疫复合物的形成，使得毛细血管内皮细胞及系膜细胞发生肿胀和增生，当增生时会促进微血管周围产生新月形的肥厚，肿大的新月形区产生纤维化，并形成瘢痕组织，阻塞肾小球的血液循环并压迫毛细血管，导致毛细血管腔狭窄，甚至闭塞。急性期可伴有中性粒细胞及单核细胞的浸润。电镜检查可见肾小球上皮细胞下有驼峰状大块电子致密物沉积。

（三）免疫荧光

可见 IgG 及 C3 呈粗颗粒状沿系膜区和/或毛细血管壁沉积。

四、护理评估

（一）病史

询问患者有无近期感染，特别是皮肤及上呼吸道感染（如皮肤脓疱疮、咽炎、扁桃体炎等）。有无近期外出或旅游接触病毒、细菌、真菌或寄生虫等情况。此外，近期的患病、手术或侵入性检查也会造成感染的发生。

（二）身体评估

1. 潜伏期　急性肾炎多发生于前驱感染后，常有一定的潜伏期，平均 10～14d。这段时间相当于机体接触抗原后产生初次免疫应答所需时间。潜伏期的时间通常与前驱感染部位有关：咽炎一般 6～12d，平均 10d；皮肤感染一般 14～28d，平均 20d，由此可以看出通常呼吸道感染潜伏期较皮肤感染短。

2. 尿液异常　如以下内容所述。

（1）血尿：几乎全部患者都有肾小球源性血尿，约 30%～40% 的患者出现肉眼血尿，且常为第一症状，尿液呈混浊红棕色，为洗肉水样或棕褐色酱油样。肉眼血尿持续 1～2 周后转为镜下血尿。镜下血尿持续时间较长，常 3～6 月或更久。

（2）蛋白尿：绝大多数患者有蛋白尿。蛋白尿一般不重，常为轻、中度，仅不到 20% 的病例呈大量蛋白尿（>3.5g/d）。尿沉渣中尚可见白细胞，并常有管型（颗粒管型、红细胞管型及白细胞管型等）。

3. 水肿　常为首发症状。见于 70%～90% 左右的患者，多表现为早起眼睑水肿，面部肿胀，呈现所谓的"肾炎病容"，并与平卧位置及组织疏松程度有关。严重时出现全身水肿、胸腔积液、腹腔积液，指压可凹性不明显。

4. 高血压　70%～90% 的患者有不同程度的高血压，一般为轻度或中度的增高，成人多在（150～180）/（90～100）mmHg。少数出现严重高血压，甚至并发高血压脑病。患者可表现为头痛、头昏、失眠，甚至昏迷、抽搐。

5. 肾功能异常　部分患者在起病早期可因尿量减少而出现一过性氮质血症，常于 1～2 周后随尿量增加而恢复正常，仅极少数患者可出现急性肾衰竭。

6. 全身症状　除水肿、血尿之外，患者常伴有腰酸腰痛、食欲减退、恶心呕吐、疲乏、精神不振、心悸、气急，部分患者有发热，体温一般在 38℃ 左右。

7. 并发症　部分患者在急性期可发生较严重的并发症。

（1）急性充血性心力衰竭：多见于老年人。在小儿患者中急性左心衰竭可成为急性肾炎首发症状，如不及时治疗，可迅速致死。此症常发生于肾炎起病后第 1～2 周内，一般表现为少尿、水肿加重，渐有呼吸困难，不能平卧，肺底有水泡音或哮鸣音，心界扩大，心率加速，第一心音变钝，常有收缩期杂音，有时可出现奔马律，肝大，颈静脉怒张。患者病情危急，但经过积极抢救利尿后，症状常迅速好转。急性肾炎并发急性心力衰竭的原因主要是肾小球滤过率降低及一系列内分泌因素引起水钠潴留，循环血容量急骤增加。

（2）高血压脑病：常见症状是剧烈头痛及呕吐，继之出现视力障碍，意识改变，嗜睡，并可发生阵发性惊厥或癫痫样发作。本症是在全身高血压的基础上，脑内阻力小血管自身调节紊乱，血压急剧升高，脑血管痉挛引起脑缺血和脑水肿所致。

（3）急性肾衰竭：随着近年来对急性充血性心力衰竭和高血压脑病及时有效地防治，这两类并发症的死亡率已明显下降，因此急性肾炎的主要致死并发症为急性肾衰竭。链球菌感染后急性肾炎并发急性肾衰竭预后较其他病因所致者为佳，少尿或无尿一般持续 3～5d 后，肾小球滤过功能改善，尿量增加，肾功能逐渐恢复。

（三）实验室检查

1. 尿液检查　相差显微镜检查示尿中 80% 以上的红细胞是外形扭曲变形的多形性红细胞。尿沉渣中红细胞管型具有诊断价值，也可见到少量白细胞、上皮细胞、透明管型及颗粒管型。尿蛋白一般不重，定量通常为 1～2g/d，只有大约不到 20% 的病例可呈大量蛋白尿（＞3.5g/d）。

2. 血常规检查　常见轻度贫血，呈轻度正色素、正红细胞性贫血，此与血容量增大血液稀释有关。白细胞计数大多正常，但当感染病灶未愈时，白细胞总数及中性粒细胞常增高。

3. 血生化检查　血清补体 C3 及总补体在起病时下降，8 周内逐渐恢复至正常，血清抗链球菌溶血素 O（ASO）抗体升高（大于 1：400），循环免疫复合物及血清冷球蛋白可呈阳性。血沉常增快，一般在 30～60mm/h（魏氏法）。

（四）心理社会评估

（1）评估患者对疾病的反应：是否存在焦虑、恐惧等负性情绪，护士要耐心听取患者的倾诉以判断他（或她）对患病的态度。

（2）评估可能会帮助患者的家属、朋友、重要关系人的能力。

（3）评估患者及其家属对疾病治疗的态度：对于年龄较小的患者，家属往往因过分着急而过分约束或放纵患儿，护理人员应特别注意评估患儿及其家属对疾病病因、注意事项及预后的认识、目前的心理状态及对护理的要求。

五、护理诊断及医护合作性问题

1. 体液过多　与肾小球滤过率下降、尿量减少、水钠潴留有关。

2. 活动无耐力　与水肿及低盐饮食有关。

3. 营养不良：低于机体需要量　与食欲不振，摄入量减少有关。

4. 潜在并发症　急性充血性心力衰竭、高血压脑病、急性肾衰竭。

5. 有皮肤完整性受损的危险　与水肿、营养摄入差有关。

六、计划与实施

通过治疗与护理，患者的水、电解质保持平衡，水肿减轻，无体液潴留症状。患者体重维持在正常范围内，无营养不良的表现。护士能及时发现并发症并能及时给予处理。

（一）观察病情

注意观察水肿的部位、程度及消长情况，记录 24h 出入液量，监测尿量变化。密切观察血压及体重改变的情况。观察有无急性左心衰竭和高血压脑病的表现。监测实验室检查指标如尿常规、肾功能、血电解质等结果。

（二）活动与休息

急性期患者应绝对卧床休息，症状比较明显者卧床休息 4～6 周，直至肉眼血尿消失、水肿消退及血压恢复正常后，逐步增加活动，可从事轻体力活动，1～2 年内避免重体力活动和劳累。

（三）饮食护理

根据水肿、高血压及肾功能损害程度确定饮食原则。一般认为肾功能正常者蛋白质入量宜保持正常，按 1g/（kg·d）供给。出现氮质血症及明显少尿阶段时应限制蛋白质的摄入，按 0.5g/（kg·d）供给，且优质蛋白，即富含必需氨基酸的动物蛋白如牛奶、鸡蛋、瘦肉等所占的比例在 50% 以上。

热能的供给：25～30kcal/（kg·d），约为每日 1 600～2 000kcal。热能的主要来源是碳水化合物及脂肪，其中脂肪以植物性脂肪为主。

在水肿及高血压时，每日食盐以 1～2g 为宜。如果患者出现少尿或高钾血症，应限制富含钾的食物，如海带、紫菜、菠菜、山药、香蕉、枣、坚果、浓肉汤、菜汤等。

根据患者的尿量适当控制液体摄入，一般计算方法是前一天患者尿量 +500ml。严重水肿、少尿或无尿者液体入量应低于 1 000ml/d。

（四）用药护理

急性肾炎主要的病理生理改变是水钠潴留，细胞外液容量增大，发生水肿、高血压，直至循环过度负荷，心功能不全，故利尿降压是对症治疗的重点。

1. 利尿剂　高度水肿者使用利尿剂，达到消肿、降压，预防心、脑并发症的目的。常用噻嗪类利尿剂，如使用氢氯噻嗪 25mg，每日 2～3 次口服。必要时给予袢利尿剂，如呋塞米 20～60mg/d，注射或分次口服。一般不用保钾利尿剂。长期使用利尿剂可以发生电解质紊乱（如低血钾等）、低氯性代谢性碱中毒、继发性高尿酸血症、高血糖及高脂蛋白血症等，护士应严密观察患者有无不良反应。

2. 降压药物　积极而稳步地控制血压可增加肾血流量，改善肾功能，预防心、脑并发症。常用的药物为普萘洛尔 20～30mg，每日 3 次口服。还可使用钙通道阻滞剂如硝苯地平 20～40mg/d，分次口服，或者使用血管扩张药如肼屈嗪 25mg，每日 2 次。

3. 抗炎药物　有上呼吸道或皮肤感染者，应选用无肾毒性抗生素治疗，如青霉素、头孢霉素等，一般不主张长期预防性使用抗生素。反复发作的慢性扁桃体炎，待肾炎病情稳定后（尿蛋白少于＋，尿沉渣红细胞少于 10 个/高倍视野）可做扁桃体摘除。术前术后两周注射青霉素。

4. 中药治疗　本病多属实证，根据辨证可分为风寒、风热、湿热，因此可分别予以宣肺利尿、凉血解毒等疗法。但应注意目前有文献报道防己、厚朴和马兜铃等中药可引起肾间质炎症和纤维化，应避免应用上述中药。

（五）透析治疗的护理

少数发生急性肾衰竭而有透析指征时（参见"慢性肾衰竭护理"），应及时给予透析（血液透析或腹膜透析均可）。特别是下列两种情况：

（1）出现急性肾衰竭，特别是发生高血钾时。

（2）严重水钠潴留，引起急性左心衰竭者。由于本病具有自愈倾向，肾功能多可逐渐恢复，一般不需要长期维持透析。

（六）健康教育

（1）指导患者积极锻炼身体，增强体质，改善身体防御功能，减少感冒的发生，改善环境卫生，注意个人清洁卫生，避免或减少上呼吸道及皮肤感染，可降低急性肾炎的发病率。嘱患者及家属一旦发生感染应及时使用抗菌药物，重视慢性疾病治疗，如慢性扁桃体炎、咽炎、龋齿、鼻窦炎及中耳炎。在链球菌流行时可短期使用抗菌药物以减少发病。

（2）指导患者避免接触有害于肾的因素，如劳累、妊娠及应用肾毒性药物，如氨基糖苷类抗生素。

（3）教会患者及家属计算出入量、测量体重和血压的方法。

（4）指导患者及家属有关药物的药理作用、剂量、不良反应及服用时的注意事项。

（5）嘱患者病情变化时应及时就医，不可耽误。

（6）病情预后：患者可于 1～4 周内出现利尿、消肿、降压。仅 6%～18% 的患者遗留尿异常和高血压而转成慢性肾炎，只有不到 1% 的患者可因急性肾衰竭救治不当而死亡。

七、预期结果与评价

（1）患者的水、电解质保持平衡，水肿减轻，无体液潴留。

（2）患者体重维持在正常范围内，无营养不良的表现。

（3）患者能充分休息。

（4）护士及时发现患者有无并发症出现。

（5）患者皮肤完整，无受损。

（朱莹莹）

第二节　急进性肾小球肾炎护理

一、概述

急进性肾小球肾炎是以急性肾炎综合征、肾功能急剧恶化、多早期出现少尿型急性肾衰竭为临床特征，病理类型为新月体肾小球肾炎的一组疾病。根据免疫病理可分为三型：Ⅰ型（抗肾小球基膜型）、Ⅱ型（免疫复合物型）、Ⅲ型（无免疫复合物）。

二、病因及发病机制

引起急进性肾炎的有下列疾病：

（一）原发性肾小球疾病

（1）原发性弥漫性新月体肾炎。

（2）继发于其他原发性肾小球肾炎：如膜增殖性肾小球肾炎、IgA肾炎等。

（二）继发于全身性疾病

急性链球菌感染后肾小球肾炎、急性感染性心内膜炎、系统性红斑狼疮，肺出血－肾炎综合征等。

三、病理

病理类型为新月体肾小球肾炎。光镜下以广泛的大新月体形成为主要特征，病变早期为细胞新月体，后期为纤维新月体。另外，Ⅱ型常伴有肾小球内皮细胞和系膜细胞增生，Ⅲ型常可见肾小球节段性纤维素样坏死。免疫病理学检查是分型的主要依据，Ⅰ型IgG和C3呈光滑线条状沿肾小球毛细血管壁分布；Ⅱ型IgG和C3呈颗粒状沉积于系膜区及毛细血管壁；Ⅲ型肾小球内无或仅有微量免疫沉积物。电镜下可见Ⅱ型电子致密物在系膜区和内皮下沉积，Ⅰ型和Ⅲ型无电子致密物。

四、护理评估

（一）健康史

护士要询问患者有无近期感染，特别是皮肤及上呼吸道感染（例如近期得过皮肤脓疱疮、咽炎、扁桃体炎等）。有无近期外出或旅游而暴露于病毒、细菌、真菌或寄生虫的情况。

（二）身体评估

患者可有前驱呼吸道感染，起病多突然，病情急骤进展。急性肾炎综合征（血尿、蛋白尿、水肿、高血压）、早期出现少尿或无尿、进行性肾功能恶化并发展成尿毒症，为其临床特征。患者常伴有中度贫血。此病可有三种转归：①在数周内迅速发展为尿毒症。②肾功能损害的进行速度较慢，在几个月或1年内发展为尿毒症。③少数患者治疗后病情稳定，甚至痊愈或残留不同程度肾功能损害。

（三）辅助检查

（1）血尿素氮及肌酐呈持续性增高，内生肌酐清除率明显降低，不同程度的代谢性酸中毒及高血钾，血钙一般正常，血磷也在正常范围，镜下血尿。

（2）血常规有贫血表现。

（3）免疫学检查异常主要有抗GBM抗体阳性（Ⅰ型）、ANCA阳性（Ⅲ型）。此外，Ⅱ型患者的血循环免疫复合物及冷球蛋白可呈阳性，并可伴血清补体C3降低。

（四）心理社会评估

（1）评估患者对疾病的反应，护士要耐心听取患者的倾诉以判断他（或她）对患病的态度。

（2）评估可能会帮助患者的家属、朋友、重要关系人的能力。

（3）评估患者及其家属对疾病治疗的态度。

五、护理诊断及医护合作性问题

1. 营养不良：低于机体需要量　与食欲不振，摄入量减少有关。
2. 潜在并发症　急性充血性心力衰竭、高血压脑病、急性肾衰竭。
3. 有感染的危险　与机体免疫力低下有关。
4. 体液过多　与肾功能损害、水钠潴留有关。
5. 焦虑　与缺乏诊断及治疗的相关知识，或对治疗及预后不可知有关。

六、计划与实施

急进性肾小球肾炎的治疗包括针对急性免疫介导性炎症病变的强化治疗以及针对肾病变后果的对症治疗两方面。总体治疗目标是患者能够维持营养平衡、维持出入量平衡、维持水电解质和酸碱平衡、无感染发生、焦虑程度减轻。

（一）一般治疗及护理

患者应卧床休息，进低盐、低蛋白饮食，每日每公斤体重所给蛋白质量及水分可按急性肾炎原则处理，纠正代谢性酸中毒及防治高钾血症。注意个人卫生，保持皮肤清洁，要经常用温水擦洗，剪短指甲以免抓破皮肤。保持床铺被褥整洁、干燥、平整，预防皮肤感染。一旦发生感染后及早给予青霉素或敏感抗生素治疗。

（二）强化血浆置换疗法

应用血浆置换机分离患者的血浆和血细胞，弃去血浆，以等量正常人的血浆和患者血细胞重新输入体内，以降低血中抗体或免疫复合物浓度。通常每日或隔日 1 次，每次置换血浆 2～4L，直到血清抗体或免疫复合物转阴、病情好转，一般需置换 10 次左右。该疗法需配合糖皮质激素及细胞毒药物，以防止在机体大量丢失免疫球蛋白后大量合成而造成反跳。该疗法适用于各型急进性肾炎，但主要适用于Ⅰ型。

（三）甲泼尼龙冲击伴环磷酰胺治疗

以抑制炎症反应，减少抗体生成，为强化治疗之一。甲泼尼龙 500～1 000mg 溶于 5% 葡萄糖液中静脉点滴，每日或隔日 1 次，3 次为一疗程。甲泼尼龙冲击疗法也需伴以泼尼松及环磷酰胺口服治疗。甲泼尼龙冲击时护士应注意观察有无感染和水、钠潴留等不良反应。

（四）替代治疗

急性肾衰竭已达透析指征者，应及时透析。肾移植应在病情静止半年后进行。

（五）健康教育

护士应给患者相关指导，包括用药、饮食、活动的方法。教育患者增强自我保健意识，预防感染，防止受凉；呼吸道感染高发季节应避免或尽量减少到人群密集的场所，以避免发生感染，加重病情。一旦发生感染后应及早就医。

七、预期结果与评价

（1）患者能够维持营养平衡。
（2）患者无感染发生。
（3）患者维持出入量平衡。
（4）患者维持水电解质和酸碱平衡。
（5）患者主诉焦虑程度减轻。

（朱莹莹）

第三节　慢性肾小球肾炎护理

一、概述

慢性肾小球肾炎简称慢性肾炎，是以蛋白尿、血尿、水肿、高血压为基本临床表现，起病方式各不相同，病程迁延，进展缓慢，可有不同程度的肾功能减退，最终将发展为慢性肾衰竭的一组肾小球病。慢性肾小球肾炎可发生于任何年龄，但多见于青壮年，男性多于女性。

二、病因及发病机制

多数患者病因不明，急性链球菌感染后肾炎迁延不愈，可转为慢性肾炎。大部分慢性肾炎与急性肾炎之间并无明确关系，可能是由于各种细菌、病毒、原虫、支原体、真菌、药物及毒物侵入体内后通过免疫机制、炎症介质因子及非免疫机制等引起本病。目前乙型肝炎病毒感染所致的肾炎，已引起人们的重视。

（1）免疫机制：一般认为是变态反应所致的肾小球免疫性炎症损伤，大部分是免疫复合物型。循环免疫复合物沉积于肾小球，或由于肾小球原位的抗原与抗体形成复合物而激活补体，引起肾组织损伤。

（2）非免疫机制：①肾内血管硬化：肾小球病变能引起肾内血管硬化，加重肾实质缺血性损害。肾脏病理检查显示，慢性肾炎患者的肾小动脉血管硬化的发生率明显高于正常肾脏，而硬化的小动脉可进一步引起肾缺血从而加重肾小球的损害。②高血压加速肾小球硬化：在肾炎后期，患者可因水、钠潴留等因素而出现高血压，持续的高血压会引起缺血性改变，导致肾小动脉狭窄、闭塞，加速肾小球的硬化。③高蛋白负荷的影响：高蛋白饮食使肾血流量及肾小球滤过率增加，持续的高灌注及高滤过最终将导致肾小球硬化。④肾小球系膜的超负荷状态：正常时肾小球系膜具有吞噬、清除免疫复合物及其他蛋白质颗粒的功能，是一种正常保护性作用。当超负荷时，为了吞噬这些物质，促使系膜细胞增生，系膜基质增多，系膜区明显扩张，终于使肾小球毛细血管阻塞、萎缩。

三、病理

常见的为系膜增生性肾小球肾炎、膜性肾病、系膜毛细血管性肾小球肾炎及局灶性节段性肾小球硬化等。早期可表现为肾小球内皮细胞及系膜细胞增生，基底膜增厚；晚期肾皮质变薄、肾小球毛细血管祥萎缩，发展为玻璃样变或纤维化，剩余肾单位呈代偿性增生与肥大，使肾表面呈颗粒状，肾体积缩小，最后呈"固缩肾"。除肾小球病变外，尚可伴有不同程度肾间质炎症及纤维化，肾小管萎缩，肾内小血管硬化等。

四、护理评估

（一）健康史

详细询问患者有无急性肾小球肾炎及其他肾病史，就诊情况和治疗经过，家族中有无类似疾病者等。

（二）身体评估

慢性肾炎多发生于青壮年，出现症状时的年龄多在20～40岁之间。起病多隐匿，进展较缓慢（2～3年至数十年不等）。大多数慢性肾炎患者无明显的急性肾炎史，小部分则是由急性肾炎迁延不愈而进入慢性阶段。由于慢性肾炎是一组病因和病理改变不完全相同的疾病，故临床表现有很大差异，现将慢性肾炎的共同性表现，归纳如下。

1. 尿液异常改变　尿异常几乎是慢性肾炎患者必有的症状。蛋白尿和血尿出现较早，多数为轻度蛋白尿和镜下血尿，部分患者可出现大量蛋白尿或肉眼血尿。多数患者由于蛋白尿因而排尿时泡沫明显增多且不易消失，尿蛋白含量不等，一般常在 1~3g/d，亦可呈大量蛋白尿（＞3.5g/d）。在尿沉渣中常有颗粒管型和透明管型，伴有轻度至中度血尿，偶有肉眼血尿。

2. 水肿　大多数患者有不同程度的水肿，轻者仅面部、眼睑和组织疏松部位轻至中度可凹性水肿，一般无体腔积液。水肿重时则遍及全身，并可有胸腔或腹腔积液，少数患者始终无水肿。

3. 高血压　大多数慢性肾炎患者迟早会出现高血压，有些患者以高血压为首发症状，多为中等度血压增高，尤其以舒张压增高明显。血压可持续性升高，亦可呈间歇性升高。有的患者因血压显著增高而出现头胀、头晕、头痛、失眠、记忆力减退。持续高血压数年之后，可使心肌肥厚，心脏增大，心律失常，甚至发生心力衰竭。患者可伴有"慢性肾炎眼底改变"，即眼底视网膜动脉变细、迂曲反光增强和动静脉交叉压迫现象，少数可见絮状渗出物和出血。

4. 肾功能损害　慢性肾炎的肾功能损害呈慢性进行性损害，早期主要表现为肾小球滤过率下降，多数患者在就诊时未降到正常值的 50% 以下，因此血清肌酐及尿素氮可在正常范围内，临床上不出现氮质血症等肾功能不全的症状。后期随着被损害的肾单位增多，肾小球滤过率下降至正常值的 50% 以下，若这时在应激状态（如外伤、出血、手术或药物损害等）下，加重肾脏的负担，则可发生尿毒症症状。进展快慢主要与病理类型相关，如系膜毛细血管性肾炎进展较快，膜性肾病进展较慢，但也与是否配合治疗、护理和有无加速病情发展的因素，如感染、劳累、血压增高及使用肾毒性药物等有关。

5. 贫血　慢性肾炎在水肿明显时，可有轻度贫血，这可能与血液稀释有关。如有中度以上贫血，多数是与肾内促红细胞生成素减少有关，表明肾单位损伤严重。

（三）实验室检查及辅助检查

1. 尿液检查　尿蛋白为轻度至中度增加，定性为 +~++，定量常在 1~3g/d，尿沉渣可见红细胞增多和管型。

2. 血液检查　早期血常规检查多正常或轻度贫血。晚期红细胞计数和血红蛋白明显下降。晚期肾功能检查示血肌酐和尿毒氮增高，内生肌酐清除率下降。

3. B超　晚期可见肾脏缩小，皮质变薄，肾脏表面不平，肾内结构紊乱。

4. 肾活检病理检查　有助于确诊本病，判明临床病理类型、指导治疗及预后。

（四）心理社会评估

（1）患者对疾病的反应，如焦虑、否认、悲观情绪。

（2）家庭成员对疾病的认识及应对能力，是否能督促患者按时服药、定期复诊。

（3）患者及家属有无坚持长期用药的思想准备，如果患者最终发展为慢性肾衰竭，是否有足够的经济基础以保证患者的终生用药及透析治疗。

五、护理诊断与医护合作性问题

1. 营养失调：低于机体需要量　与食欲降低有关。

2. 活动无耐力　与低蛋白血症有关。

3. 体液过多　与肾小球滤过率下降有关。

4. 知识缺乏　缺乏慢性肾炎治疗、护理知识。

5. 预感性悲哀　与疾病的漫长病程及预后不良有关。

六、计划与实施

通过积极地治疗与护理，患者食欲增加，营养状况得到改善，患者水肿等症状得到缓解，能遵医嘱按时、准确地服用药物并坚持合理饮食。在进行健康教育之后，能够积极参与自我护理。患者焦虑感或恐惧感减轻，情绪稳定。

（一）饮食护理

视患者水肿、高血压和肾功能情况控制盐、蛋白质和水的摄入。给予优质蛋白、低磷饮食，以减轻肾小球毛细血管高压力、高滤过状态，延缓肾小球硬化和肾功能减退。有明显水肿和高血压者需低盐饮食。

（二）用药护理

药物治疗的目的主要是保护肾功能，延缓或阻止肾功能的下降。

1. 利尿降压药物　积极控制高血压是防止本病恶化的重要环节，但降压不宜过低，以避免肾血流量骤减。有钠水潴留容量依赖性高血压患者可选用噻嗪类利尿药，如氢氯噻嗪，一般剂量为 12.5 ~ 50mg，1 次或分次口服。对肾素依赖性高血压则首选血管紧张素转换酶抑制剂，如贝那普利 10 ~ 20mg，每日 1 次。此外，常用钙拮抗剂，如氨氯地平 5 ~ 10mg，每日 1 次。也可选用 β 受体阻断药，如阿替洛尔 12.5 ~ 25mg，每日 2 次。高血压难控制时可选用不同类型降压药联合应用。近年研究证实，血管紧张素转换酶抑制剂延缓肾功能恶化的疗效，并不完全依赖于它的降全身高血压作用，已证实该类药对出球小动脉的扩张强于对入球小动脉的扩张，所以能直接降低肾小球内高压，减轻高滤过，抑制系膜细胞增生和细胞外基质的堆积，以减轻肾小球硬化，延缓肾衰竭，故此药可作为慢性肾炎患者控制高血压的首选药物。应用血管紧张素转换酶抑制剂时应注意防止高钾血症，血肌酐大于 $350\mu mol/L$ 的非透析治疗患者不宜使用。

2. 血小板解聚药　长期使用血小板解聚药可延缓肾功能减退，应用大剂量双嘧达莫或小剂量阿司匹林对系膜毛细血管性肾小球肾炎有一定疗效。

3. 糖皮质激素和细胞毒药物　一般不主张积极应用，但患者肾功能正常或仅轻度受损，肾体积正常，病理类型较轻，尿蛋白较多，如无禁忌者可试用。

（三）活动与休息

慢性肾炎患者若无明显水肿、高血压、血尿、尿蛋白及无肾功能不全表现者可以从事轻度的工作或学习，但不能从事重体力劳动、避免劳累、受寒、防止呼吸道感染等。有明显水肿、血尿、持续性高血压或有肾功能进行性减退者，均应卧床休息和积极治疗。若有发热或感染时，应尽快控制。

（四）健康教育

（1）护士应告诉患者常见的诱发因素：慢性肾炎病因尚未明确，但反复发作常有明显的诱因，如感染、劳累、妊娠等。应向患者及家属解释各种诱因均能导致慢性肾炎的急性发作，加重肾功能的恶化，必须尽量避免这些诱发因素。

（2）慎用或免用肾毒性及诱发肾损伤的药物：药物引起的肾损害有两种类型，一类是药物本身具有肾毒性，如氨基糖苷类抗生素（包括新霉素、庆大霉素、妥布霉素、阿米卡星和链霉素等）、先锋霉素、二性霉素、顺铂及造影剂也是具有肾毒性的药物。另一类是药物可引起过敏反应而导致肾损害，此类药物常见的有磺胺药、非类固醇类消炎药（如吲哚美辛、布洛芬、芬必得等）、利福平等。

（3）戒烟戒酒，不要盲目相信甚至服用"偏方秘方"药物。

（4）告诉患者一旦出现水肿或水肿加重、尿液泡沫增多、血压增高或有急性感染时，应及时到医院就诊。

七、预期结果与评价

（1）患者的营养状况能最大限度地促进康复，防止病情恶化。

（2）患者能充分地休息，有充足的睡眠。

（3）患者的水、电解质能保持平衡。

（4）患者能正视自己的疾病，积极参与自我护理。

（5）患者情绪状态稳定，焦虑、悲哀程度减轻。

（朱莹莹）

第四节 急性肾衰竭护理

一、概述

急性肾衰竭，是由多种病因引起的一种临床综合征，表现为肾功能在短时间内（几小时至数几天）急剧地进行性下降，代谢废物排出急剧减少，血肌酐和尿素氮升高、水电解质和酸碱平衡紊乱及全身各系统并发症。

急性肾衰竭是临床较常遇到的一种危重疾病。如能迅速采取有效的治疗及护理措施，多数病例是可逆转的。

二、病因及发病机制

（一）病因

急性肾衰竭的病因很多，临床上分为肾前性、肾性和肾后性三种。

1. 肾前性　是指肾脏本身无器质性病变，由某些引起有效循环血容量不足、心输出量下降、肾血管收缩等因素导致肾脏血流灌注量减少，以致肾小球滤过率降低。常见的肾前性急性肾衰竭的病因有：

（1）血容量不足：各种原因引起的大出血，如胃肠道大出血、产后大出血、严重外伤、外科手术导致出血过多等；烧伤及创伤面大量渗液、严重脱水、过度出汗导致大量体液从皮肤丧失；剧烈呕吐、腹泻等造成胃肠道液体大量丢失；长期大量使用利尿剂等。

（2）心输出量减少：严重的心肌病和心肌梗死所导致的泵衰竭，严重心率失常引起的血循环不良等均可导致心排出量减少，致使肾血灌注量减少。

（3）有效动脉血流量减少和肾内血流动力学改变，包括肾前小动脉收缩和肾后小动脉扩张。

2. 肾性　由于肾实质损伤所致。最常见的是肾缺血或肾毒性物质损伤肾小管上皮细胞。常见的肾性因素有：急性肾小管坏死，占所有急性肾衰竭病例的75%～80%；急性肾间质病变；肾小球和肾血管病变。引起急性肾小管坏死的因素如下：

（1）缺血性病变：为急性肾小管坏死最常见的原因，各种肾前性因素如未能及时得到纠正，则可继续发展导致肾小管坏死。

（2）药物及中毒：①金属盐类：汞、铅、砷、金、银、铜等。②有机溶剂：甲醇、甲苯、四氯化碳、氯仿等。③抗生素：氨基苷类抗生素是药物所致急性肾小管坏死的主要原因，常见的有卡那霉素、庆大霉素、阿米卡星、多黏菌素B、妥布霉素、新霉素、链霉素等。其他的抗生素有磺胺类药物、四环素、甲氧苯青霉素、先锋霉素、两性霉素及利福平等。④其他药物：抗癌药物（如顺铂）、血管紧张素转移酶抑制剂（ACEI）、雷公藤、非甾体类抗炎药，如对乙酰氨基酚、保泰松等。⑤造影剂。⑥生物毒素：蛇毒、蜂毒、鱼胆毒、毒蕈等。

（3）血管内溶血：当血型不合输血后，产生大量血红蛋白及红细胞破坏产物，血红蛋白在肾小管腔中形成管型，堵塞管腔，引起急性肾小管坏死。另外，使用奎宁、磺胺等药物，严重感染、毒素如蛇毒，蜂毒，烧伤等亦可诱发急性溶血，引起肾小管坏死。

3. 肾后性　多种原因的急性尿路梗阻所致。梗阻可发生在尿路从肾盂到尿道的任一水平。肾后性急性肾衰竭较少见，多数可逆。及时解除梗阻可使肾功能迅速恢复正常。引起尿路梗阻的病因有：①结石、肿瘤或坏死组织引起的输尿管内梗阻。②肿瘤压迫、粘连及纤维化病变引起的输尿管外梗阻。③前列腺肥大、前列腺癌、膀胱肿瘤、盆腔肿瘤等引起下尿路梗阻等。

（二）发病机制

急性肾衰竭的发病机制尚有争议，一般认为不同病因、不同的病理损害类型，有其不同的始动机制和持续发展因素。目前对于缺血所致的急性肾小管坏死的发病机制，主要有以下解释：

1. 肾血管血流动力学的改变　实验证明几乎所有的急性肾小管坏死均有肾血流量的减少，故不少学者认为它是病因。由于肾血流量重新分布，肾皮质血流量减少，肾髓质充血，导致肾小球的滤过率降低。

2. 肾小管上皮细胞代谢障碍　主要为缺氧所致。

3. 肾小管上皮细胞陀螺、管腔中管型形成　该学说认为，变性坏死的上皮细胞及脱落的微绒毛碎片或血红蛋白、肌红蛋白等可阻塞肾小管，导致阻塞部位以上的肾小管内压增高，继而使肾小囊内压升高，当囊内压力＋肾小球毛细血管内胶体渗透压＝毛细血管内静水压时，遂导致肾小球滤过停止。

三、病理

由于病因及病情严重程度不同，病理改变可有显著差异，轻者仅肾小管轻微病变，重者可有肾小管的广泛变性和坏死。一般肉眼检查可见肾脏增大而质软，剖面可见肾髓质呈暗红色，皮质肿胀，因缺血而呈苍白色。光镜检查可见肾小管上皮变薄、肿胀、坏死，管腔内有脱落的上皮、管型和炎症渗出物。肾间质可有不同程度的炎症细胞浸润和水肿。肾中毒所致者，病变多为近端小管上皮细胞融合样坏死，而基膜完整。肾缺血所致者，小管细胞多呈灶样坏死，分散于肾小管各段中，基底膜常遭破坏。有些病者的肾小管在普通光镜下没有改变，但用电子显微镜检查常可见到上皮细胞的线粒体变形，内浆网消失，微绒毛脱失等变化。

一般在一周左右，如基底膜仍完整存在，则肾小管上皮细胞可迅速再生，恢复病前的原状，但如基底膜已破坏，则上皮细胞不会再生而形成结缔组织瘢痕。

四、护理评估

（一）健康史

护士应详细询问可能会导致急性肾衰竭的原因，如失血、失液、败血症等所致的周围血管扩张而导致有效循环容量不足；心肌病变所致的心排出量减少；服用过肾毒性药物或接触过肾毒性物质。了解患者过去有无慢性肾脏疾病史及患者家族中有无肾脏疾病史等。

（二）身体评估

急性肾小管坏死是急性肾衰竭最常见的临床类型。通常按其病因分为缺血性和肾毒性。临床表现包括原发疾病、急性肾衰竭引起的代谢紊乱和并发症等三个方面。典型的急性肾衰竭可分为起始期、维持期和恢复期等三个阶段。

1. 起始期　指典型肾前性氮质血症至肾小管坏死之前这一阶段。此期有严重肾缺血，但尚未发生明显的肾实质损伤，若及时治疗可避免 ATN 的发生。此期以远发病的症状体征为主要临床表现，伴有尿渗透压下降。历时较短，仅数小时至 1～2d，肾损害可逆转。

2. 维持期　又称少尿期。一般为 7～14d，平均 10d，极少数可达 30～70d。肾小球滤过率保持在低水平，许多患者可出现少尿，也有些患者没有少尿，尿量在 400ml/d 以上，甚至 1 000～2 000ml，这称为"非少尿型"急性肾衰竭，预后往往较好。不论尿量是否减少，随着肾功能减退，临床上出现一系列尿毒症症状。

（1）水、电解质紊乱

1）水肿：患者可表现为全身水肿，体重增加，严重时出现肺水肿、脑水肿、急性心力衰竭等而危及生命。临床上脑水肿常较突出，表现为极度衰弱无力、头痛、视力迷糊、嗜睡、躁动、惊厥等一系列精神及神经的症状。

2）高钾血症：高钾血症是少尿期常见的死亡原因之一，主要是因为肾脏排泄钾减少。另外，体内存在高分解状态所致蛋白分解，释放出大量钾离子，或静脉内滴注含钾药物，摄入含钾较多的食物或饮料以及大量输库存血等因素均可引起或加重高钾血症。患者表现为四肢乏力、感觉异常、肌腱反射消失、恶心、呕吐等神经肌肉系统症状，以及心率减慢、心律失常、传导阻滞，甚至心搏骤停等心脏方面的表现。

3）低钠血症：主要是由于水分过多所致的稀释性低钠血症，另外由于肾小管受损，其保留钠的功能受到破坏，大量钠被排出，亦可造成低钠血症。低钠血症可使血渗透浓度下降，导致水分向细胞内渗透，从而出现细胞水肿，表现为急性水中毒、脑水肿症状，并可加重酸中毒。

4）低钙血症、高磷血症：低钙血症是由于肾脏受损后，无法激活维生素 D，从而抑制了钙的吸收，造成低钙血症。高磷血症是由于肾脏不能将磷排出体外，以至于在体内蓄积。

（2）代谢性酸中毒：主要是因为肾脏排泄酸性代谢产物能力降低以及高分解状态使酸性代谢产物增加导致，表现为疲倦、嗜睡、深而快的呼吸、食欲不振、腹痛、恶心呕吐甚至昏迷等。

（3）氮质血症：由于氮质和其他代谢废物排出减少和高分解状态存在，血中尿素氮及肌酐升高。

（4）各系统临床综合征：全身各系统均可受累，表现与慢性肾衰竭相似的症状：①首先出现消化道系统：表现为食欲不振、恶心呕吐、腹胀腹痛、腹泻便秘。②呼吸系统：可有肺水肿、尿毒症肺炎、肺泡及间质大量纤维素渗出、呼吸功能减退等表现。③循环系统：表现为高血压、心肌病变、心律失常及心功能衰竭等。④中枢神经系统：可出现精神失常、躁动、嗜睡、扑翼样震颤、惊厥、昏迷等症状。⑤造血系统：因红细胞生成功能受抑制，寿命缩短，因而出现贫血、血小板数量减少、功能障碍及有严重的出血倾向。

3. 恢复期　此期肾小管上皮细胞再生、修复，肾小管完整性恢复。肾小球滤过率逐渐恢复至正常或接近正常范围。少尿性患者开始出现利尿，可有多尿表现，每天尿量可达 3 000 ~ 5 000ml，甚至更多。持续时间多为 1 ~ 3 周或更长，继而恢复正常。与肾小球滤过功能恢复相比，肾小管浓缩功能的恢复相对延迟，常需数月至 1 年后才能恢复。若肾功能持久不恢复，可能提示肾脏遗留永久性损伤。一般认为，病者年龄越大，少尿期持续时间越长，并发症越多，肾功能的恢复越差。

（三）实验室及辅助检查

1. 血液检查　可有轻中度贫血，血肌酐每日平均增 >44.2μmol/L，血清钾浓度常大于 5.5mmol/L，血气分析示代谢性酸中毒。血钠浓度可正常或偏低，血钙可降低，血磷升高。

2. 尿液检查　尿液外观多混浊。尿蛋白多为 + ~ + +，以中小分子蛋白质为主。尿沉渣检查可见肾小管上皮细胞、颗粒管型、上皮细胞管型及少量红、白细胞等。尿比重降低且固定，多低于 1.015。尿渗透浓度低于 350mOsm/L，尿与血渗透浓度之比低于 1.1。

3. 影像学检查　B 超显示肾脏体积增大或呈正常大小。尿路超声显像对排除尿路梗阻和慢性肾功能不全很有帮助。

4. 肾活检　是重要的检查手段。在排除了肾前性和肾后性因素之外，凡诊断不明均应做肾活检以明确诊断，决定治疗方案及估计预后。

（四）心理社会评估

急性肾衰竭是危重病之一，尤其在少尿期，患者可有濒死感、恐惧感，护理人员应仔细评估患者对疾病的反应、采取的态度、接受的程度及应对能力。评估患者家庭和社会支持系统的情况、他们对疾病的了解程度、焦虑水平及应对机制。护士应在诊断和治疗阶段给予患者和家属支持。

五、护理诊断及医护合作性问题

1. 体液过多　与水钠潴留有关。

2. 潜在的并发症　猝死、高血压脑病、急性左心衰竭、心律失常、心包炎、多脏器功能衰竭、DIC 等。

3. 有感染的危险　与机体免疫力低下有关。

4. 营养失调：低于机体需要量　与恶心、呕吐、食欲下降及饮食受到限制有关。

5. 恐惧　与肾功能急剧恶化、病情重等因素有关。

六、计划与实施

由于急性肾衰竭多为可逆的，任何治疗手段都应注意不要加重肾脏损害。治疗及护理重点在少尿期。应尽量减少少尿期的各种紊乱，纠正水电解质和酸碱平衡紊乱，积极治疗心力衰竭、心律失常、脑病、应激性溃疡病大出血等严重的并发症，有条件者应尽量采取透析疗法。多尿期的治疗主要是防止电解质及水的负平衡，同时还应当防止感染。

急性肾衰竭患者的总体治疗目标是患者能够维持营养平衡、维持出入量平衡、维持水电解质和酸碱平衡、无感染发生、焦虑程度减轻。

（一）少尿期的护理

1. 一般护理　如以下内容所述。

（1）心理护理：急性肾衰竭是危重病之一，患者可有濒死感、恐惧感，护士应协助患者表达对疾病的感受，了解患者对疾病的态度。在护理过程中，护士应向患者及其家属详细解释疾病发展过程以降低其恐惧、焦虑及不安情绪。另外，当患者精神方面发生改变时，应向家属解释这是疾病导致的病理生理及心理上的改变，以解除家属的疑惑，并避免造成家属与患者间的隔阂。随时评估患者的悲伤情况，并给予情绪与心理的支持。

（2）观察病情：每日评估患者的精神状况。注意观测患者的血压变化、脉搏、体温、呼吸的频率，是否有 Kussmaul 呼吸（深而快的呼吸）。仔细观察患者皮肤的颜色、水肿情况、颈静脉是否有怒张、听诊肺部是否有啰音。记录 24h 出入量和体重变化，观察水肿的消长，进食情况，监测电解质的变化。进行心电监测，观察心率和心律的变化。监测电解质的变化。

（3）预防感染：协助患者进行口腔、皮肤、会阴部的清洁，静脉导管和留置尿管等部位应定期消毒，预防感染。根据细菌培养和药物敏感试验合理选用对肾无毒性或毒性低的抗菌药物治疗，并按肾小球滤过率来调整药物剂量。尽量避免使用有较强肾毒性药物的抗生素如氨基苷类、两性霉素等。

（4）休息、活动与营养：绝对卧床休息以减轻肾脏负担，抬高水肿的下肢。对于能进食的患者，给予高生物效价的优质蛋白，蛋白质的摄入量限制在 20g/d，并适量补充必需氨基酸。对有高分解代谢、营养不良及接受透析的患者，其蛋白质摄入量可适当放宽。给予高碳水化合物和高脂饮食，供给足够的热量，每日 35kcal/kg，保证机体正氮平衡。对于有恶心、呕吐的患者，可遵医嘱给予止吐药，并做好口腔护理，促进其食欲。不能经口进食者可用鼻饲或静脉补充营养物质。

2. 维持水、电解质、酸碱平衡　如以下内容所述。

（1）严格限制液体入量，坚持"量出为入"的原则 24h 补液量为前一日显性失液量 + 不显性失液量 – 内生水量。显性失液量是指前一日 24h 内的尿量、粪便、呕吐物、出汗、引流液及创面渗液等可以观察到的液量的总和；不显性失液量是指每日从呼气中丢失的水分和从皮肤蒸发丢失的水分。通常不显性失液量—内生水量按 500~600ml 计算。

（2）限制钠盐和钾盐：钠盐每日供给不超过 500mg。对有高血钾的患者，还应限制钾的入量，每日进量少于 2 000mg，少用或忌用富含钾的蔬菜、水果，如紫菜、菠菜、山药、坚果、香蕉、枣等。

（3）高钾血症的处理：一般来说，轻度的血钾升高（<6mmol/L）只需密切观察和严格限制含钾多的食物及药物。如血钾继续升高，浓度超过 6mmol/L，心电图显示高而尖的 T 波、QRS 变宽、ST 压低时，应立即采取措施：①排出：使钾排出体外是最主要的治疗方法。中药（如大黄、公英、牡蛎）煎剂灌肠或口服阳离子交换树脂均可促使钾从消化道排出。②转移：使钾从细胞外转入细胞内，可暂时缓解高钾血症。例如可用 50% 葡萄糖液 50ml 加胰岛素 10IU 静脉滴注，以促使葡萄糖和钾离子等转移至细胞内合成糖原，注射后 30min 即可降低血钾 1~2mmol/L，维持时间可达数小时。③对抗：静脉输入钙、碱性药物，可直接对抗高血钾对心脏的毒性作用。如将 10% 的葡萄糖酸钙 10~20ml 在心电图的监护下缓慢（5min）静脉注入，可快速拮抗钾离子对心肌的毒性作用。④透析：血液透析或腹膜透析。

（4）纠正代谢性酸中毒：当血浆实际碳酸氢根低于 15mmol/L 时，应给予 5% 的碳酸氢钠 100~250ml 静脉滴注，根据心功能情况控制滴速，并动态随访监测血气分析。

3. 肾脏替代治疗 包括血液透析和腹膜透析治疗。

（二）多尿期的护理

多尿期治疗与护理的重点仍为维持水、电解质及酸碱平衡，控制氮质血症，治疗原发病和防止各种并发症。膳食中仍应严格控制蛋白质摄入量，每日应低于20g。进入多尿期5~7天，由于氮质血症有好转，可将蛋白质进量稍放宽，按0.5~0.8g/（kg·d）或45g/d供给。给予高糖、高维生素及高热量饮食。入液量按尿量的2/5计算，其中一半是生理盐水，另一半用5%~10%的葡萄糖液。每日尿量超过2 000ml时，应补充钾盐。

（三）恢复期的护理

一般无特殊处理，定期随访肾功能，避免使用对肾有损害的药物。待病情稳定后可恢复正常饮食，蛋白质供给量为1g/（kg·d），热能供给量为30~35kcal/（kg·d），供给充分的热量、维生素等。

（四）健康教育

出院前护士应明确患者和家属的需求，给患者相关指导，包括用药、饮食、活动的方法。定期门诊复查，检查尿液，出现症状立即就医。教育患者增强自我保健意识，预防感染，避免各种应激因素的发生。

七、预期结果与评价

（1）患者能够维持出入量平衡。

（2）患者能够维持水电解质和酸碱平衡。

（3）患者能够无感染发生。

（4）患者能够维持营养平衡。

（5）患者能够无恐惧，焦虑程度减轻。

（陈启超）

第五节 慢性肾衰竭护理

一、概述

慢性肾衰竭是常见的临床综合征。它发生在各种慢性肾脏病的基础上，缓慢地出现肾功能进行性减退，最终以代谢产物潴留，水、电解质和酸碱平衡紊乱为主要表现的一组临床综合征。按肾功能损害的程度可分为：①肾贮备能力下降期：GFR减少至正常的50%~80%，血肌酐正常，患者无症状。②氮质血症期：是肾功能衰竭的早期，GFR减少至正常的25%~50%，出现氮质血症，血肌酐高于正常，但<450μmol/L，通常无明显症状，可有轻度贫血、多尿和夜尿。③肾衰竭期：GFR减少至正常的10%~25%，血肌酐显著升高，贫血较明显，夜尿增多，水、电解质紊乱，可有轻度胃肠道、心血管症状和中枢神经系统症状。④尿毒症期：是肾衰的晚期，GFR减少至正常的10%以下，血肌酐>707μmol/L，临床表现和血生化异常十分显著。

二、病因及发病机制

（一）病因

各种原发性肾小球疾病如慢性肾小球肾炎、慢性肾盂肾炎、遗传性肾病、各种小管间质性肾病，以及各种继发性肾病如糖尿病肾病、高血压肾小动脉硬化症、多发性骨髓瘤等均可引起慢性肾衰竭。在我国引起慢性肾衰竭的主要疾病为慢性肾小球肾炎，其次为糖尿病肾病、高血压肾病、多囊肾、梗阻性肾病等。

（二）发病机制

慢性肾衰的发病机制复杂，至今尚未完全明了，主要学说有：

1. 尿毒症毒素学说 蛋白代谢毒性产物是尿毒症毒素学说的中心问题。蛋白代谢的终末产物主要是尿素，尿素本身的毒性很低，但当体内浓度很高时就会引起症状，如乏力、头痛、呕吐等。除了蛋白代谢产物外，还有以下几种毒素：①胍类：近年来证实尿毒症血清中有胍类物质聚积，胍类是某些氨基酸和肌酐的代谢产物，主要蓄积于细胞内液，随着浓度的升高，可以引起恶心、呕吐、腹泻、皮肤瘙痒、贫血、胃十二指肠溃疡、意识障碍等。②肠道细菌代谢产物：尿毒症时，肠道的细菌代谢产物不能排泄出去，在体内蓄积，形成毒素作用。③中分子物质：目前有关它的确切成分还不甚明了，但有人认为此物质与尿毒症脑病、周围神经病变、红细胞生成抑制、某些内分泌紊乱等有关。

2. 矫枉失衡学说 该学说认为，体内某些物质的积聚，并非完全由于肾脏排泄减少，而是肾小球滤过率下降后，机体在某些方面出现一种平衡适应过程，在此过程中又出现新的失调。如当肾小球滤过率降低时，血磷升高，后者刺激甲状旁腺功能，增加甲状旁腺素（PTH）分泌，抑制肾小管对磷的重吸收，促使血磷下降。虽然血磷下降，但是却导致了继发性甲状旁腺功能亢进，PTH 继续升高，最终形成毒性物质，出现尿毒症症状。

3. 健存肾单位学说 该学说认为当有一部分肾单位病变时，另一部分健存的肾单位进行代偿。但随着肾实质破坏继续进行，健存的肾单位越来越少，当健存的肾单位少于一半以上时，就会出现慢性肾功能衰竭的临床表现。

4. 其他 肾小球高压力、高灌注和高滤过学说，肾小管高代谢学说等。

三、病理

两侧肾对称性萎缩变小，色苍白，表面高低不平，呈细颗粒状，有时可有散在的小囊肿形成，肾体积小而质地硬，故称颗粒性固缩肾。切面可见肾皮质萎缩变薄，纹理模糊不清，皮髓质分界不明显，肾盂周围脂肪组织增多，小动脉壁增厚变硬。

镜下可见大量肾小球纤维化及玻璃样变，这些肾小球所属的肾小管萎缩、纤维化、消失。纤维组织收缩使纤维化、玻璃样变的肾小球相互靠近集中。有些纤维化的肾小球消失于增生的纤维结缔组织中，无法辨别原有的病变类型。存留的肾单位常发生代偿性肥大，肾小球体积增大，肾小管扩张。

四、护理评估

（一）健康史

询问患者及其家族成员是否患有肾脏或泌尿系统疾病，是否患有高血压、糖尿病、系统性红斑狼疮、肿瘤、关节炎、结核等可导致肾功能不全的疾病。既往用药情况，包括医师处方用药和患者自己服用的药物等。

（二）身体评估

慢性肾衰竭的症状非常复杂，可累及全身各个脏器和组织，并出现相应的症状。

1. 消化系统 是慢性肾衰竭患者最早和最常见的症状。首先表现为食欲不振、口淡无味及食后腹部胀闷感。随着病情的加重而出现恶心呕吐、腹胀腹痛、便秘、腹泻、口腔炎或口腔溃疡等。晚期患者呼气中可有尿味，部分患者可有胃黏膜损伤溃疡和出血，临床表现为柏油样便、呕血等。

2. 心血管系统 心血管系统并发症在慢性肾衰竭患者中甚为常见，主要包括高血压、尿毒症性心包炎和充血性心力衰竭。

（1）高血压和左心肥大：多数患者存在不同程度的高血压。导致高血压的原因主要是水钠潴留，也与肾素活性增加有关。长期的高血压会导致左心肥厚性扩张，心肌损害，心力衰竭和全身性小动脉硬化，其结果又可加重肾脏损害。个别可发展为恶性高血压。

（2）心包炎：可分为尿毒症性心包炎和透析相关性心包炎，后者主要见于透析不充分者。其临床表现与一般心包炎相同，但心包积液常为血性，可能与毛细血管破裂有关。严重者可发生心脏压塞。

（3）充血性心力衰竭：充血性心力衰竭占慢性肾衰竭患者主要的死亡原因。导致心力衰竭的主要原因是高血压和水钠潴留。患者可出现全身水肿、心跳加速、气促、不能平卧、呼吸困难、双肺有啰音、肝脏肿大、颈静脉充盈、肝颈回流征阳性等症状与体征。

（4）动脉粥样硬化：患者常有三酰甘油及胆固醇升高，其动脉粥样硬化发展迅速，也是主要的致死因素。

3. 呼吸系统　慢性肾衰竭患者由于毒素导致毛细血管通透性增高，因此容易发生尿毒症性肺水肿，极严重的尿毒症性肺水肿称为尿毒症性肺炎。尿毒症性肺炎是一种独特形式的肺部充血、水肿，患者不一定有全身体液过多，但却有特征性的心腔内压和肺楔压升高。另外由于患者自身免疫功能低下，容易并发支气管炎、支气管肺炎、间质性肺炎、尿毒症性胸膜炎及胸腔积液等。若发生酸中毒，可表现为深而长的呼吸。

4. 神经及肌肉系统　如以下内容所述。

（1）中枢神经系统表现：患者早期可出现疲乏、易激惹、注意力不集中、头昏、记忆力减退、失眠等症状。随着病情的加重，患者可出现性格和行为的改变，如情绪低落、定向力障碍、综合分析能力减弱，有的出现幻想、幻觉及幻听等精神症状，甚至出现自杀倾向。晚期患者可出现扑翼样震颤、手足抽搐，昏迷甚至死亡。

（2）周围神经病变：有75%的慢性肾衰竭患者有周围神经病变，早期主要侵犯感觉神经，表现为下肢远端的轻度感觉异常，晚期有膝反射和跟腱反射的丧失。患者可出现肢体麻木，有时有烧灼感，蚁走样不适，活动后好转，因此患者常不断移动下肢，出现所谓的"不宁腿"综合征。

（3）尿毒症肌病：主要表现为易于疲劳，肌无力，肌肉萎缩。严重者工作和生活能力受限，如上下楼梯、梳头等。

5. 血液系统　如以下内容所述。

（1）贫血：几乎所有的患者都有贫血，多为正常细胞正常色素性贫血。造成贫血的主要原因有促红细胞生成素分泌下降、毒素抑制红细胞的成熟并导致红细胞损伤致寿命缩短、铁摄入不足及造血物质如铁及叶酸的缺乏、各种原因引起的失血等。

（2）出血倾向：慢性肾衰竭患者出血较为常见，可能与血小板数目及功能障碍、血小板与血管壁的相互作用的改变有关。主要表现为皮下出血点、瘀斑、鼻出血、牙龈出血、月经量增多乃至内脏（主要为胃肠道）出血、脑出血等。

6. 肾性骨营养不良症　又称肾性骨病，主要包括软骨病（小儿为肾性佝偻病）、纤维性骨炎、骨质疏松症、骨质硬化症。患者早期常无明显症状，晚期则可有行走无力、骨痛（多为骶骨、腰椎等处）、自发性骨折、骨骼变形、生长发育停滞等表现。

7. 内分泌系统　血浆甲状旁腺素增高，促红细胞生成素降低，$1,25-(OH)_2D_3$ 不足，部分患者可有轻度甲状腺素降低。此外，患者常有性功能障碍，如性欲减退，男性精液和精子数目减少，精子活动能力较差等。女性可有闭经，并且有不孕症。

8. 皮肤　大多数慢性肾衰竭患者均有皮肤症状，其严重性随肾功能衰竭进展而加重。最常见的症状是皮肤瘙痒。由于尿素随汗液由皮肤排出从而形成尿素霜，因而更加重了瘙痒的程度。另外患者常有不同程度的皮肤干燥、脱屑、色素沉着等。

9. 水、电解质及酸碱平衡失调　如以下内容所述。

（1）水代谢障碍：慢性肾衰竭时由于肾脏浓缩尿液的功能减退而易出现夜尿、多尿，加上恶心呕吐、腹泻等因素，因此患者易失水。同时，由于肾排水能力差，当多饮水或补过多液体时，又易导致水钠潴留，可表现为水肿、血容量过多、高血压等，严重者可发生脑水肿、肺水肿或心力衰竭等。这种既易失水又易水过多，是慢性肾衰竭患者的重要特点。

（2）电解质紊乱

1）血钠：当肾单位大量丧失功能，CFR减退，肾脏钠排泄能力应下降，并导致水钠潴留和出现症状。但事实上，慢性肾衰竭者在较长的病程中，血清钠仍可维持在正常水平，直至终末期才出现钠排泄明显减少和钠潴留。

2）血钾：除非晚期当 GFR 低于 5ml/min，或有外伤因素等，血清钾常能维持在正常水平。

3）血钙：慢性肾衰竭患者常发生低钙血症，主要是由于肾脏损害，体内1，25－（OH)$_2$D$_3$不足，直接影响肠道钙的吸收。

4）血磷：当 GFR 下降至正常的 1/5 时，血磷升高。

（3）酸碱失衡：当 CFR 低于正常人的 20% 时，患者开始有不同程度的代谢性酸中毒。早期表现很隐蔽，容易被一般症状所掩盖，如乏力、消化不良等。严重者，会出现呼吸加深、嗜睡、神志不清甚至昏迷等。

10. 感染　为主要死因之一。最常见的是肺部感染和尿路感染，而血透患者易发生动静脉瘘感染及肝炎等病毒感染。

（三）辅助检查

1. 血常规检查　血红蛋白 <80g/L，血小板数目正常或偏低，但功能下降。

2. 尿常规检查　慢性肾衰竭患者尿改变的共同点是：①尿渗透压减低：在 450mOsm/kg 以下，比重低多在 1.010 以下。②尿量减少：多在 1 000ml/d 以下，晚期可出现少尿甚至无尿。③尿蛋白多在 + ～ + + +。④尿沉渣检查：可见红细胞、白细胞、上皮细胞、颗粒管型及蜡样管型等。

3. 肾功能检查　最常用且最能准确反应肾脏功能的指标是血清肌酐值和内生肌酐清除率。内生肌酐清除率 <80ml/min，则认为肾功能不全。

4. 血生化检查　血浆蛋白降低、血钙偏低、血磷升高等。血钾、血钠随病情而定，可有代谢性酸中毒。

5. B 超检查　可见双肾缩小，皮质变薄，肾脏内结构紊乱。

（四）心理社会评估

评估患者对疾病诊断和治疗的了解程度、焦虑水平和应对机制。询问患者的社会活动、工作形态、自我形象、性生活等社会心理方面的变化。由于慢性肾衰竭治疗费用昂贵，常导致患者及家属思想负担及经济负担过重，因此护士应了解患者及家属的心理活动情况、家庭经济情况以及家属对疾病的认识及对患者的关怀、支持程度。

五、护理诊断及医护合作性问题

1. 焦虑　与社会经济状况变化、情境危机等有关。
2. 有皮肤完整性受损的危险　与汗腺分泌减少、瘙痒、凝血异常等有关。
3. 有感染的危险　与机体免疫力低下，白细胞功能异常有关。
4. 营养失调：低于机体需要量　与恶心、呕吐、食欲下降、饮食限制等有关。
5. 体液过多　与尿量减少、水钠潴留有关。
6. 活动无耐力　与贫血、心脏病变等有关。
7. 潜在的并发症　高钾血症。

六、计划与实施

通过治疗和护理，患者能够维持出入量平衡，维持营养平衡，无感染发生，无并发症发生，主诉活动能力加强，皮肤无破损，主诉焦虑减轻。

（一）一般护理

1. 减轻焦虑　护士应为患者提供一个适当的环境，仔细倾听患者的感受，稳定患者的情绪。对于患者的病情，护士应以坦诚的态度，实事求是地帮助患者分析现实健康状况，分析有利条件及可能产生的预后，应使患者认识到心理健康对身体康复的重要性，激发其生存的欲望，同时提高对疾病的认识，树立战胜疾病的信心。告诉患者接受透析和肾移植治疗可使其生活质量明显改善，生命明显延长等，让患者重新建立自尊，确认自己的价值。另外，重视患者家属的紧张心理状态，对他们进行心理疏导，使他们心情放松，共同协助患者渡过难关。

2. 皮肤护理 评估患者皮肤的颜色、弹性及有无水肿等。应以温和的香皂或沐浴液做皮肤清洗，洗后涂以擦手油，以避免皮肤瘙痒，如需要时可遵医嘱给予患者止痒药剂，如炉甘石洗剂等。指导患者将指甲修整平整，并保持清洁，以防止患者在皮肤瘙痒时，抓破皮肤，造成感染。

3. 预防感染 嘱患者注意休息，避免受凉，受湿和过劳，防止感冒。慢性肾衰竭患者极易并发感染，特别是肺部和尿路感染，因此患者要讲究清洁卫生，加强口腔及会阴部清洁，以防止感染。如有感染，应立即予以治疗，及时针对病原菌选用敏感的抗生素，抗生素的剂量应根据肌酐清除率进行调整，避免使用有肾毒性的抗菌药物。

（二）饮食护理

饮食治疗在慢性肾衰竭的治疗中具有重要的意义，合理的营养膳食调配能减少体内氮代谢产物的积聚及体内蛋白质的分解，维持氮平衡，保证营养供给，增强机体抵抗力，减缓病情发展。

1. 限制蛋白质的摄入 蛋白质的摄入量，应根据肾小球滤过率（GFR）调整。一般认为，GFR 降至 50ml/min 以下时，便需进行蛋白质限制，其中约 50% 以上必须是富含必需氨基酸的蛋白质，如瘦肉、鱼类、鸡蛋、牛奶等，应少食富含植物蛋白的食物，如花生等。GFR 为 10～20ml/min 者，用 0.6g/（kg·d）；大于 20ml/min 者，可用 0.7g/（kg·d）。透析治疗的慢性肾功能衰竭患者，蛋白质供给量应增加，可按 1～1.2g/（kg·d）供给，其中优质蛋白占 50% 以上，首选蛋类和乳类。

2. 保证充足的热能 充足的热能可减少体内蛋白质的分解，供给量为 35～40kcal/（kg·d），即每日摄入约 2 000～3 000kcal 热量。碳水化合物和脂肪为热能的主要来源，且最好以纯淀粉类食品（如麦淀粉、玉米淀粉等）代替米、面等谷类食品，食用植物油。

3. 无机盐摄入 无机盐的供给量要根据病情随时调整。当出现水肿、高血压及心力衰竭时需采用无盐、低盐或低钠饮食。当患者血钾升高，尿量减少时，应限制膳食中的钾盐含量。含钾较高的食物有豆类、紫菜、菠菜、坚果、香蕉等。

4. 液体量 有水肿者，应限制盐和水的摄入。若水肿较重，可使用利尿剂。透析者要加强超滤。若水肿伴有稀释性低钠血症，应严格控制入水量，每日液体摄入量按前一日出量＋500ml 计算。血液透析的患者，控制液体入量，使两次透析期间体重增加不超过2.5kg。

（三）对症治疗及护理

1. 改善钙、磷失衡 密切监测患者血清中钙、磷值。注意倾听患者有关骨痛的主诉，鼓励且协助患者做关节运动和散步，并提供安全的环境。遵医嘱给予并指导患者正确服用药物，患者常服用的药物有：①碳酸钙：此药是一种良好的肠道内磷结合剂，它既可减少磷从肠道的吸收使血磷降低，又可供给钙。②活性维生素 D_3：可促进肠道吸收钙，同时可抑制甲状旁腺素。③氢氧化铝：可抑制磷的吸收，但不宜长期服用，防止发生铝中毒。

2. 严密监测 血钾浓度，防止高钾血症的发生（见"急性肾衰竭护理"）。

3. 纠正代谢性酸中毒 轻度酸中毒时，可不予治疗。当 HCO_3^- 浓度低于 15mmol/L 时，需口服碳酸氢钠。严重酸中毒者，HCO_3^- 浓度低于 6.7mmol/L 时应立即给予静脉滴注，迅速纠正酸中毒。

4. 改善贫血状况 重组红细胞生成素（EPO）的应用，对于改善慢性肾衰竭患者贫血状况有明显效果。使用 EPO 后会发生一些不良反应，如高血压、头痛及癫痫发作，护士应严格监测患者的血压，及时倾听患者的主诉。贫血患者，组织氧合作用降低，容易引起疲劳、乏力等，护士应评估患者的活动及对这些活动的耐受力，指导患者有计划地进行活动，避免过度劳累。

5. 心力衰竭的治疗 引起心力衰竭的原因主要有水钠潴留、高血压和毒物的蓄积。治疗方法主要是血液透析和血液滤过。强心、利尿、解痉及扩血管药物也可应用，但疗效较差。

（四）血液净化疗法

血液净化疗法是用人工方法代替失去了的肾脏功能，使血液得到净化，以维持患者生命，血液净化疗法常用的有血液透析术及腹膜透析术。

（五）肾脏移植

是指将异体的健康肾脏移植给慢性肾衰竭患者，是目前终末期肾病患者最理想的治疗方法。

（1）手术前护理：除常规术前准备外，受肾者需要做血液透析来达到良好的血液成分，护士还应告诉患者术后还需进行血液透析以等待移植的肾脏发挥作用。

（2）手术后护理

1）密切观察病情：观察患者生命体征及尿量的改变，术后三天内每小时观察一次，以后根据病情改为每4h观察一次。每日查血、尿常规、血肌酐、尿素氮、血钾、钠、钙等，每天测量体重一次。

2）排斥反应的治疗与护理：肾脏移植术后最主要的并发症是排斥反应，一般分为四种类型：①超急性排斥反应：常发生于术后24~48h内，患者表现为血尿、少尿及无尿、血尿素氮及肌酐升高、血压升高、移植肾区剧痛，伴有寒战、高热等。一旦发生超急性排斥反应，迅速摘除移植肾。②加速型排斥反应：常出现在术后2~5d。当护士发现患者有发热、高血压、移植肾区肿痛、血清肌酐及白细胞显著增高、同位素检查肾血流量明显减少等表现时，应立即通知医师。加速型排斥反应可以选择大剂量甲泼尼龙、抗淋巴细胞球蛋白或单克隆抗体等药物进行治疗，若抗排异治疗无效时，需手术切除移植肾脏。③急性排斥反应：多发生于移植术后1~3个月内，是临床最为常见的排斥反应。典型患者表现为尿量减少、水肿、肾功能急剧恶化、发热、移植肾区不适等。一旦确诊，应及时给予甲泼尼龙进行冲击治疗，至少连用3~5d，然后继续使用口服常规免疫抑制药物。如治疗及时，大约60%~80%的患者可得到有效逆转。④慢性排斥反应：一般发生于移植术3个月以后。患者可表现为不同程度的蛋白尿、血压升高、移植肾脏缩小等。一旦发生慢性排斥反应，医护人员应指导患者按照慢性肾衰竭的治疗措施进行治疗。

3）预防感染：术后患者应进行保护性隔离，严格限制探视。病室内应定期通风并保持室内干燥，使之不利于细菌的繁殖。医务人员入内应穿隔离衣、戴口罩、帽子，避免频繁进出病室，如有感冒，不得进入病室。另外做好患者的基础护理，特别是口腔及会阴部护理，以避免口腔及泌尿系统感染。

4）用药治疗与护理：肾脏移植术后患者一般都需要使用免疫抑制药物，常见的免疫抑制药物有：①硫唑嘌呤：又称依木兰，是临床上最常用的预防肾脏移植排异的免疫抑制药物。硫唑嘌呤常见的不良反应为骨髓抑制、血小板减少、贫血、白细胞减少等，护士应指导患者每1~2周检查血常规一次。另外，由于此药可引起肝功能损害、黄疸等不良反应，患者还应定期复查肝功能。②环胞素A：环胞素A主要以口服用药为主，不良反应主要有多毛症、胃肠道反应、手足震颤、齿龈增生、肝功能异常、高血压及代谢异常等。护士应将这些不良反应告诉患者及其家属，并让其定期抽血检查肝肾功能。③糖皮质激素：一般需与硫唑嘌呤或环胞素A合用，才能起到抑制移植排异的作用。临床上常用的糖皮质激素包括泼尼松、甲泼尼龙等。不良反应主要有感染、消化性溃疡、骨质疏松、高血压等。特别值得注意的是，护士要向患者解释激素减量应在医务人员的指导下进行，切不可私自减药或突然停药。

（六）健康指导

出院前护士应明确患者和家属的需求，给患者相关指导，包括用药、饮食、活动。指导患者保持精神愉快，注意休息，避免过劳和受凉，防止感冒，不使用肾毒性药物，经常复查肾功能。当出现大量蛋白尿、血尿增多、肾功能减退时应与医师联系。

提供患者进一步治疗的相关教育，如血液净化疗法和肾脏移植的指导。对腹膜透析的患者进行示范式教育，采用多媒体教学方法，护士进行操作并讲解，并现场指导患者或家属操作，使其熟练掌握腹膜透析的操作技术，包括腹膜透析的正确操作方法、腹透液的存放及液体质量检查、家庭透析对房间的要求等注意事项。

七、预期结果与评价

（1）患者能够维持营养平衡。

（2）患者能够维持出入量平衡。

（3）患者能够无感染发生。

（4）患者能够主诉活动能力加强。

（5）患者能够皮肤无破损。

（6）患者能够焦虑减轻。

（7）护士并发症，并通知医师及时处理。

（陈启超）

第六节　IgA 肾病护理

IgA 肾病是肾小球系膜区以 IgA 为主的免疫复合物沉积，以肾小球系膜增生为基本组织学改变，是一种常见的原发性肾小球疾病。其临床表现多种多样，主要表现为血尿，可伴有不同程度的蛋白尿、高血压和肾脏功能受损，是导致终末期肾脏病的常见的原发性肾小球疾病之一。

一、常见病因

IgA 肾病的病因不明，目前尚未发现与 IgA 抗体反应的稳定抗原。IgA 肾病通常呈散发性，一般不认为是一种家族性疾病，但有些家族性聚集的报道，提示免疫遗传因素可能在 IgA 肾病的发病中起到一定的作用。近年，对 IgA 肾病发病机制的研究有了不少新的进展，主要归纳为两点：①黏膜免疫缺陷；②IgA 分子异常。

二、临床表现

1. 起病前，多有感染　常为上呼吸道感染（24～27h，偶可更短）。

2. 发作性肉眼血尿　肉眼血尿持续数小时至数日不等。肉眼血尿有反复发生的特点，发作间隔随年龄延长而延长。肉眼血尿常继发于咽炎与扁桃体炎后，亦可以在受凉、过度劳累、预防接种、肺炎、胃肠炎等影响下出现。

3. 无症状镜下血尿伴或不伴蛋白尿　30%～40% 的 IgA 肾病患者表现为无症状性尿检异常，多为体检时发现。

4. 蛋白尿　多数患者表现为轻度蛋白尿，10%～24% 的患者出现大量蛋白尿，甚至肾病综合征。

5. 高血压　成年 IgA 肾病患者高血压的发生率为 9.1%，儿童 IgA 肾病患者中仅占 5%。IgA 肾病患者可发生恶性高血压，多见于青壮年男性。

三、辅助检查

1. 尿常规检查　持续镜下血尿和蛋白尿。

2. 肾功能检查　肌酐清除率降低，血尿素氮和肌酐逐渐升高，血尿酸常增高。

3. 免疫学检查　血清中 IgA 水平增高。有些患者血清存在抗肾小球基底膜、抗系膜细胞、抗内皮细胞的抗体和 IgA 类风湿因子。IgG、IgM 与正常对照相比无明显变化，血清 C3，CH$_{50}$ 正常或轻度升高。

四、治疗原则

1. 一般治疗　如以下内容所述。

（1）注意保暖，感冒要及时治疗。

（2）避免剧烈运动。

（3）控制感染：感染刺激可诱发 IgA 肾病。因此，积极治疗和去除口咽部（咽炎、扁桃体炎）、上颌窦感染灶，对减少肉眼血尿反复发作有益。

（4）控制高血压：控制高血压是 IgA 肾病长期治疗的基础，目标血压控制在 17.29/10.64kPa 以下；若蛋白尿 >1g/24h，目标血压控制在 16.63/9.98kPa 以下；血管紧张素转化酶抑制药（ACEI）或血管紧张素 I 型受体拮抗药（ARB）为首选降压药物。降压药应用同时，适当限制钠盐摄入，可改善和增强抗高血压药物的作用。

（5）饮食疗法：避免过度钠摄入及过量蛋白质摄入，保证足够热量供应。

2. 调整异常的免疫反应　如以下内容所述。

（1）糖皮质激素：包括泼尼松和甲泼尼龙等。糖皮质激素和免疫抑制药在 IgA 肾病的应用。激素和免疫抑制药对肾脏有明显的保护作用。

（2）免疫抑制药：包括环磷酰胺和环孢素 A 等。激素联合细胞毒药物在 IgA 肾病治疗中的应用。可明显延缓 IgA 肾病肾功能的进展和降低尿蛋白、改善病理损伤。

3. 清除循环免疫复合物　血浆置换能迅速清除 IgA 免疫复合物，主要用于急进性 IgA 肾病患者。

4. 减轻肾小球病理损害，延缓其进展　如以下内容所述。

（1）抗凝、抗血小板聚集及促纤溶药物：IgA 肾病患者除系膜区有 IgA 沉积外，常并发有 C3、IgM、IgG 沉积，部分还伴有纤维蛋白原沉积，故大多数主张用抗凝、抗血小板聚集及促纤溶药物治疗，如肝素、尿激酶、华法林、双嘧达莫等。

（2）血管紧张素转化酶抑制药（ACEI）：该类药物的作用主要是扩张肾小球出球小动脉，降低肾小球内高灌注及基底膜的通透性，抑制系膜增生，对于减少 IgA 肾病患者尿蛋白，降血压，保护肾功能有较肯定的疗效。ACEI/ARB 在 IgA 肾病治疗中的应用。可明显减少患者蛋白尿的排出或改善和延缓肾功能进展。

（3）鱼油：鱼油含有丰富的多聚不饱和脂肪酸，可减轻肾小球损伤和肾小球硬化。

五、护理

1. 护理评估　如以下内容所述。

（1）水肿：患者眼睑及双下肢水肿。

（2）血尿：肉眼血尿或镜下血尿。

（3）蛋白尿：泡沫尿，尿蛋白。

（4）上呼吸道感染：扁桃体炎、咽炎等。

（5）高血压。

2. 护理要点及措施　如以下内容所述。

（1）病情观察

1）意识状态、呼吸频率、心率、血压、体温。

2）肾穿刺术后观察患者的尿色、尿量，腰痛、腹痛，有无出血。

3）自理能力和需要，有无担忧、焦虑、自卑异常心理。

4）观察患者水肿变化：详细记录 24h 出入量，每天记录腹围、体重，每周送检尿常规 2～3 次。

5）严重水肿和高血压时需卧床休息，一般无须严格限制活动，根据病情适当安排文娱活动，使患者精神愉快。

（2）症状护理

1）监测生命体征、血压及用药反应。注意观察有无出血及感染现象。

2）观察疼痛的性质、部位、强度、持续时间等，解释疼痛的原因。协助患者变换体位以减轻疼痛。让患者听音乐，与人交谈来分散注意力以减轻疼痛。遵医嘱给予镇痛药并观察疗效及不良反应。

3）长时间卧床休息时注意皮肤的护理，预防压疮的出现，肾穿刺后 4～6h，在医师允许的情况下可翻身侧卧。

4）观察尿色，如有血尿，立即告知医师，遵医嘱给予止血药物。

5）观察患者排尿情况，对床上排尿困难的患者先给予诱导排尿，如仍排不出，可给予导尿。

（3）一般护理

1）患者要注意休息：卧床休息可以松弛肌肉有利于疾病的康复。剧烈活动可见血尿，因剧烈活动时，肾脏血管收缩，导致肾血流量减少，氧供应暂时不足，导致肾小球毛细血管的通透性增加，从而引起血尿，使原有血尿加重。

2）每日监测血压：密切观察血压、水肿、尿量变化；一旦血压上升，尿量减少时，应警惕慢性肾衰竭。

3）观察疼痛的性质、部位、强度、持续时间等。疼痛严重时可局部热敷或理疗。

4）加强锻炼：锻炼身体，增强体质，预防感冒，积极预防感染和疮疖等皮肤疾病。

5）注意扁桃体的变化：急性扁桃体炎能诱发血尿的发作，扁桃体摘除后血尿明显减少、蛋白尿降低，血清中的 IgA 水平也降低。

6）注意病情的变化：一要观察水肿的程度、部位、皮肤情况；二要观察水肿的伴随症状，如倦怠，乏力，高血压、食欲减退、恶心呕吐；三要观察尿量、颜色、饮水量的变化，经常监测尿镜检或尿沉渣分析的指标。

7）注意避免使用对肾脏有损害的药物：有很多中成药和中草药对肾脏有一定的毒性，可以损害肾功能，应注意。

3. 健康教育　如以下内容所述。

（1）患者出院后避免过度劳累、外伤、保持情绪稳定，按时服药，避免受凉感冒及各种感染。在呼吸道感染疾病流行期，尽量少到公共场所。

（2）在医师的指导下合理使用糖皮质激素（包括泼尼松和甲泼尼龙）免疫抑制药等药物，不得私自减药，必须在医师的指导下，方可减药。

（3）注意可适量运动，锻炼身体增强体质，但不能运动过量，特别注意腰部不要过度受力，以免影响肾穿部位，导致出血。患者要根据自己的情况选择一些有助于恢复健康的运动。

（4）定期复查，随时门诊就医看诊。

（5）不能过于劳累，作息有规律，要保持健康、宽容的心态；季节交换时，注意加减衣服，以避免感冒；少食辛辣、高蛋白食物等。通过综合调节，达到治愈或延缓疾病进展的目的。

（陈启超）

第七节　糖尿病肾病护理

糖尿病肾病是糖尿病患者最主要的微血管病变之一。糖尿病肾病（DN）是一严重的糖尿病慢性并发症。糖尿病肾病是我国继发性肾小球疾病中一个非常多见的疾病，也是导致终末期肾衰竭的一个重要原因。通常所说的糖尿病肾病是指糖尿病性肾小球硬化症，是一种以血管损害为主的肾小球病变。已证明胰岛素依赖型或非胰岛素依赖型糖尿病患者中 20%～30% 的患者会发生肾病，终末期糖尿病肾病已占肾透析治疗的 50% 以上。

一、常见病因

糖尿病肾病发病原因十分复杂，包括众多参与因素。总的来说它是起始于糖代谢障碍所致的血糖过高，在一定的遗传背景以及一些相关的获得危险性因子参与下，通过启动了许多细胞因子的网络，最终造成全身一些重要器官的损害，其中肾脏损害即为糖尿病肾病。糖尿病肾病病因包括以下几种。

1. 遗传因素　遗传因素与糖尿病肾病发生有十分密切的关系，在男女两性中，不论胰岛素依赖型或非胰岛素依赖型糖尿病，男性发生糖尿病肾病的比例一般较女性为高。

2. 肾脏血流动力学异常　在 1 型糖尿病肾病中约 1/2 病例 GFR 上升 25%～50%。在 2 型糖尿病肾病中，GRF 过高不仅表现为基础值较常人增高，还表现为增加蛋白质摄入后，上升的程度更为显著，除 GFR 过高以外，肾血流量在本病中也显著升高。

3. 血糖过高引致代谢改变为影响糖尿病肾病发生的关键　不少临床实验证明，糖尿病肾病的发生与血糖控制情况有关。血糖导致主要通过肾脏血流动力学改变以及代谢异常引致肾脏损害，其中代谢异常导致损害的机制主要有肾组织糖代谢紊乱。

4. 高血压　几乎任何糖尿病肾病均伴有高血压，在 1 型糖尿病肾病中高血压与蛋白尿平行发生，而在 2 型糖尿病肾病中则常在糖尿病肾病发生前即出现。

5. 血管活性物质代谢异常　①血管紧张素系统激活；②内皮系统代谢异常；③前列腺素族代谢异常；④生长因子代谢异常。

二、临床表现

1. 水肿　早期糖尿病肾病患者一般没有水肿，少数患者在血浆蛋白降低前，可有轻度水肿，当 24h 尿蛋白超过 3g 时，水肿就会出现。明显的全身水肿，仅见于糖尿病性肾病迅速发展者。

2. 贫血　有明显氮质血症的糖尿病患者，可有轻度至中度的贫血，用铁剂治疗无效。贫血为红细胞生成障碍所致，可能与长期限制蛋白质饮食，氮质血症有关。

3. 蛋白尿　开始由于肾小球滤过压增高和滤过膜上电荷改变，尿中仅有微量白蛋白出现，为选择性蛋白尿，没有球蛋白增加，这种状态可持续多年。随着肾小球基底膜滤孔的增大，大分子物质可以通过而出现非选择性临床蛋白尿，随病变的进一步发展，尿蛋白逐渐变为持续性重度蛋白尿，如果尿蛋白每日超过 3g，是预后不良的征象。糖尿病性肾病患者蛋白尿的严重程度多呈进行性发展，直至出现肾病综合征。

4. 高血压　高血压在糖尿病性肾病患者中常见。严重的肾病多并发高血压，而高血压能加速糖尿病肾病的进展和恶化。故有效的控制高血压是十分重要的。

5. 其他症状　如以下内容所述。

（1）网膜病变：如眼底出血、血管硬化等。

（2）神经病变：如累及自主神经时，膀胱反射功能减退导致排尿困难、尿潴留等。

（3）血管病变：如心力衰竭或心肌梗死。

三、辅助检查

1. 尿微量清蛋白测定　正常人尿清蛋白（UAE）每分钟 <20ug，而微量白蛋白（每分钟 20～200ug）为早期糖尿病肾病的特征，若 6 个月内连现两次尿 UAE 每分钟 >20ug 但 <200ug 并能排除其他可能引起 UAE 增加的原因，如糖尿病酮症酸中毒、泌尿系感染、运动、原发性高血压、心力衰竭等，即可诊断为糖尿病肾病。

2. 尿 NAG 酶、THP（Tamm - Horsefall 蛋白）、β_2 - 微球蛋白（β_2 - MG）测定　在正常白蛋白尿时其尿 NAG 酶已明显增高，微量白蛋白尿时尿 β_2 - MG 升高，尿 THP 明显下降，均可视为糖尿病肾病的早期诊断标准。

3. 肾功能检测　用 ^{99m}Tc - DTPA 测定肾小球滤过率及肾血流量，以反映糖尿病肾病早期肾小球高滤过状态。

4. 肾脏 B 超和腹部 X 线片　肾脏体积增大，为早期糖尿病肾损害的标志。

5. 肾活检　可提供特异性的诊断依据，对糖尿病微量白蛋白尿者，进行肾活检有助确诊早期糖尿病肾病。

四、治疗原则

1. 内科治疗　如以下内容所述。

（1）糖尿病的治疗：①饮食治疗：目前主张在糖尿病肾病的早期即应限制蛋白质的摄入（每日

0.8g/kg）。对已有水肿和肾功能不全的患者，在饮食上除限制钠的摄入外，对蛋白质摄入宜采取少而精的原则（每日0.6g/kg），必要时可适量输氨基酸和血浆。在胰岛素保证下可适当增加糖类的摄入以保证足够的热量。脂肪宜选用植物油。②药物治疗：口服降糖药。对于单纯饮食和口服降糖药控制不好并已有肾功能不全的患者应尽早使用胰岛素。应用胰岛素时需监测血糖及时调整剂量。

（2）抗高血压治疗：高血压可加速糖尿病肾病的进展和恶化，要求控制糖尿病患者的血压水平比非糖尿病高血压患者低。舒张压<9.97kPa，还应限制钠的摄入，戒烟、限制饮酒，减轻体重和适当运动。降压药多主张首先选用血管紧张素转化酶抑制药，常与钙离子拮抗药合用，也可选用 α_1 受体拮抗药如哌唑嗪。根据病情可适当加用利尿药。

2. 血液净化治疗　终末期糖尿病肾病患者只能接受透析治疗，主要有两种方式：长期血透和不卧床持续腹膜透析。近来绝大多数终末期糖尿病肾病患者采取腹膜透析，因为它不增加心脏负荷及应激，能较好控制细胞外液容量和高血压。还可腹腔注射胰岛素，操作方便费用节省，但某些患者因长期腹透吸收大量葡萄糖而致肥胖和高血脂。关于透析时机的选择宜稍早于非糖尿病患者。

3. 肾或肾、胰联合移植　只有极少的患者能得到这种治疗。因此对糖尿病肾病最根本的措施还是尽可能地控制糖尿病以防止糖尿病肾病的发生和发展。

4. 活血化瘀、应对糖尿病肾病　糖尿病肾病最主要的病理改变是肾小球硬化和基底膜的损伤。活血化瘀是药物活性物质选择性地靶向定位于各级动脉血管与其紧密融合，促使肾动脉扩张，增加肾脏的有效血液灌注，增加对受损肾小球的供氧，从而改善微循环，促进新陈代谢，从而有效缓解和恢复肾小球的硬化状态。

5. 针灸治疗　针灸治疗糖尿病，早在两千多年前的《史记·扁鹊仓公列传》就有病案记载。针刺治疗糖尿病，强调辨证取穴和对症配穴相结合，治疗一般采用多种治疗方法相配合的综合治疗，其疗效比较可靠。但是，针刺的操作技术不是一般患者都能够正确掌握的，因此，针刺治疗不宜作为患者自我保健技术。应在医院由医师操作进行。

五、护理

1. 护理评估　如以下内容所述。

（1）高血压：90%以上的患者有高血压。

（2）蛋白尿：常为本病早期最主要的临床表现。由早期的微量蛋白尿、间歇性蛋白尿发展到后期持续性蛋白尿，直至出现肾脏器质性改变。

（3）肾功能改变：糖尿病后期50%~70%的患者有肾功能损害。持续性大量蛋白尿患者，其肾功能呈进行性恶化，约25%糖尿病后期患者发生终末期尿毒症。

（4）网膜病变：如眼底出血、血管硬化等。

（5）神经病变：如累及自主神经时，膀胱反射功能减退导致排尿困难、尿潴留等。

（6）血管病变：如心力衰竭或心肌梗死。

（7）水肿：早期糖尿病肾病患者一般没有水肿，少数患者在血浆蛋白降低前，可有轻度水肿，当24h尿蛋白超过3g时，水肿就会出现。明显的全身水肿，仅见于糖尿病性肾病迅速发展者。

（8）贫血：有明显氮质血症的糖尿病患者，可有轻度至中度的贫血，用铁剂治疗无效。贫血为红细胞生成障碍所致，可能与长期限制蛋白饮食、氮质血症有关。

2. 护理要点及措施　如以下内容所述。

（1）一般护理

1）提供安静并且没有感染的休养环境。

2）向患者及其家属讲解糖尿病的危害，通过控制血糖减轻糖尿病肾病的病理改变。

3）病情轻的患者注意劳逸结合，无高血压，水肿不明显，无肾功能损害，蛋白不多的患者可适当参加体育锻炼以增强体质，预防感染；对水肿明显，血压较高患者或肾功能不全的患者，强调卧床休息，按病情给予相应的护理级别。

4）监测体重，每日 2 次，每次在固定时间穿着相同衣服测量。

5）记录 24h 出入量，限制水的摄入，水的摄入量应控制在前 1 日尿量加 500ml 为宜。

6）观察尿量、颜色、性状变化：有明显异常及时报告医师，每周至少化验尿常规和尿比重 1 次。

7）注意观察患者的血压、水肿、尿量、尿检结果及肾功能变化，如有少尿、水肿、高血压，应及时报告主管医师给予相应的处理。

8）注意观察患者神志、呼吸、血压心率的变化：注意高血压脑病、心功能不全的先兆症状。

9）密切观察患者的生化指标：观察有无贫血、电解质紊乱、酸碱失衡、尿素氮升高、血糖变化等情况。如发现异常及时报告医师处理。

10）指导使用胰岛素的患者，根据血糖、尿糖计算胰岛素的剂量。

11）密切观察患者的病情变化，监测患者尿糖、蛋白尿、肾功能尿酮体、血钾的变化，观察患者呼吸的频率和深度，有无库斯曼呼吸，有无烂苹果气味，有无恶心呕吐，"三多一少"症状是否加重等异常情况，应立即通知医生遵医嘱给予处理。

（2）皮肤护理

1）糖尿病肾病患者皮肤内含糖量增加，适宜细菌繁殖，血糖增高，血液中嗜中性粒细胞移动缓慢，杀菌能力降低，加上机体形成抗体的能力下降，故常并发皮肤化脓性感染、真菌感染，应加强皮肤护理，保持皮肤清洁，勤换衣服，皮肤干燥者涂油保护，并及时治疗毛囊炎。

2）糖尿病肾病患者常伴有血管病变，可引起肢体缺血或血管栓塞，在感染和外伤的基础上极易发生组织坏死，容易并发有足部坏死。

3）创面处理，切除坏死组织，彻底清创，每日换药 1 次，换药时用生理盐水和 3% 过氧化氢溶液冲洗。

4）每晚用温水（40℃）泡脚 20min，泡后用软毛巾轻轻擦干，防止任何微小的损伤，忌用热水袋，以免烫伤。

5）趾甲不宜过短，以免损伤甲沟引起感染。

6）经常观察足背动脉搏动、皮肤色泽及弹性，及时发现缺血现象。

7）避免各种外伤，如摔伤、挤压伤，鞋的松紧要适宜，鞋口不要太紧。

8）做好皮肤清洁护理，特别是会阴部水肿的患者，尽量用软垫支撑起受摩擦部位，减少活动防止摩擦。

（3）水肿护理

1）糖尿病肾病患者因长期低蛋白，常发生水肿，加上小血管病变引起组织营养不良，易导致皮肤破损甚至压疮。

2）卧床休息时应避免局部长时间受压，每 2h 协助翻身 1 次，协助翻身时应避免拖、拉、拽等动作，特别是需要便盆的患者，动作要轻柔，以免擦伤皮肤。

3）由于体内蛋白的丢失、长期水肿和循环障碍，皮肤抵抗力和愈合力降低、弹性渐丧失，容易受损伤，应经常擦洗和翻身，并保持被褥干燥平整，每日用 50℃的温水擦背及骨突处，以免发生压疮。

4）定时观察并按摩容易发生压疮的部位。

5）适当抬高肢体，加快静脉回流以减轻水肿。

6）对水肿轻者限制活动，重者卧床休息，并抬高下肢。

7）对已发生压疮者，按常规治疗。

（4）饮食护理

1）教会患者及其家属根据标准体重、热量标准来计算饮食中的蛋白质、脂肪和糖类的含量，并教会患者如何分配三餐食物，及合理安排膳食结构。对肾功能不全的患者可控制植物蛋白的摄入，以减轻肾脏负担。

2）根据患者的具体情况，与营养师一起根据患者的体重、病情计算出每日所需要热量及糖类、蛋白质、脂肪的比例，并按照要求提供食物，鼓励患者按时按定量进餐。

3）提供优质高蛋白饮食，如牛奶、鸡蛋、鱼类，肾功能不全时要控制植物蛋白的摄入。

4）在平时膳食时要保证膳食中糖类的摄入，又要控制糖类的摄入，控制血糖，通过提供足够的热量以减少自体蛋白质的分解。

5）限制钠的摄入，每日膳食中钠应低于3g，少尿时应控制钾的摄入，保证全面营养。

（5）心理护理

1）安慰患者，鼓励患者讲出心中的感受，以消除紧张情绪，保持思想乐观，情绪稳定。

2）主动向患者介绍环境及同病室的病友，消除患者的陌生和紧张。

3）耐心向患者解释病情，使患者认识到糖尿病目前不能根本治愈，如果控制不佳可以导致糖尿病肾病，糖尿病肾病应严格按糖尿病饮食进行治疗，还要注意肾功能的变化，大多数糖尿病肾病可以通过治疗得到控制。

4）向患者解释使用胰岛素的好处，通过使用胰岛素可以降低血糖有利于肾病的恢复。

5）增加患者的探视次数，必要时留家人陪伴，通过良好的思想沟通，减轻患者的思想压力，有利于病愈。

3. 健康教育 如以下内容所述。

（1）患者出院后随身带有卡片，姓名、年龄、住址、诊断证明，目前所用药物和剂量，携带急救盒，以便在低血糖抢救时参考。

（2）避免过劳、外伤、精神创伤，保持情绪稳定，按时服药，避免受凉感冒及各种感染。在呼吸道感染疾病流行期，尽量少到公共场所。

（3）督促、检查、协助患者及家属完成糖尿病的自我监测，按要求完成尿糖、血糖测定，以便为调整用药提供依据。

（4）督促患者按医嘱服药，并注意观察治疗效果，要严格控制血糖和尿糖，一般来说，空腹血糖应控制在5.6~7.8mmol/L，并发高血压者应把血压控制在（125~131）/（79~86）mmHg〔（16.7~17.5）/（10.5~11.5）kPa〕。

（5）指导饮食：低蛋白饮食可减少肾小球的滤过率，还可使尿蛋白排出量减少，故目前多主张低蛋白饮食。一期患者蛋白摄入量控制在每日每千克体重1g，二期患者以每日每千克体重0.6~0.8g为宜，并以动物蛋白为主。

（6）利尿药的应用：对有水肿的患者可按医嘱使用利尿药，同时适当限制水和钠的摄入，以减轻肾脏负担。

（7）防止泌尿道感染：泌尿道感染会使糖尿病加重，最后导致肾衰竭，所以，积极预防和治疗泌尿道感染非常重要。要搞好个人卫生，尤其是女性要注意会阴部清洁卫生。对有感染者应查明感染细菌或做药敏试验，选择适当抗生素治疗。

（8）定期做尿微量白蛋白监测，尿常规、肾功能检查，以便及时掌握病情变化。

（9）注意保护肾脏，避免使用对肾脏有损害的药物及造影剂。

（10）尽量避免泌尿道各种器械检查及导尿，以免诱发感染。

（张 温）

第六章

神经内科疾病护理

第一节 中枢神经系统感染性疾病

中枢神经系统（CNS）感染性疾病是指各种生物病原体侵犯中枢神经系统实质、脑膜和血管等引起的急性或慢性炎症性（或非炎症性）疾病。引起疾病的生物病原体包括病毒、细菌、螺旋体、寄生虫、真菌、立克次体和朊蛋白等。临床上根据中枢神经系统感染的部位不同可分为：脑炎、脊髓炎或脑脊髓炎，主要侵犯脑和（或）脊髓实质；脑膜炎、脊膜炎或脑脊膜炎，主要侵犯脑和（或）脊髓软膜；脑膜脑炎：脑实质和脑膜合并受累。生物病原体主要通过血行感染、直接感染和神经干逆行感染等途径进入中枢神经系统。

一、病毒性脑膜炎患者的护理

病毒性脑膜炎是指一组由各种病毒感染引起的脑膜急性炎症性疾病。常为急性起病，出现病毒感染的全身性中毒症状如头痛、发热、畏光、食欲减退、恶心、呕吐、肌痛、腹泻和全身乏力等，并伴脑膜刺激征，通常儿童病程超过 1 周，成人可持续 2 周或更长。本病大多呈良性过程。

（一）专科护理

1. 护理要点 急性期患者应绝对卧床休息，予以高蛋白、高热量、高维生素、易消化的半流质或流质饮食，不能进食者给予鼻饲。密切观察病情变化，除生命体征外，必须观察瞳孔、精神状态、意识改变、有无呕吐、抽搐症状，及时发现是否有脑膜刺激征和脑疝的发生。

2. 主要护理问题 如下所述。

（1）急性疼痛：头痛与脑膜刺激征有关。

（2）潜在并发症：脑疝与脑水肿导致颅内压增高有关。

（3）体温过高：与病毒感染有关。

（4）有体液不足的危险：与反复呕吐、腹泻导致失水有关。

3. 护理措施 如下所述。

（1）一般护理

1）为患者提供安静、温湿度适宜的环境，避免声光刺激，以免加重患者的烦躁不安、头痛及精神方面的不适感。

2）衣着舒适，患者内衣以棉制品为宜，勤洗勤换，且不易过紧；床单保持清洁、干燥、无渣屑。

3）提供高热量、高蛋白质、高维生素、低脂肪的易消化饮食，以补充高热引起的营养物质消耗。鼓励患者增加饮水量，1 000 ~ 2 000ml/d。

4）做好基础护理，给予口腔护理，减少患者因高热、呕吐引起的不适感，并防止感染；加强皮肤护理，防止降温后大量出汗带来的不适。

（2）病情观察及护理

1）严密观察患者的意识、瞳孔及生命体征的变化，及时准确地报告医生。积极配合医生治疗，给予降低颅内压的药物，减轻脑水肿引起的头痛、恶心、呕吐等，防止脑疝的发生。保持呼吸道通畅，及时清除呼吸道分泌物，定时叩背、吸痰，预防肺部感染。

2）发热患者应减少活动，以减少氧耗量，缓解头痛、肌痛等症状。发热时可采用物理方法降温，可用温水擦浴、冰袋和冷毛巾外敷等措施物理降温。必要时遵医嘱使用药物降温，使用时注意药物的剂量，尤其对年老体弱及伴有心血管疾病者应防止出现虚脱或休克现象；监测体温应在行降温措施 30 分钟后进行。

3）评估患者头痛的性质、程度及规律，恶心、呕吐等症状是否加重。患者头痛时指导其卧床休息，改变体位时动作要缓慢。讲解减轻头痛的方法，如深呼吸、倾听音乐、引导式想象、生物反馈治疗等。

4）意识障碍患者给予侧卧位，备好吸引器，及时清理口腔，防止呕吐物误入气管而引起窒息。观察患者呕吐的特点，记录呕吐的次数，呕吐物的量、性质、颜色、气味，按医嘱给予止吐药，帮助患者逐步恢复正常饮食和体力。指导患者少量多次饮水，以免引起恶心呕吐；剧烈呕吐不能进食或严重水电解质失衡时，给予外周静脉营养，准确记录 24 小时出入量，观察患者有无失水征象，依失水程度不同，患者可出现软弱无力、口渴、皮肤黏膜干燥和弹性减低，尿量减少、尿比重增高等表现。

5）抽搐的护理：抽搐发作时，应立即松开衣领和裤带，取下活动性义齿，及时清除口鼻腔分泌物，保持呼吸道通畅；放置压舌板于上、下白齿之间，防止舌咬伤，必要时用舌钳将舌拖出，防止舌后坠阻塞呼吸道；谵妄躁动时给予约束带约束，勿强行按压肢体，以免造成肢体骨折或脱臼。

（二）健康指导

1. 疾病知识指导 如下所述。

（1）概念：病毒性脑膜炎又称无菌性脑膜炎，是一组由各种病毒感染引起的脑膜急性炎症性疾病，主要表现为发热、头痛和脑膜刺激征。

（2）形成的主要原因：85% ~95% 的病毒性脑膜炎由肠道病毒引起，主要经粪－口途径传播，少数经呼吸道分泌物传播。

（3）主要症状：多为急性发病，出现病毒感染全身中毒症状，如食欲减退、头痛、发热、畏光、肌痛、腹泻和全身乏力等，并伴有脑膜刺激征。幼儿可出现发热、呕吐、皮疹等，而颈项强直较轻微甚至缺如。

（4）常用检查项目：血常规、尿常规、腰椎穿刺术、脑电图、头 CT、头 MRI。

（5）治疗：主要治疗原则是对症治疗、支持治疗和防治并发症。对症治疗如剧烈头痛可用止痛药，癫痫发作可首选卡马西平或苯妥英钠，抗病毒治疗可用阿昔洛韦，脑水肿可适当应用脱水药。

（6）预后：预后良好。

（7）其他：如疑为肠道病毒感染应注意粪便处理，注意手部卫生。

2. 饮食指导 如下所述。

（1）给予高蛋白，高热量、高维生素等营养丰富的食物，如鸡蛋、牛奶、豆制品、瘦肉，有利于增强抵抗力。

（2）长期卧床的患者易引起便秘：用力屏气排便、过多的水钠潴留都易引起颅内压增高，为保证大便通畅，患者应多食粗纤维食物，如芹菜、韭菜等。

（3）应用甘露醇、速尿等脱水剂期间，患者应多食含钾高的食物如香蕉、橘子等，并要保证水分摄入。

（4）不能经口进食者，遵医嘱给予鼻饲，制订鼻饲饮食计划表。

3. 用药指导 如下所述。

（1）脱水药：保证药物剂量准确、滴注时间，注意观察患者的反应及患者皮肤颜色、弹性的变化，记录 24 小时出入量，注意监测肾功能。

（2）抗病毒药：应用阿昔洛韦时注意观察患者有无谵妄、皮疹、震颤及血清转氨酶暂时增高等不良反应。

4. 日常生活指导　如下所述。

（1）保持室内环境安静、舒适、光线柔和。

（2）高热的护理

1）体温上升阶段：注意寒战时保暖。

2）持续发热阶段：给予物理降温，必要时遵医嘱使用退热药，且要注意补充水分。

3）退热阶段：应及时更换汗湿衣服，防止受凉。

（3）腰椎穿刺术后患者取去枕平卧位 4～6 小时，以防止低颅压性头痛的发生。

（三）循证护理

病毒性脑膜炎是由各种病毒引起中枢神经系统的炎症性疾病，其发病机制可能与病毒感染和感染后的免疫反应有关。而症状性癫痫是由脑损伤或全身性疾病引起脑代谢失常引发的癫痫，病毒性脑膜炎是引起癫痫发作的因素之一。针对病毒性脑膜炎并发症状性癫痫患者的临床特点，有学者研究得出病毒性脑炎并发症状性癫痫患者的护理重点应做好精神异常、癫痫发作、腰椎穿刺术和用药的观察及护理。

使用头孢菌素类和硝基咪唑类抗生素后服用含有酒精类的液体或食物时会引发双硫仑样反应。双硫仑样反应表现为面部潮红、头痛、眩晕、恶心、呕吐、低血压、心率加快、呼吸困难，严重者可致急性充血性心力衰竭、呼吸抑制、意识丧失、肌肉震颤等。据报道，一个高压电烧伤者，术后给予头孢哌酮抗感染，用 75% 乙醇处理创面，反复出现双硫仑样反应。说明应用上述药物的患者接触任何含乙醇的制品都有导致双硫仑样反应的可能，医护人员应提高警惕，并将有关注意事项告知患者。

二、化脓性脑膜炎患者的护理

化脓性脑膜炎即细菌性脑膜炎，又称软脑膜炎，是由化脓性细菌所致脑脊膜的炎症反应，脑和脊髓的表面轻度受累，是中枢神经系统常见的化脓性感染疾病。发病前可有上呼吸道感染史，主要临床症状为头痛、发热、呕吐、意识障碍、失语、偏瘫、皮肤瘀点及脑膜刺激征等。通常发病急，婴幼儿和儿童好发此病。

（一）专科护理

1. 护理要点　密切观察患者的病情变化，定时监测患者的生命体征、意识、瞳孔的变化及颅内压增高表现。做好高热患者的护理。对有肢体瘫痪及失语的患者，给予康复训练，预防并发症。加强心理护理，帮助患者树立战胜疾病的信心。

2. 主要护理问题　如下所述。

（1）体温过高：与细菌感染有关。

（2）急性疼痛：头痛与颅内感染有关。

（3）营养失调——低于机体需要量：与反复呕吐及摄入不足有关。

（4）潜在并发症——脑疝：与颅内压增高有关。

（5）躯体活动障碍：与神经功能损害所致的偏瘫有关。

（6）有皮肤完整性受损的危险：与散在的皮肤瘀点有关。

3. 护理措施　如下所述。

（1）一般护理

1）环境：保持病房安静，空气流通，适当用窗帘遮挡窗户，避免强光刺激患者，减少家属的探视患者。

2）饮食：予以清淡、易消化富含营养的半流质或流质饮食，多吃蔬菜和水果。意识障碍的患者予以鼻饲饮食，制订饮食计划，保证患者摄足热量。

3）基础护理：予以口腔护理，保持口腔清洁，减少发热、呕吐等引起的口腔不适感；加强皮肤护理，保持皮肤干燥清洁，皮肤有瘀点、瘀斑时避免搔抓破溃。

（2）病情观察及护理

1）加强巡视，密切观察患者的意识、瞳孔、生命体征及皮肤瘀点、瘀斑的变化，婴儿应密切观察囟门。如患者意识障碍加重、呼吸节律不规则、躁动不安、双侧瞳孔不等大、对光反射迟钝等，提示脑疝的发生，要立即通知医生，组织抢救。

2）备好抢救药品及器械：抢救车、氧气装置、吸引器、简易呼吸器及硬脑膜下穿刺包等。

（3）用药护理

1）抗生素：予以抗生素皮试前，询问过敏史。用药期间监测患者的血象、血药敏、血培养等结果。用药期间要了解患者有无不适感主诉。

2）脱水药：保证药物按时、准确滴注，观察患者的反应及皮肤颜色、弹性的变化情况，注意监测记录肾功能。避免药液外渗，若有外渗，可以用硫酸镁湿热敷。

3）糖皮质激素：严格按医嘱用药，保证用药剂量、时间的准确，不可随意增、减量，询问患者有无出汗、心悸等不适主诉；用药期间监测记录患者的血象、血糖变化；注意好保暖，防止交叉感染。

（4）心理护理：根据患者及家属的知识水平，介绍患者的病情、治疗及护理的方法，使患者能积极配合。关心爱护患者，及时解除患者的不适，增强其信任感，帮助患者建立起战胜疾病的信心。

（5）康复护理：有肢体瘫痪及语言沟通障碍的患者可进行如下的康复护理：

1）保持良好的肢体位置，可根据病情，给予适当的床上运动及训练，包括：

a. 桥式运动：患者取仰卧位，双手十指交叉、双上肢上举或双上肢放于体侧；双腿屈膝，足支撑于床上，再将臀部抬起，且保持骨盆成水平位，维持一段时间后缓慢放下。也可将健足从治疗床上抬起，以患侧单腿完成桥式运动。

b. 关节被动运动：为了防止关节活动能力受限，主要进行肩关节外旋、外展，肘关节伸展，腕和手指伸展，足背屈和外翻，膝关节伸展，髋关节外展。

c. 起坐训练。

2）对于意识清醒的患者，要多关心、体贴患者，增强患者自我照顾能力和信心。经常与患者进行交流，促进其语言功能的恢复。

（二）健康指导

1. 疾病知识指导　如下所述。

（1）概念：化脓性脑膜炎是由化脓性细菌感染所致的脑脊膜炎症，脑和脊髓的表面轻度受累。通常急性起病，是中枢神经系统常见的化脓性感染疾病。

（2）形成的主要原因：化脓性脑膜炎最常见的致病菌为肺炎链球菌、脑膜炎双球菌及 B 型流感嗜血杆菌。这些致病菌可通过外伤、直接扩延、血液循环或脑脊液等途径感染软脑膜和（或）蛛网膜。

（3）主要症状：寒战、高热、头痛、呕吐、意识障碍、腹泻和全身乏力等，有典型的脑膜刺激征。

（4）常用检查项目：血常规、尿常规、脑脊液检查、头 CT、头 MRI、血细菌培养。

（5）治疗

1）抗菌治疗：未确定病原菌时首选三代头孢曲松或头孢噻肟，因其可透过血脑屏障，在脑脊液中达到有效浓度。如确定病原菌为肺炎球菌，首选青霉素，对其耐药者，可选头孢曲松，必要时联合万古霉素治疗；如确定病原菌为脑膜炎球菌，首选青霉素；如确定病原菌为铜绿假单胞菌可选头孢他啶。

2）激素治疗。

3）对症治疗。

（6）预后：病死率及致残率较高，但预后与机体情况、病原菌和是否尽早应用有效的抗生素治疗有关。

（7）宣教：搞好环境和个人卫生。

2. 饮食指导　给予高热量、清淡、易消化的流质或半流质饮食，按患者的热量需要制订饮食计划，保证足够热量的摄入。注意食物的搭配，增加患者的食欲，少食多餐。频繁呕吐不能进食者，给予静脉输液，维持水电解质平衡。

3. 用药指导　如下所述。

（1）应用脱水药时，保证输液速度。

（2）应用激素类药物时不可随意减量，以免发生"反跳"现象，激素类药物最好在上午输注，避免由于药物不良反应引起睡眠障碍。

4. 日常生活指导　如下所述。

（1）协助患者洗漱、如厕、进食及个人卫生等生活护理。

（2）做好基础护理，及时清除大小便，保持臀部皮肤清洁干燥，间隔 1~2 小时更换体位，按摩受压部位，必要时使用气垫床，预防压疮。

（3）偏瘫的患者确保有人陪伴，床旁安装护栏，地面保持平整干燥、防湿、防滑，注意安全。

（4）躁动不安或抽搐的患者，床边备牙垫或压舌板，必要时在患者家属知情同意下用约束带，防止患者舌咬伤及坠床。

（三）循证护理

化脓性脑膜炎是小儿时期较为常见的由化脓性细菌引起的神经系统感染的疾病，婴幼儿发病较多。本病预后差，病死率高，后遗症多。相关学者通过对 78 例化脓性脑膜炎患儿的护理资料进行研究，分析总结得出做好病情的观察和加强临床护理是促进患儿康复的重要环节。

对小儿化脓性脑膜炎的临床护理效果的探讨，得出结论：提高理论知识水平、业务水平、对疾病的认识，对病情发展变化作出及时、正确的抢救和护理措施，可以提高患儿治愈率，降低并发症和后遗症发生，提高生命质量，促进患儿早日康复。

三、结核性脑膜炎患者的护理

结核性脑膜炎（TMD）是由结核杆菌引起的脑膜和脊髓膜的非化脓性炎症性疾病，是最常见的神经系统结核病。主要表现为结核中毒症状、发热、头痛、脑膜刺激征、脑神经损害及脑实质改变，如意识障碍、癫痫发作等。本病好发于幼儿及青少年，冬春季较多见。

（一）专科护理

1. 护理要点　密切观察患者的病情变化，观察有无意识障碍、脑疝及抽搐加重的发生。做好用药指导，定期监测抗结核药物的不良反应。对抽搐发作、肢体瘫痪及意识障碍的患者加强安全护理，防止外伤，同时给予相应的对症护理，促进患者康复。

2. 主要护理问题　如下所述。

（1）体温过高：与炎性反应有关。

（2）有受伤害的危险：与抽搐发作有关。

（3）有窒息的危险：与抽搐发作时口腔和支气管分泌物增多有关。

（4）营养失调——低于机体需要量：与机体消耗及食欲减退有关。

（5）疲乏：与结核中毒症状有关。

（6）意识障碍：与中枢神经系统、脑实质损害有关。

（7）潜在并发症：脑神经损害、脑梗死等。

（8）知识缺乏：缺乏相关医学知识有关。

3. 护理措施　如下所述。

（1）一般护理

1）休息与活动：患者出现明显结核中毒症状，如低热、盗汗、全身无力、精神萎靡不振时，应以休息为主，保证充足的睡眠，生活规律。病室安静，温湿度适宜，床铺舒适，重视个人卫生护理。

2）饮食护理：保证营养及水分的摄入。提供高蛋白、高热量、高维生素的饮食，每天摄入鱼、肉、蛋、奶等优质蛋白，多食新鲜的蔬菜、水果，补充维生素。高热或不能经口进食的患者给予鼻饲饮食或肠外营养。

3）戒烟、酒。

（2）用药护理

1）抗结核治疗：早期、联合、足量、全程、顿服是治疗结核性脑膜炎的关键。强调正确用药的重要性，督促患者遵医嘱服药，养成按时服药的习惯，使患者配合治疗。告知药物可能出现的不良反应，密切观察，出现如眩晕、耳鸣、巩膜黄染、肝区疼痛、胃肠不适等不良反应时，及时报告医生，并遵医嘱给予相应的处理。

2）全身支持：减轻结核中毒症状，可使用皮质类固醇等抑制炎症反应，减轻脑水肿。使用皮质类固醇时要逐渐减量，以免发生"反跳"现象。注意观察皮质类固醇药物的不良反应，正确用药，减少不良反应。

3）对症治疗：根据患者的病情给予相应的抗感染、脱水降颅压、解痉治疗。

（3）体温过高的护理

1）重视体温的变化，定时测量体温，给予物理或药物降温后，观察降温效果，患者有无虚脱等不适出现。

2）采取降温措施

a. 物理降温：使用冰帽、冰袋等局部降温，温水擦浴全身降温，注意用冷时间，观察患者的反应，防止继发效应抵消治疗作用及冻伤的发生。身体虚弱的患者在降温过程中，控制时间，避免能量的消耗。

b. 药物降温：遵医嘱给予药物降温，不可在短时间内将体温降得过低，同时注意补充水分，防止患者虚脱。儿童避免使用阿司匹林，以免诱发 Reye 综合征，即患者先出现恶心、呕吐，继而出现中枢神经系统症状，如嗜睡、昏睡等。小心谨慎使用金刚烷胺类药物，以免中枢神经系统不良反应的发生。

（4）意识障碍的护理

1）生活护理：使用床挡等保护性器具。保持床单位清洁、干燥、无渣屑，减少对皮肤的刺激，定时给予翻身、叩背，按摩受压部位，预防压疮的发生。注意口腔卫生，保持口腔清洁。做好大小便护理，满足患者的基本生活需求。

2）饮食护理：协助患者进食，不能经口进食时，给予鼻饲饮食，保障营养及水分的摄入。

3）病情监测：密切观察患者的生命体征及意识、瞳孔的变化，出现异常及时报告医生，并配合医生处理。

（二）健康指导

1. 疾病知识指导　如下所述。

（1）病因及发病机制：结核杆菌通过血行直接播散或经脉络丛播散至脑脊髓膜，形成结核结节，结节破溃后结核菌进入蛛网膜下隙，导致结核性脑膜炎。此外，结核菌可因脑实质、脑膜干酪灶破溃所致，脊柱、颅骨、乳突部的结核病灶也可直接蔓延引起结核性脑膜炎。

（2）主要症状：多起病隐袭，病程较长，症状轻重不一。

1）结核中毒症状：低热、盗汗、食欲减退、疲乏、精神萎靡。

2）颅内压增高和脑膜刺激症状：头痛、呕吐、视神经盘水肿及脑膜刺激征。

3）脑实质损害：精神萎靡、淡漠、谵妄等精神症状或意识状态的改变；部分性、全身性的痫性发作或癫痫持续状态；偏瘫、交叉瘫、截瘫等脑卒中样表现。

4）脑神经损害：动眼、外展、面及视神经易受累及，表现为视力下降、瞳孔不等大、眼睑下垂、面神经麻痹等。

（3）常用检查项目：脑脊液检查、头 CT、头 MRI、血沉等。

（4）治疗

1）抗结核治疗：异烟肼、利福平、吡嗪酰胺、链霉素、乙胺丁醇等。至少选择 3 种药物联合治疗，根据所选药物给予辅助治疗，防止药物不良反应。

2）皮质类固醇：用于减轻中毒症状、抑制炎症反应、减轻脑水肿、抑制纤维化，可用地塞米松或氢化可的松等。

3）对症治疗：降颅压、解痉、抗感染等。

（5）预后：与患者的年龄、病情轻重、治疗是否及时彻底有关。部分患者预后较差，甚至死亡。

2. 饮食指导　提供高蛋白、高热量、高维生素、易消化吸收的食物，每天摄入鱼、肉、蛋、奶等优质蛋白，多食新鲜的蔬菜、水果，补充维生素。保证水分的摄入。

3. 用药指导　如下所述。

（1）使用抗结核药物时要遵医嘱正确用药：早期、足量、联合、全程、顿服是治疗本病的关键。药物不良反应较多，如使用异烟肼时需补充维生素 B6 以预防周围神经病；使用利福平、异烟肼、吡嗪酰胺时需监测肝酶水平，及时发现肝脏损伤；使用链霉素时定期进行听力检测，及时应对前庭毒性症状。

（2）使用皮质类固醇药物时：观察用药效果，合理用药，减少不良反应的发生。

（3）应用脱水、降颅压药物时注意电解质的变化，保证水分的摄入；使用解痉、抗感染等药物时给予相应的护理，如注意观察生命体征的变化等。

4. 日常生活指导　如下所述。

（1）指导患者注意调理，合理休息，生活规律，增强抵抗疾病的能力，促进身体康复。

（2）减少外界环境不良刺激，注意气候变化，预防感冒发生。

（3）保持情绪平稳，积极配合治疗，树立战胜疾病的信心。

（三）循证护理

结核性脑膜炎早期出现头痛、双目凝视、精神呆滞、畏光；中期出现脑膜刺激征、颅内压高、呕吐（以喷射性呕吐为主）、嗜睡；晚期出现失明、昏睡、呼吸不规则、抽搐，危重时发生脑疝而死亡的临床特点。研究表明，严密观察患者的病情变化，针对性地做好一般护理、病情观察、康复护理、饮食护理、用药护理、心理护理、康复护理和健康教育，对结核性脑膜炎患者的康复起到重要的作用。

（张　温）

第二节　中枢神经系统脱髓鞘疾病

中枢神经系统脱髓鞘疾病是一组脑和脊髓以神经髓鞘脱失为主，神经细胞及其轴突为特征的疾病，包括遗传性和获得性两大类。中枢神经系统的髓鞘是由少突胶质细胞的片状突起包绕髓神经纤维轴突而形成的脂质细胞膜，它具有保护轴索、帮助传导神经冲动和绝缘等作用。遗传性脱髓鞘疾病主要指脑白质营养不良，是由于髓鞘形成缺陷而引起神经髓鞘磷脂代谢紊乱。获得性中枢神经系统脱髓鞘疾病又可分为原发性免疫介导的炎性脱髓鞘病和继发于其他疾病的脱髓鞘病。

一、多发性硬化患者的护理

多发性硬化（MS）是以中枢神经系统白质炎性脱髓鞘病变为主要特点的自身免疫疾病。本病多发于青壮年，女性多于男性，临床多见亚急性起病，其特点为时间上的多发性（即反复缓解、复发的病程）和空间上的多发性（即病变部位的多发）。临床症状和体征多种多样，可有肢体无力、感觉异常、眼部症状、共济失调、发作性症状、精神症状等临床表现。本病越远离赤道，发病率越高，我国属于低发病区，约为 5/10 万。

（一）专科护理

1. 护理要点　患者病情反复发作，临床表现多种多样，观察患者有无运动障碍、感觉障碍、眼部症状、精神症状、膀胱功能障碍等，根据患者的疾病特点进行有的放矢的护理。做好患者安全防护，给予营养支持，加强各项基础护理工作，关注患者的心理问题。

2. 主要护理问题　如下所述。

（1）生活自理缺陷：与肢体无力、共济失调或视觉、触觉障碍等有关。

（2）尿潴留/尿失禁：与膀胱反射功能障碍有关。

（3）排便异常：与自主神经功能障碍有关。

（4）有感染的危险：与免疫功能低下、机体抵抗力降低有关。

（5）预感性悲哀：与疾病多次缓解复发、神经功能缺损有关。

（6）知识缺乏：缺乏本病的相关知识。

3. 护理措施　如下所述。

（1）一般护理

1）环境：病室环境安静舒适，光线明暗适宜，物品摆放合理，呼叫器置于伸手可及处，餐具、便器、纸巾等可随时取用；床铺设有护栏、床档；地面平整无障碍物，防湿、防滑；走廊、卫生间等设置扶手；必要时配备轮椅等辅助器具。

2）活动与休息：协助患者取舒适体位，自行变换体位困难者给予定时翻身，并注意保暖，肢体运动障碍的患者，应保持肢体的功能位，指导患者进行主动运动或被动运动。活动时注意劳逸结合，避免活动过度。

3）生活护理：鼓励患者做力所能及的事情，协助患者洗漱、进食、穿脱衣物和如厕，做好安全防护。感觉障碍的患者，避免高温和过冷刺激，防止烫伤、冻伤的发生。

4）饮食护理：保证患者每日的热量摄入，给予高蛋白、低糖、低脂，易消化吸收的清淡食物。食物富含纤维素，以促进肠蠕动，达到预防或缓解便秘的作用。吞咽障碍的患者可给予半流食或流食，必要时给予鼻饲饮食或肠外高营养，并做好相关护理。

（2）用药护理：指导患者了解常用药物及用法、不良反应及注意事项等。

1）皮质类固醇：急性发作时的首选药物，目的是抗感染和免疫调节，常用药物有甲泼尼龙和泼尼松。大剂量短程疗法时，监测血钾、血钠、血钙，防止电解质紊乱，长期应用不能预防复发，且不良反应严重。

2）β-干扰素：具有免疫调节作用。常见不良反应为流感样症状，部分药物可出现注射部位红肿及疼痛，严重时出现肝功能损害、过敏反应等。注意观察注射部位有无红肿、疼痛等不良反应。

3）免疫球蛋白：降低复发率。常见的不良反应有发热、面红，偶有肾衰竭、无菌性脑膜炎等不良反应发生。

4）免疫抑制剂：多用于继发进展型多发性硬化，主要不良反应有白细胞减少、胃肠道反应、皮疹等。

（3）心理护理：因疾病反复发作，且进行性加重，患者易出现焦虑、抑郁、恐惧等心理障碍，护士应加强与患者沟通，了解其心理状态，取得信赖，帮助患者树立战胜疾病的信心。

（4）对症护理

1）感染：患者出现高热、肺炎等并发症时，严密监测病情变化，采取降温措施，注意休息，保证足够的热量和液体摄入，必要时吸氧。

2）排泄功能：保持患者大小便通畅。便秘患者，指导其进食富含纤维素的食物，适量增加饮水量，顺时针按摩腹部，促进肠蠕动，必要时遵医嘱给予缓泻剂或灌肠。评估患者有无排尿异常，尿失禁患者可遵医嘱给予留置导尿，尿潴留患者可采用听流水声、按摩腹部、热敷等方法促进排尿，若效果不佳，可遵医嘱给予留置导尿，观察并记录尿液的颜色、性质和量，严格无菌操作，加强会阴护理，预防感染。

3）压疮：做好皮肤护理，保持皮肤清洁干燥，定时协助更换体位，强患者的全身营养状态。

4）视力障碍：提供安静、方便的病室环境，灯光强度适宜，减少眼部刺激，生活用品放置于随手可及处。

（二）健康指导

1. 疾病知识指导　如下所述。

（1）流行病学：本病好发于北半球的温带和寒带地区，多发于青壮年，女性稍多，与西方国家相比我国急性多发性硬化较多。

（2）主要原因：病因目前尚不完全清楚，目前认为可能与免疫反应、病毒感染、遗传因素及环境因素等有关。

（3）主要症状：病程中症状发作与缓解是本病的重要特点，复发次数可达数十次，每次复发后易残留部分症状和体征，病情逐渐加重。部分患者为进展型，无明显缓解期。病变累及视神经、脊髓、脑干、小脑或大脑半球白质时，可出现多样的临床症状，如运动障碍、感觉障碍、视觉障碍、膀胱功能障碍、构音障碍、疼痛、精神症状等。核间性眼肌麻痹和旋转性眼球震颤为高度提示本病的体征。

（4）常用检查项目：脑脊液检查、电生理检查、头 CT 检查、头 MRI 检查。

（5）治疗：在急性期首选皮质类固醇治疗，进展型多发性硬化可使用免疫抑制剂。缓解期为预防复发和治疗残留症状，可采用β-干扰素疗法和免疫球蛋白输注。出现运动障碍、尿便异常、精神障碍等症状时对症治疗。

（6）预后：多数患者呈缓解-复发病程，在数月或数年内死亡；部分患者复发次数不多或在首次发作后完全缓解，预后较好；个别患者病情发展快，初次发病即死亡。

2. 日常生活指导　鼓励患者做力所能及的事情，适当进行体育锻炼，通过良好的膳食增进营养，避免疲劳、感冒、感染、发热、妊娠、分娩、拔牙、冷热刺激等因素引起复发。

3. 饮食指导　如下所述。

（1）改变不良的饮食习惯：进食高蛋白、低糖、低脂、易消化吸收的清淡食物，保障液体的摄入。多食新鲜的蔬菜、水果及富含维生素的食物，促进肠蠕动，预防便秘发生。

（2）吞咽障碍的患者给予半流食或流食：预防呛咳及窒息的发生，必要时遵医嘱给予留置胃管，保障营养的摄入，并做好相关护理。

4. 用药指导　如下所述。

（1）应用皮质类固醇药物时显效较快：常见的不良反应有电解质紊乱、向心性肥胖、胃肠道不适、骨质疏松等。定期测量血压、监测血糖、离子变化，做好皮肤及口腔护理。应用免疫抑制剂时，常见白细胞减少、胃肠道反应、肝肾功能损害、出血性膀胱炎等不良反应。

（2）按时服用口服药：皮质类固醇药物不能突然减药、加药，擅自停药，防止发生"反跳现象"，引起病情波动。

（3）静脉输液时根据病情和药物性质调节滴速，密切观察患者的病情变化，如有异常及时报告医生，并做好相关记录。

5. 照顾者指导　与家属做好沟通，因患者的病情反复发作，容易出现焦虑、抑郁、厌世等情绪，家属应配合医务人员，共同给予关爱和支持。

6. 预防复发　如下所述。

（1）避免感冒、疲劳、手术、感染、体温升高、拔牙等诱因。

（2）遵医嘱正确用药，定期复诊。

（3）生活规律、适当进行体育锻炼，注意营养均衡，增强抵抗力。

（4）女性患者首次发作后 2 年内避免妊娠。

（三）循证护理

由于多发性硬化的主要临床特点呈时间上的多发性和空间上的多发性，临床中尚没有行之有效的方法可以治愈。多发性硬化的护理与康复治疗是神经科护理研究的重点。通过对多发性硬化患者的护理与康复治疗进行研究，结果表明多发性硬化患者在系统性的整体护理下可以大大提高生活质量及独立能力。将一般护理、心理护理与健康教育相结合，对患者的功能障碍给予及时、积极的康复治疗，可以减轻患者疾病导致的痛苦并增强康复效果，提高其生存质量。护士是与患者及其家庭的直接接触者，在患者及其家庭、医生及相关医疗工作者之间起着至关重要的纽带作用。多发性硬化的护理需要通过患者及其家庭和护士之间的合作，来提高患者自我护理的能力。

二、视神经脊髓炎患者的护理

视神经脊髓炎（NMO）是一种视神经和脊髓同时或相继受累的急性或亚急性起病的炎性脱髓鞘疾病。表现为视神经炎以及脊髓炎，该病由 Devic 首次描述，又称 Devic 病或 Devic 综合征，有学者认为视神经脊髓炎是多发性硬化的一个变异型。本病多发于青壮年，男女均可罹患。

（一）专科护理

1. 护理要点　急性期注意观察患者的视力变化，做好眼部的护理，防止用眼过度，满足患者的基本生活需要，做好安全防护。脊髓损害时根据病变部位的不同，观察患者有无肢体瘫痪、麻木、痉挛、皮肤营养障碍、膀胱功能障碍等。患者出现截瘫时密切观察病变平面的变化，保持患者呼吸道通畅，患者出现呼吸困难、吞咽困难时及时给予相应的护理措施。

2. 主要护理问题　如下所述。

（1）生活自理缺陷：与视力丧失或截瘫等有关。

（2）感知改变：与视觉和视神经损伤有关。

（3）有受伤害的危险：与短时间内失明或截瘫有关。

（4）知识缺乏：缺乏本病的相关知识。

3. 护理措施　如下所述。

（1）一般护理

1）环境：病室环境安静，光线明暗适宜，床铺设有床档，地面无障碍物，去除门槛。床单位清洁、干燥、无渣屑，生活必需品置于伸手可及处。

2）生活护理：满足患者的基本需要，协助患者清洁卫生，预防感染。卧床的患者给予气垫床保护皮肤，指导或协助患者取舒适体位，保持肢体功能位，定时更换体位，防止压疮的发生。协助患者被动运动，防止肌肉萎缩。视力部分或全部丧失时做好眼部保护，防止并发症。

3）饮食护理：给予高蛋白、高维生素、易消化吸收的饮食，多食蔬菜、水果及富含纤维素的食物，保证热量与水分的摄入，预防便秘的发生。

4）病情观察：急性起病时视力可在数小时或数日内丧失，注意评估患者的视力变化，有无疼痛、视神经盘水肿、视神经萎缩。出现截瘫时，病变平面是否上升，有无尿潴留、尿失禁等自主神经症状。

（2）用药护理：指导患者了解常用药物、用法、不良反应及注意事项等。首选药物为大剂量皮质类固醇，如甲泼尼龙或地塞米松冲击疗法，使用时严密观察不良反应，如继发感染，血压、血糖、尿糖的变化等。

（3）心理护理：因视力部分或全部丧失，可出现焦虑、急躁等情绪，告知患者本病多数患者视力在数日或数周后可恢复，要积极配合治疗；出现运动、感觉及自主神经功能损害时，应稳定患者的情绪，帮助患者树立战胜疾病的信心。

（4）康复护理

1）急性期康复：保持良好的肢体功能位置，协助被动运动和按摩，促进血液循环，防止关节畸形和肌肉萎缩，定时更换体位，预防压疮的发生。

2）恢复期康复：根据患者的病情，制订恢复期康复计划，由易入难，循序渐进，如翻身训练、坐起训练、转移训练、站立训练、步行训练等。

（二）健康指导

1. 疾病知识指导　如下所述。

（1）流行病学：本病在我国多见，男女均可发病，女性稍多，多见于 20～40 岁，一般急性或亚急性起病。

（2）形成的主要原因：病因及发病机制目前尚不完全清楚，可能是多发性硬化的一种临床亚型或临床上的一个阶段。

（3）主要症状：起病前可有上呼吸道或消化道的感染史，少数患者有低热、头痛、咽痛、周身不适等前驱症状，同时或相继出现视神经损害及脊髓损害。在短时间内连续出现较严重的视神经炎和脊髓炎预示为单相病程，也可有缓解-复发，多数复发病程间隔期为5个月左右。

1）视神经损害表现：为视神经炎及球后视神经炎，双眼同时或先后受累。急性起病时，受累侧眼数小时或数日内视力部分或完全丧失，伴眼球胀痛。视神经炎眼底检查可见早期有视神经盘水肿，晚期有视神经萎缩；球后视神经炎眼底检查可见早期眼底正常，晚期视神经萎缩。大部分患者视力可在数日或数周后有显著恢复。

2）脊髓损害表现：临床常表现为播散性脊髓炎，体征呈不对称和不完全性。首发症状为肢体麻木、肩痛或背痛，继而出现截瘫或四肢瘫，感觉障碍等。自主神经损害时可出现尿便异常、皮肤营养障碍等。

（4）常用检查项目：脑脊液检查、诱发电位、MRI检查等。

（5）治疗：首选皮质类固醇治疗，大剂量冲击疗法，再改为口服逐渐减量至停药。皮质类固醇治疗无效时，可用血浆置换来改善症状。出现运动、感觉和自主神经功能障碍时对症治疗。

（6）预后：多因连续发作而加剧，预后与脊髓炎的严重程度及并发症有关。

2. 日常生活指导　进行功能锻炼的同时，保证足够的休息，劳逸结合。鼓励患者保持情绪平稳，防止感冒、外伤、疲劳等诱发因素，加强营养，增强机体抵抗力。

3. 用药指导　对药物的使用进行详细的指导，做好药物不良反应与病情变化的区分。应用皮质类固醇药物时注意观察药物效果及不良反应。口服给药时，按时服用，不能擅自减量、加量，甚至停药，防止"反跳现象"的发生。

4. 饮食指导　保持营养均衡，保证热量与水分的摄入，多食新鲜的蔬菜和水果，减少并发症的发生。

5. 预防复发　遵医嘱正确用药，定期门诊复查，预防各类诱发因素的发生，适量运动，如出现病情变化及时就诊。

三、急性播散性脑脊髓炎患者的护理

急性播散性脑脊髓炎（ADEM）是一种广泛累及中枢神经系统白质的急性炎症性脱髓鞘疾病，通常发生在感染、出疹或疫苗接种后，故又被称为感染后、出疹后、疫苗接种后脑脊髓炎，主要病理特点为多灶性或弥漫性脱髓鞘。好发于儿童及青壮年，无季节性，散发病例多见，通常为单项病程。

急性出血性白质脑炎（AHLE）被认为是急性播散性脑脊髓炎的暴发型，起病急骤，病情凶险，死亡率较高。

（一）专科护理

1. 护理要点　监测患者的生命体征，密切观察患者瞳孔、意识的变化，患者有无痫性发作、脑膜刺激征、脑疝等的发生。急性期特别关注患者有无呼吸肌麻痹，保持呼吸道通畅，维持生命功能，加强安全护理，避免患者受伤。

2. 主要护理问题　如下所述。

（1）急性意识障碍：与大脑功能受损有关。

（2）体温过高：与感染、免疫反应等有关。

（3）低效性呼吸型态：与呼吸肌麻痹有关。

（4）有皮肤完整性受损的危险：与脊髓受累所致瘫痪有关。

（5）躯体活动障碍：与脊髓受累所致瘫痪有关。

3. 护理措施　如下所述。

（1）一般护理

1）生活护理：急性期指导患者卧床休息，保持病室安静。满足患者的生理需要，做好各项清洁卫生工作，如皮肤的护理、头发的护理、口腔护理、会阴护理等。

2）饮食护理：给予高蛋白、高维生素，易消化吸收的食物，保证水分的摄入。患者不能经口进食时，给予肠外营养或留置胃管，并做好相关护理工作。

3）病情观察：密切观察患者的意识、瞳孔及生命体征变化并详细记录。出现病情变化时及时报告医生，并配合抢救。

（2）发热的护理

1）针对病因进行药物治疗。

2）物理降温：给予酒精、温水擦浴等，局部使用冰帽、冰袋、冰槽等降温，小心谨慎，防止冻伤发生。

3）适量增加液体摄入。

4）注意保暖。

5）监测体温。

（3）用药护理

1）使用肾上腺皮质类固醇药物时，早期、足量、短程、合理使用，注意观察用药效果及不良反应。

2）使用免疫抑制剂时易出现白细胞减少、胃肠道反应、肝肾功能损害等不良反应。用药期间需严密观察，监测血常规及肝肾功能。

3）保持水、电解质及酸碱平衡。

（4）心理护理：及时了解患者的心理状况，关心体贴患者，树立信心，取得患者的信任与配合。

（5）安全护理

1）意识障碍或躯体移动障碍的患者给予床档保护。

2）患者出现痫性发作时要尽快控制发作，遵医嘱正确用药，保持呼吸道通畅，维持生命功能，预防外伤及其他并发症的发生。

（6）呼吸肌麻痹的护理：给予持续吸氧。保持呼吸道通畅，勤翻身、叩背，及时清理口鼻分泌物，鼓励患者深呼吸及有效咳嗽。出现呼吸困难、动脉血氧饱和度下降或血气分析指标改变时要及时报告医生，必要时遵医嘱给予机械通气，根据患者的病情实施面罩吸氧、气管插管、气管切开等措施。

（二）健康指导

1. 疾病知识指导　如下所述。

（1）流行病学：本病好发于儿童及青壮年，散发病例多见，四季均可发病，男女发病率差异不大。

（2）形成的主要原因：发病机制尚不清楚，可能与感染、疫苗接种或某些药物所引起的免疫反应有关。

（3）主要症状：多在感染或疫苗接种后1～2周急性起病，突然出现高热、头痛、呕吐、癫痫发作、意识障碍等，脊髓受损平面以下的截瘫或四肢瘫；急性出血性白质脑炎起病呈暴发式，表现为高热、头痛、意识障碍进行性加重、精神异常、瘫痪等，症状和体征迅速发展，死亡率高。

（4）常用检查项目：血常规、血沉、脑脊液、脑电图、肌电图、CT检查、MRI检查等。

（5）急性播散性脑脊髓炎的治疗：早期使用肾上腺皮质类固醇，抑制炎症脱髓鞘，减轻脑和脊髓的充血和水肿，保护血脑屏障。无效者考虑使用血浆置换和免疫球蛋白。部分治疗效果不明显的患者使用免疫抑制剂。

（6）急性播散性脊髓炎的预后：大多数患者可明显恢复，预后与发病诱因及病情的严重程度有关，部分患者遗留有功能障碍。急性出血性白质脑炎死亡率高。

2. 用药指导　如下所述。

（1）使用肾上腺皮质类固醇药物时，早期、足量、短程治疗，合理用药，减少不良反应。密切观察药物效果，减量过程中，注意药物剂量的变化。

（2）口服药按时服用：不要根据自己感受减药、加药，忘记服药或在下次服药时补上忘记的药量会导致病情波动；不能擅自停药，以免造成"反跳"现象。

3. 日常生活指导　指导患者自我护理的方法，提高患者的自理能力，满足患者的各项生理需求。定时更改体位，防止皮肤破损。深呼吸、有效咳嗽，勤翻身、叩背、吸痰，防止肺感染。保障营养摄入，促进疾病康复。

（三）循证护理

急性脊髓炎发病急，病变水平以下的运动、感觉神经功能障碍，多伴有多种并发症。尤其以颈段性和上升性脊髓炎危害更严重，威胁青壮年的健康和生存质量。通过对 29 例急性脊髓炎患者的病情进行有针对性的观察并积极采取预见性的护理措施，能使并发症的发生明显降低，并提高抢救成功率。结论证明进行针对性的观察病情及采取预见性的护理措施在积极预防并发症，降低致残率、病死率，提高疗效，减轻疾病所致痛苦等方面有着至关重要的作用。

（张　温）

第三节　脑血管疾病

脑血管疾病（cerebrovascular disease，CVD）是指在脑血管病变或血流障碍的基础上发生的局限性或弥漫性脑功能障碍，依据神经功能缺失持续时间，将不足 24 小时者称短暂性脑缺血发作，超过 24 小时者称脑卒中。脑卒中（stroke）是脑血管疾病的主要临床类型，以突然发病、迅速出现局限性或弥漫性脑功能缺损为临床特征。脑卒中可分为缺血性卒中和出血性卒中，前者又称为脑梗死，包括脑血栓形成和脑栓塞；后者包括脑出血和蛛网膜下隙出血。我国卒中发病率为（120～180）/10 万，2008 年卫生部公布的全国死因调查，脑卒中已成为第一致死原因。

引起脑血管疾病的病因较多，有血管壁病变（以动脉粥样硬化为最常见）、血液成分及血液流变学异常（如血液黏滞度增高、凝血机制异常）、心脏病和血流动力学改变（如血压的急骤波动、心瓣膜病、心房颤动）等。脑血管疾病的危险因素分为两类：一类是无法干预的因素，如年龄、性别、种族和遗传因素等；另一类是可干预的因素，其中高血压是最重要的独立危险因素，糖尿病、吸烟、酗酒是脑血管疾病发病重要的危险因素，高脂血症、心脏病、肥胖、口服避孕药、饮食因素（盐、含饱和脂肪酸动物油的食用量）等也与脑血管疾病的发病有关。

一、短暂性脑缺血发作

短暂性脑缺血发作（transient ischemic attack，TIA）是由颅内动脉病变致脑动脉一过性供血不足引起的脑或视网膜短暂性、局灶性功能障碍。发作一般持续 10～15 分钟，多在 1 小时内恢复，最长不超过 24 小时。TIA 好发于中老年人，男性多于女性，其发病与高血压、动脉粥样硬化、糖尿病、血液成分改变及血流动力学变化等多种因素有关。

（一）护理评估

1. 健康史　询问患者有无动脉粥样硬化、高血压、心脏病、糖尿病、高脂血症、颈椎病及严重贫血等病史；发病前有无血压明显升高、急性血压过低、急剧的头部转动和颈部伸屈及严重失水等血流动力学改变的情况。

2. 身体状况　多突然起病，迅速出现局灶性脑或视网膜功能障碍。历时短暂，多在 1 小时内恢复，最长不超过 24 小时。可反复发作，每次发作症状相似，不留后遗症。

（1）颈内动脉系统短暂性脑缺血发作：常见症状为病变对侧发作性单瘫、轻偏瘫、对侧面部轻瘫，可伴有对侧偏身感觉障碍和对侧同向性偏盲。颈内动脉分支眼动脉缺血时，病变侧单眼一过性黑矇或失明，为特征性症状。优势半球缺血时可有失语和失用。

（2）椎－基底动脉系统短暂性脑缺血发作：常见症状有眩晕、呕吐及平衡障碍，眼球运动异常和复视。特征性症状为跌倒发作（患者转头或仰头时下肢突然失去张力而跌倒，无意识丧失，可很快自

— 126 —

行站起）、短暂性全面性遗忘（发作性短时间记忆丧失，持续数分钟至数十分钟）和双眼视力障碍发作。还可出现吞咽困难、构音障碍、共济失调、交叉性瘫痪等。

3. 心理-社会状况　因突然发病或反复发作，常使患者产生紧张、焦虑和恐惧；部分患者因缺乏相关知识而麻痹大意。

4. 辅助检查　头颅 CT 或 MRI 检查多正常；数字减影血管造影（DSA）及彩色经颅多普勒（TCD）可见动脉狭窄；血脂、血液流变学检查，可发现血黏度增高及血小板聚集性增加。

5. 治疗要点　治疗原则是去除病因和诱因，减少及预防复发，保护脑功能。药物治疗多采用抗血小板聚集药：阿司匹林、氯吡格雷和双嘧达莫；抗凝药物：肝素、低分子肝素和华法林等；可根据患者病情选用扩容、溶栓、降纤酶治疗或应用活血化瘀性中药制剂。必要时行颈动脉内膜切除术（CEA）或颈动脉血管成形和支架植入术（CAS）。

（二）常见护理诊断/问题

1. 有跌倒的危险　与突发眩晕、平衡失调及一过性失明等有关。
2. 潜在并发症　脑卒中。
3. 知识缺乏　缺乏疾病的防治知识。

（三）护理措施

1. 一般护理　发作时卧床休息，枕头不宜太高（以 15°~20° 为宜），以免影响头部的血液供应；头部转动时应缓慢且幅度不要太大；频繁发作的患者应避免重体力劳动，必要时如厕、沐浴及外出活动时应有家人陪伴。

2. 病情观察　频繁发作的患者应注意观察和记录每次发作的持续时间、间隔时间和伴随症状，警惕缺血性脑卒中的发生。

3. 用药护理　遵医嘱应用抗血小板聚集药阿司匹林或氯吡格雷，主要不良反应有恶心、腹痛、腹泻和皮疹，偶可出现可逆性粒细胞减少，应定期监测血常规与凝血机制。抗凝药首选肝素，用药过程中应观察有无出血倾向，有消化性溃疡和严重高血压者禁用。

4. 心理护理　安慰患者，向患者解释病情，使其了解本病治疗与预后的关系，消除患者紧张和恐惧心理；又要强调本病的危害性，帮助患者建立良好的生活习惯，积极配合治疗与护理。

5. 健康指导　如下所述。

（1）疾病知识指导：说明积极治疗病因，避免危险因素的重要性；介绍吸烟、酗酒、肥胖及饮食因素与脑血管病的关系；对频繁发作的患者应尽量减少独处时间，避免发生意外。

（2）饮食指导：选择低盐、低糖、低脂、丰富维生素及少刺激性食物，少摄入糖类及甜食，忌食辛辣、油炸食物，戒烟限酒。

（3）用药指导：告知患者按医嘱坚持长期服用抗血小板聚集药物，定期复查凝血常规。

二、脑梗死

脑梗死（cerebral infarction，CI）是指因脑部血液循环障碍，缺血、缺氧所致的局限性脑组织的缺血性坏死或软化，又称缺血性脑卒中。临床最常见的类型为脑血栓形成（cerebral thrombosis，CT）和脑栓塞（cerebral embolism）。

脑血栓形成是脑血管疾病中最常见的一种，是在脑动脉主干或分支发生动脉粥样硬化的基础上，管腔狭窄、闭塞，形成血栓，引起局部脑组织血流中断，导致脑组织缺血、缺血性坏死，出现相应的神经系统症状和体征。脑血栓可形成于颈内动脉和椎-基底动脉系统的任何部位，以动脉分叉处多见。最常见最基本的病因为脑动脉粥样硬化，常伴高血压。高血压与动脉粥样硬化互为因果，糖尿病和高脂血症等也可加速动脉粥样硬化进程。在睡眠、失水、心力衰竭、心律失常等情况下，心排血量减少、血压下降、血流缓慢及血液黏稠度增加，易致血栓形成。

脑栓塞是指血液中的各种栓子随血流进入颅内动脉系统，使血管腔急性闭塞，引起相应供血区的脑组织缺血坏死，出现局灶性神经功能缺损的症状。脑栓塞栓子来源可分为心源性（心房颤动时附壁血栓脱落多见）、非心源性（动脉粥样硬化斑块脱落多见）和来源不明性栓子三大类，最常见的原因是心源性栓子，占脑栓塞的60%~75%。

（一）护理评估

1. 健康史　了解患者有无动脉粥样硬化、高血压、高脂血症、糖尿病及短暂性脑缺血发作病史；有无风湿性心脏瓣膜病、感染性心内膜炎及心肌梗死等病史；有无心脏手术、长骨骨折、血管内介入治疗等病史；发病前有无失水、大出血、心力衰竭及心律失常等诱因；是否长期摄入高钠、高脂饮食，有无烟酒嗜好；有无脑卒中家族史。

2. 身体状况　如下所述。

（1）脑血栓形成

1）好发于中老年人，发病前可有头昏、头痛、肢体麻木无力等前驱症状，部分患者发病前有短暂性脑缺血发作病史。

2）常在安静状态下或睡眠中发病，次日早晨醒来时可发现一侧肢体瘫痪、失语、偏身感觉障碍；多数患者意识清楚，少数患者可有不同程度的意识障碍；起病缓慢，病情多在几小时或1~2天内发展达到高峰；病情轻者经治疗在短期内缓解，重者病情进展快，可出现昏迷、颅内压增高等并发症，甚至死亡。

3）神经系统表现：视病变部位和病变范围而定，常为各种类型的瘫痪、感觉障碍、吞咽困难及失语等。

（2）脑栓塞：可发生于任何年龄，以青壮年多见。多在活动中急骤发病，无前驱症状，为脑血管病中起病最快的一种。意识障碍常较轻且很快恢复，神经系统局灶表现与脑血栓形成相似，严重者可突然昏迷、全身抽搐，可因脑水肿或颅内压增高，继发脑疝而死亡。部分患者可伴有肾、脾、肠、肢体及视网膜等血管栓塞的表现。

3. 心理-社会状况　发病后患者由于瘫痪、生活自理缺陷影响工作及生活；家庭、社会支持不足，影响患者的心理状况，常出现自卑、消极或急躁心理。

4. 辅助检查　如下所述。

（1）实验室检查：血常规、血糖、血脂及血液流变学检查有助于明确病因。

（2）腰椎穿刺脑脊液检查：脑脊液检查正常。

（3）影像学检查：头颅CT是最常用的检查，多数病例于发病24小时后逐渐显示低密度梗死灶；头颅MRI可显示早期（发病2小时内）的小梗死灶；数字减影血管造影（DSA）及经颅多普勒（TCD）可见动脉狭窄、闭塞，其中DSA是脑血管病变检查的金标准；TCD可发现颈动脉及颈内动脉的狭窄、动脉硬化斑块或血栓形成；部分患者超声心动图检查可发现心腔内附壁血栓。

5. 治疗要点　如下所述。

（1）脑血栓形成：急性期治疗原则为超早期、个体化及整体化治疗。急性期治疗以溶栓治疗为主，结合抗血小板聚集、抗凝及脑细胞保护，酌情进行防治脑水肿、调整血压、降低颅内压等对症治疗；必要时紧急进行血管内取栓、颈动脉血管成形和支架植入术（CAS）等血管内治疗。溶栓治疗应在发病后6小时内进行，尽快恢复缺血区的血液供应。急性期患者血压应维持于较平时稍高水平，以保证脑部灌注，病后、24~48小时血压过高（收缩压>200mmHg、舒张压>110mmHg）时，首选对脑血管影响较小的药物。恢复期治疗原则为促进神经功能恢复。

（2）脑栓塞：原则上与脑血栓形成相同。积极治疗原发病，消除栓子来源，防止复发，是防治脑栓塞的重要环节。感染性栓塞应用抗生素，禁用溶栓抗凝治疗；脂肪栓塞采用肝素、5%碳酸氢钠及脂溶剂；心律失常者予以纠正；空气栓塞者指导患者头低左侧卧位，进行高压氧舱治疗。

（二）常见护理诊断、问题

1. 躯体活动障碍　与脑细胞或锥体束缺血、软化及坏死导致偏瘫有关。

2. 语言沟通障碍 与语言中枢损害有关。

3. 吞咽障碍 与意识不清或延髓麻痹有关。

4. 有失用综合征的危险 与意识障碍、偏瘫所致长期卧床有关。

5. 焦虑 与肢体瘫痪、感觉障碍、语言沟通困难等影响工作和生活，或家庭照顾不周及社会支持差有关。

（三）护理目标

患者掌握康复训练方法，躯体活动能力逐渐增强；能采取各种沟通方式表达自己的需要；能安全进食，保证营养成分的摄入；无压疮、感染、肢体失用性萎缩和关节挛缩畸形等发生；情绪稳定，能积极配合治疗和护理。

（四）护理措施

1. 一般护理 急性期患者卧床休息，取平卧位，保持肢体良好位置，抑制患肢痉挛。遵医嘱给予氧气吸入。头部禁用冷敷，以免脑血管收缩导致血流缓慢，而使脑血流量减少。为患者提供低盐、低糖、低脂、丰富维生素及足量纤维素的无刺激性饮食，防止误吸发生。保持大便通畅。病情稳定后指导并协助患者用健肢穿脱衣服、洗漱、进食及大小便等生活自理活动。

2. 病情观察 定时监测患者生命体征、意识状态及瞳孔变化，注意是否出现血压过高或过低的情况；观察患者神经系统表现，及时发现有无脑缺血加重征象及颅内压增高的症状，发现异常及时报告医生并协助处理。

3. 对症护理 如下所述。

（1）偏瘫、感觉障碍：注意保持瘫痪肢体功能位，防止关节变形，及早开始肢体功能锻炼，避免损伤并给予其他相应护理。

（2）吞咽障碍：①观察患者能否自口腔进食，饮水有无呛咳，了解患者进食不同稠度食物的吞咽情况，进食量及速度。②鼓励能吞咽的患者自行进食，选择营养丰富易消化的食物，将食物调成糊状使其易于形成食团便于吞咽，避免粗糙、干硬及辛辣的刺激性食物，少量多餐。③进食时患者取坐位或健侧卧位，将食物送至口腔健侧的舌根部，以利于吞咽；吞咽困难患者避免使用吸水管；进食后应保持坐位 30～60 分钟。④床旁备齐吸引装置，一旦发生误吸应立即清除口鼻分泌物和呕吐物，保持呼吸道通畅。⑤不能进食的患者，遵医嘱鼻饲，告知患者或家属鼻饲饮食的原则、方法及注意事项。

4. 用药护理 如下所述。

（1）溶栓抗凝药物：严格掌握用药剂量，用药前后监测出凝血时间、凝血酶原时间；密切观察患者意识、血压变化，有无牙龈出血、黑粪等出血征象。如患者原有症状加重，或出现严重头痛、恶心呕吐、血压增高、脉搏减慢等应考虑继发颅内出血。应立即报告医生，遵医嘱立即停用溶栓和抗凝药物，积极协助头颅 CT 检查。

（2）低分子右旋糖酐：用药前做皮试，部分患者用后可出现发热、皮疹甚至过敏性休克等，应密切观察。

（3）脱水剂：20% 甘露醇快速静脉滴注，记录 24 小时出入液量，定期复查尿常规、肾功能及电解质。肾功能不全者可改用呋塞米静脉推注，注意监测电解质。

（4）钙通道阻滞剂：可有头部胀痛、颜面部发红、血压下降等不良反应，应调整输液速度，监测血压变化。

5. 心理护理 向患者解释病情，帮助患者正视现实，说明积极配合治疗和护理有助于病情恢复和改善预后；鼓励患者主动获取维持健康的知识，积极参与生活自理；充分利用家庭和社会的力量关心患者，消除患者思想顾虑，树立战胜疾病的信心。

6. 健康指导 如下所述。

（1）疾病知识指导：向患者和家属介绍本病的基本知识，告知本病的早期症状及就诊时机，说明积极治疗原发病、去除诱因是防止脑梗死的重要环节。教会患者康复训练的基本方法，通过感觉、运动及言语功能等训练，促进神经功能恢复，重视心理康复，逐步达到职业康复和社会康复。遵医嘱正确服用降压、降糖和降血脂药物，定期复查，若出现头晕、肢体麻木等脑血栓前驱症状或短暂性脑缺血发作表现，应及时就诊。

（2）生活方式指导：指导患者选择低盐、低脂、充足蛋白质和丰富维生素的饮食，多食新鲜蔬菜、水果、豆类及鱼类，少吃甜食，限制动物油和钠盐摄入，忌辛辣油炸食品，戒烟限酒。生活起居要有规律，平时保持适量体力活动。告知老年人晨醒后不要急于起床，最好安静平卧10分钟后缓慢起床，改变体位动作要慢，转头不宜过猛，洗澡时间不要过长、水温不要过高，以防发生体位性低血压。

（五）护理评价

患者能否掌握康复训练方法，躯体活动能力是否逐渐增强；是否能主动与人交谈，语言、沟通能力是否改善；能否安全进食，进食过程中有无呛咳，营养状况是否得到改善；基本生活是否能自理；焦虑是否减轻或消失。

三、脑出血

脑出血（intracerebral hemorrhage，ICH）系指非外伤性脑实质内出血，多在活动状态下突然发病，发病前多无先兆。脑出血占全部脑卒中的20%～30%，急性期病死率为30%～40%。好发于50岁以上的人群，男性多于女性。

脑出血最常见的病因是高血压合并细小动脉硬化，其他还可见于动－静脉血管畸形、脑淀粉样血管病变、血液病、抗凝或溶栓治疗，常因用力活动、情绪激动等而诱发。高血压性脑出血好发部位为大脑基底节区（又称内囊区出血），此处豆纹动脉自大脑中动脉近端呈直角分出，受高压血流冲击最大，故此动脉最易破裂出血。

（一）护理评估

1. 健康史　询问患者既往有无高血压、动脉粥样硬化、先天性动脉瘤、颅内血管畸形及血液病等病史；有无家族史；是否进行降压、抗凝等治疗，目前用药情况及治疗效果；发病前有无情绪激动、精神紧张、酗酒、用力活动及排便等诱发因素；了解患者的性格特点、生活习惯和饮食结构等。

2. 身体状况　发病前多无先兆，少数有头昏、头痛、肢体麻木和口齿不清等前驱症状。多在情绪激动和活动时突然起病，常于数分钟至数小时内病情发展至高峰。发病后血压常明显升高，出现剧烈头痛，伴呕吐、偏瘫、失语、意识障碍及大小便失禁。呼吸深沉带有鼾音，重者呈潮式呼吸或不规则呼吸，临床表现因出血量及出血部位不同而异。

（1）基底节区出血：是最常见的脑出血。因病变累及内囊，患者出现典型"三偏综合征"，即病灶对侧偏瘫、偏身感觉减退和双眼对侧同向偏盲。如果出血累及优势半球常伴失语；累及下丘脑可伴持续高热、消化道出血等。出血量较大时，临床表现重，可并发脑疝，甚至死亡。

（2）脑桥出血：小量出血无意识障碍，表现为交叉性瘫痪，头和双眼转向非出血侧，呈"凝视瘫肢"状。大量出血迅速波及两侧脑桥后，患者立即昏迷，出现双侧面部和肢体瘫痪，两侧瞳孔缩小呈"针尖样"（脑桥出血的特征性表现）、中枢性高热、呼吸衰竭，多数在24～48小时内死亡。

（3）小脑出血：少量出血常表现为一侧后枕部头痛、眩晕及呕吐，病侧肢体共济失调等，无肢体瘫痪。出血量较多者发病后12～24小时内出现昏迷、双侧瞳孔缩小如针尖样、呼吸不规则等脑干受压征象，形成枕骨大孔疝而死亡。

3. 心理－社会状况　患者面对运动障碍、感觉障碍及言语障碍等残酷现实，而又不能表达自己的情感，常会出现情绪沮丧、悲观失望心理；家庭环境及经济状况欠佳，家属对患者的关心、支持程度差，患者会产生苦闷、急躁心理，对自己的生活能力和生存价值丧失信心。

4. 辅助检查

（1）影像学检查：CT检查，显示均匀高密度影像，对脑出血有确诊价值；MRI和脑血管造影能检出更细微病变。

（2）脑脊液检查：只在无 CT 检查条件，且临床无明显颅内压增高表现时进行。脑脊液压力常增高，多为血性脑脊液。

5. 治疗要点 脑出血急性期的治疗原则是脱水降颅压、调整血压、防治再出血、加强护理防止并发症。①一般治疗：卧床休息、吸氧、观察病情、对症治疗。②脱水降颅压：常选用 20% 甘露醇快速静脉滴注或呋塞米静脉注射。③调整血压：如果血压明显升高，收缩压 >200mmHg 或平均动脉压 >150mmHg，可选用温和降压药物，如硫酸镁等。④根据具体病情选用止血药物，如并发消化道出血可用奥美拉唑；伴凝血障碍者可用 6 - 氨基己酸；应用肝素并发的脑出血可选用鱼精蛋白。⑤必要时采用经皮钻孔血肿穿刺抽吸、脑室引流或开颅清除血肿等手术疗法。

（二）常见护理诊断/问题

1. 有受伤的危险 与脑出血导致脑功能损害、意识障碍有关。
2. 自理缺陷 与脑出血所致偏瘫、共济失调或医源性限制（绝对卧床）有关。
3. 有失用综合征的危险 与脑出血致意识障碍、运动障碍或长期卧床有关。
4. 潜在并发症 脑疝、消化道出血。

（三）护理目标

患者不因意识障碍而发生误吸、窒息、感染和压疮；能积极进行日常生活能力的训练，自理能力是否增加；无肢体失用性萎缩和关节挛缩畸形等发生；并发症得到有效防治。

（四）护理措施

1. 一般护理 如下所述。

（1）休息与安全：绝对卧床休息 2~4 周，抬高床头 15°~30° 以减轻脑水肿，发病后 24~48 小时内避免搬动。取平卧位头偏向一侧或侧卧位，若患者有面瘫，可取面瘫侧朝上侧卧位，有利于口腔分泌物的引流。瘫痪肢体置于功能位，每 2~3 小时协助患者变换体位，尽量减小头部摆动幅度，以免加重出血。病室保持安静，严格限制探视，各项护理操作应集中进行，动作轻柔。对谵妄躁动患者加保护性床栏，由专人陪护，必要时给予约束带。避免打喷嚏、屏气、剧烈咳嗽、用力排便、大量快速输液和躁动不安等导致颅内压增高的因素，必要时遵医嘱应用镇静剂，但禁用吗啡与哌替啶，以免抑制呼吸或降低血压。

（2）饮食护理：急性脑出血患者在发病 24 小时内应暂禁食，患者生命体征平稳、无颅内压增高症状及严重消化道出血时，可进食高蛋白质、丰富维生素、低盐、低脂及富含纤维素的半流质食物，并且要保证进食安全；有进食障碍者可鼻饲流质饮食并做好鼻饲管的护理；有消化道出血不能鼻饲者改为静脉营养支持。

（3）保持大便通畅：避免用力排便，可进行腹部按摩，为患者提供安全而隐蔽的排便环境，遵医嘱应用导泻药物，但禁止灌肠。

2. 病情观察 密切观察并记录患者的生命体征、意识状态、瞳孔变化，及时判断患者有无病情加重及并发症的发生。若患者出现剧烈头痛、喷射性呕吐、血压升高、脉搏洪大、呼吸不规则、意识障碍进行性加重及两侧瞳孔不等大等情况，常为脑疝先兆表现。若患者出现呕血、黑粪或从胃管抽出咖啡色液体，伴面色苍白、呼吸急促、皮肤湿冷、血压下降和少尿等，应考虑上消化道出血和出血性休克。

3. 对症护理 对头痛、意识障碍、语言障碍、感觉障碍及运动障碍等给予相应的护理。

4. 用药护理 遵医嘱用药，观察药物疗效和不良反应。①硫酸镁：观察呼吸、循环情况及昏迷程度，药液不可漏出血管外，以免发生组织坏死；静脉注射速度不可过快，以免导致一过性头晕、头痛和视物模糊。②甘露醇：应在 15~30 分钟内快速滴完。长期大量应用易出现肾损害、水电解质紊乱等，应记录 24 小时出入液量，定期复查尿常规、肾功能及电解质。③6 - 氨基己酸：持续给药，保持有效血药浓度，观察患者有无消化道反应、体位性低血压等。

5. 脑疝的护理 如下所述。

（1）诱因预防：避免用力排便、烦躁、剧烈咳嗽、快速输液、脱水剂滴注速度过慢等诱发因素。

（2）病情观察：严密观察患者有无脑疝先兆表现，一旦出现立即报告医生。

（3）配合抢救：保持呼吸道通畅，防止舌根后坠和窒息，及时清除呕吐物和口鼻分泌物，迅速给予高流量吸氧。迅速建立静脉通道，遵医嘱快速给予脱水、降颅压药物，如静脉滴注20%甘露醇或静脉注射呋塞米等。备好气管切开包、脑室穿刺引流包、监护仪、呼吸机和抢救药物。

6. 心理护理　随时向患者通报疾病好转的消息，请康复效果理想的患者介绍康复成功经验；鼓励患者做自己力所能及的事情，减少患者的依赖性；指导家属充分理解患者，给予各方面的支持，从而纠正患者心理障碍，树立战胜疾病的信心。

7. 健康指导　如下所述。

（1）疾病知识指导：向患者和家属介绍脑出血的基本知识，明确积极治疗原发病对防止再次发病的重要性；尽量避免情绪激动及血压骤升骤降等诱发因素；指导患者注意病情，每日定时测血压，定期随诊，发现血压异常波动，或有头痛、头晕及其他不适及时就诊。

（2）康复训练指导：向患者和家属说明康复训练越早疗效越好，强调坚持长期康复训练的重要性，并介绍和指导康复训练的具体方法，使患者尽可能恢复生活自理能力。

（3）生活指导：指导患者建立健康的生活方式，戒烟酒，保持大便通畅，保证睡眠充足，适当运动，避免过度劳累。

（五）护理评价

患者意识障碍程度是否减轻，有无误吸、窒息、感染和压疮发生；能否积极进行日常生活能力的训练，自理能力是否增加；有无肢体失用性萎缩和关节挛缩畸形等发生；并发症是否得到有效防治。

四、蛛网膜下隙出血

蛛网膜下隙出血（subarachnoid hemorrhage，SAH）通常为脑底部动脉瘤或脑动静脉畸形破裂，血液直接流入蛛网膜下隙所致，又称自发性蛛网膜下隙出血。最常见病因为颅内动脉瘤，其次为脑血管畸形。蛛网膜下隙出血约占急性脑卒中的10%，各年龄组均可发病，青壮年多见。

（一）护理评估

1. 健康史　询问患者有无先天性动脉瘤、颅内血管畸形和高血压及动脉粥样硬化等病史；有无血液病、糖尿病、颅内肿瘤及抗凝治疗史；了解发病前有无突然用力、情绪激动、用力排便及酗酒等诱发因素；了解患者过去有无类似发作及诊治情况。

2. 身体状况　起病急骤，多有剧烈运动、情绪激动、用力排便等诱因。典型表现是突发异常剧烈的全头痛，可持续数日不变，2周后缓慢减轻，头痛再发常提示再次出血。可伴有呕吐、面色苍白、出冷汗，半数患者有不同程度的意识障碍。可出现脑膜刺激征，表现为颈项强直、凯尔尼格征及布鲁津斯基征阳性，是蛛网膜下隙出血最具有特征性的体征。少数患者可有短暂性或持久的局限性神经体征，如偏瘫、偏盲或失语。严重颅内压增高的患者可出现脑疝。

3. 心理-社会状况　因剧烈头痛、呕吐可使患者焦虑、紧张，甚至恐惧。因担心肢体瘫痪、失语等生活不便，给家人和社会带来负担而出现自卑心理。

4. 辅助检查　如下所述。

（1）头颅CT：是确诊蛛网膜下隙出血的首选检查，表现为蛛网膜下隙高密度影像。

（2）数字减影血管造影：是确诊蛛网膜下隙出血病因的最有价值的检查。宜在出血3天内或3周后进行，以避开脑血管痉挛和再出血的高峰期。

（3）脑脊液检查：脑脊液压力增高，肉眼呈均匀一致血性脑脊液。如CT检查已明确诊断者，此项不作为临床常规检查。

5. 治疗要点　治疗原则是防治继续出血，降低颅内压、防治血管痉挛，减少并发症，降低死亡率，必要时手术治疗。急性期处理与脑出血基本相同，但主张使用大剂量止血剂，以避免早期再出血，常用6-氨基己酸、氨甲苯酸等；解除脑血管痉挛，可选用钙通道阻滞剂尼莫地平。

（二）常见护理诊断/问题

1. 疼痛：头痛　与脑血管破裂、脑动脉痉挛、颅内压增高有关。

2. 自理缺陷　与长期卧床（医源性限制）有关。

3. 恐惧　与突然发病及损伤性检查、治疗有关。

4. 潜在并发症　再出血。

（三）护理措施

1. 急性期护理　绝对卧床休息 4~6 周，抬高床头 15°~20°告知患者在改变体位时动作应缓慢，头部勿过度活动，避免导致血压和颅内压增高的各种因素，遵医嘱应用镇静剂、缓泻剂。

2. 病情观察　密切观察病情变化，注意患者意识、瞳孔、生命体征、头痛及肢体活动情况，24 小时心电监护。若患者病情稳定后，突然再次出现剧烈头痛、恶心、呕吐、意识障碍加重，或原有局灶性神经系统表现重新出现等，应考虑有再出血可能。应及时报告医生，协助处理。

3. 对症护理　指导患者采用缓解头痛的方法，具体护理措施详见"头痛"。

4. 健康指导　如下所述。

（1）饮食指导：指导患者选择低盐、低脂、充足蛋白质和丰富维生素的饮食，戒烟酒，控制食物热量。

（2）疾病知识：向患者和家属介绍本病知识，指导患者避免使血压骤然升高的各种因素，如保持情绪稳定和心态平衡；保证充足睡眠，适当运动；避免体力和脑力的过度劳累和突然用力；保持大便通畅，避免用力排便。告知患者再出血的表现，发现再出血征象及时就诊。女性患者在 1~2 年内应避孕。

（3）检查指导：应告知患者脑血管造影的相关知识，指导患者积极配合检查。

（郭利娟）

第七章

心理健康管理

第一节　概述

一、心理健康的定义和特征

（一）心理健康是人的健康不可分割的重要组成部分

人类对健康概念的认识是经历了几千年的历史而逐渐发展起来。伴随着医学模式转变，从生物医学模式到生物－心理－社会医学模式，人们认识到健康与否或疾病是否发生还与社会、行为和心理等因素有关。1947 年，世界卫生组织（WHO）在成立宪章中指出"健康乃是一种生理、心理和社会适应都完满的状态，而不只是没有疾病和虚弱的状态。"把人的健康从生物学的意义扩展到了精神和社会关系诸多方面的健康状态。1990 年，WHO 对健康作了新的定义，即"健康不仅是没有疾病，而且包括躯体健康、心理健康、社会适应良好和道德健康"。

总之，心理健康是人的健康不可分割的重要组成部分。其中身体健康是心理健康的基础和载体，心理健康是身体健康的条件和保证。社会适应性归根结底取决于生理和心理的素质状况。一个健康的人既要有健康的身体，又要有健康的心理，良好的社会适应和道德，它们共同构成健康必不可少的基本条件。

（二）心理健康的概念

第三届国际心理卫生大会在 1946 年将心理健康（mental health）定义为："所谓心理健康，是指在身体、智能以及情感上与他人的心理健康不相矛盾的范围内，将个人心境发展成最佳状态。"

WHO 于 2004 年在日内瓦发布的《促进心理健康：概念、证据和实践》研究报告中，把心理健康定义为由社会经济和环境因素所决定，包括实现自身潜能、能应对日常生活压力、能有成就的工作、对所属社区有贡献等状态。

（三）心理健康的特点

1. 相对性　人的心理健康具有相对性，与人们所处的环境、时代、年龄、文化背景等有关。
2. 动态性　心理健康状态不是固定不变的。心理健康水平会随着个体的成长、环境的改变、经验的积累及自我的变化而发展变化。
3. 连续性　心理健康与不健康之间并没有一条明确的界限，而是呈一种连续甚至交叉的状态。从健康的心理再到严重的心理疾病，是一个两头小、中间大的渐进的连续体。
4. 可逆性　心理健康具有可逆性，一个人出现了心理困扰、心理矛盾，如果能及时调整情绪、改变认知、纠正不良行为，则很快会解除烦恼，恢复心理平衡。反之，如果不注意心理健康，则心理健康水平就会下降，甚至产生心理疾病。

二、心理健康的标准

（一）心理正常与异常的评定依据

心理正常与异常没有一个固定不变的、到处适用的绝对标准，其界限随时代的变迁与社会文化的差异而变动。因此，正常和异常的界限不能绝对确定，而两者之间通过综合以下 6 种依据，对心理正常与否进行相对评定。

（1）以统计学上的常态分配为依据：这种依据以正态分布理论为基础，根据个人的心理行为是否偏离某一人群的平均值来区分心理正常与否，居中的大多数人属于心理正常，而远离中间的两端被视为异常。其优点是可使心理健康状态客观、具体、可量化，便于比较和分类，易于操作；缺点是并不是所有的心理健康现象都是正态分布，不是所有对平均值的偏离都意味着心理异常。

（2）以社会规范为依据：以每个社会都有某些被大多数人所接受的行为依据为前提，行为符合公认的社会行为规范为心理正常，否则为心理异常。其局限性在于社会上缺少一种人们普遍认同的标准，即社会规范本身内容上的真理局限性，社会规范本身也随着时间和文化领域的改变而改变，即社会规范地域性和文化方面的局限，社会规范本身的历史局限性。

（3）以医学上的症状存在与否为依据：从医学角度来看，以医学上的症状或生理功能改变存在与否为依据。该观点认为，我们可以通过身体检查找到导致心理异常的原因。其局限在于无医学病因与症状者并不能都被认为心理异常。在很多情况下，异常的心态可能以潜在的方式隐藏着，要在某种诱因下才能发作和表现。同时也没有确切的证据证明生物因素一定会导致异常行为。

（4）以生活适应状况为依据：能适应社会，有效发挥个人作用，生活和工作适应者为正常；无法有效发挥个人作用，不能适应社会，生活和工作适应困难者则为异常。

（5）以个人主观经验为依据：即当事人按照自己的主观感受来判断自己的健康，强调的是个人行为的心理后果，如果个体行为导致其痛苦、忧虑或有罪恶感，或者对他人造成伤害，就是异常。

（6）以心理成熟与发展水平为依据：个体身心两方面成熟和发展相当者为正常，心理发展水平较同龄人明显低者为异常。

（二）心理健康的评估标准

许又新提出心理健康可以用 3 类标准（或 3 个维度）去衡量，即体验标准、操作标准、发展标准。他同时指出，不能孤立地只考虑某一类标准，而要把 3 类标准联系起来，综合地加以考察和衡量。

1. 体验标准　也称主观标准，是指以个人的主观体验和内心世界的状况作为衡量心理健康的标准。其中包括两部分：良好的心境；恰当的自我评价。

2. 操作标准　指通过观察、实验和测验等方法考察心理活动的过程和效应，其核心是效率。主要包括个人心理活动的效率和个人的社会效率或社会功能。如：工作及学习效率高低、人际关系和谐与否等。

3. 发展标准　发展标准是在时间轴对人的心理状态作纵向的回顾或展望。既要了解一个人经历了怎样的发展历程，又要估计其未来发展的可能性和趋势。

体验标准和操作标准着眼于横向评价人的心理状态，发展标准着眼于纵向考察与分析人的心理状态，体验标准是内在标准，操作标准是外在体验标准，衡量心理是否健康时要把 3 种标准联系起来考量。

（三）心理健康的评价原则

1. 心理与环境的统一性　人的心理是在社会生活环境与实践活动中逐渐形成和发展起来的，是对客观现实能动的反映。任何正常的心理活动与心理现象都来源于客观的社会生活环境。因此，任何正常的心理活动或行为在形式和内容上必须与客观环境保持一致性。

2. 内在心理活动的协调性　人类的精神活动分为认知、情感和意志等部分，各种心理过程之间具有协调一致的关系，从而保证人在反映客观世界过程中的高度准确和有效。一个人的认知、情感和意志行为构成人的心理活动过程的完整统一体。

3. 人格的相对稳定性原则　人格是在先天遗传素质的基础上，在后天社会现实生活中逐渐形成的独特的个性心理特征。日常生活中的个体在各种信息和周围客观事物的刺激作用下，不断充实、完善和丰富了自身内心世界。在其影响作用下逐渐形成了具有相对稳定的个性心理特征，并在一切活动中显示出其自身的特点。

（四）心理健康标准

（1）根据第三届国际心理卫生大会上心理健康的定义，将心理健康的标准归纳为：①身体、智力、情绪十分调和；②适应环境，人际关系中彼此礼让；③有幸福感；④在工作和职业中能充分发挥自己的能力，过着有效率的生活。

（2）1951年美国心理学家马斯洛和米特尔曼提出的心理健康10条标准被认为是评定"最经典的标准"（表7-1）。

表7-1　评定心理健康的标准

序号	标准内容
1	充分的安全感
2	充分了解自己，并对自己的能力作适当的估价
3	生活的目标切合实际
4	与现实的环境保持接触
5	能保持人格的完整与和谐
6	具有从经验中学习的能力
7	能保持良好的人际关系
8	适度的情绪表达与控制
9	在不违背社会规范的条件下，对个人的基本需要作恰当的满足
10	在不违背社会规范的条件下，能有限地个性发挥

（3）综合国内外学者关于心理健康的标准，其包括以下5个特征

1）智力正常：是人们生活、学习、工作、劳动最基本的心理条件。

2）情绪稳定与愉快：是心理健康的重要标志。表明一个人的中枢神经系统处于相对的平衡状态，意味着机体功能的协调。一个心理健康的人，行为协调统一，其行为受意识的支配，思想与行为是统一协调的，并有自我控制能力。

3）良好的人际关系：人的交往活动能反映人的心理健康状态，人与人之间正常的、友好的交往不仅是维持心理健康的必备条件，也是获得心理健康的重要方法。

4）良好的适应能力：人生活在纷繁复杂、变化多端的大千世界里，一生中会遇到多种环境及变化，因此一个人应当具有良好的适应能力。无论现实环境有什么变化，都将能够适应。

5）健全的人格：心理健康的最终目标是培养健全的人格。包括人格的各个结构要素不存在明显缺陷与偏差；具有清醒的自我意识，不产生自我同一性混乱；以积极进取的人生观作为人格的核心，有相对完整的心理特征等。

WHO提出了人的健康新标准，包括肌体和精神（心理、精神和社会适应三方面均处于完美状态）的健康状况。肌体的健康可用"五快"来衡量；精神的健康可用"三良"来衡量（图7-1）。

（五）正确理解和运用心理健康标准

了解与掌握心理健康的标准，对于增强与维护人们的健康有很大的意义。心理健康的标准是一种理想尺度，它不仅为我们提供了衡量是否健康的标准，而且为我们指明了提高心理健康的发展方向。掌握了健康标准，并以此为依据对照自己，进行心理健康的自我诊断。发现自己的心理状况某一或某几方面与心理健康标准的距离，并进行针对性的加强心理锻炼，以期达到心理健康水平；发现自己的心理状态

严重地偏离心理健康标准，可以促进自己及时求医，以便早期诊断和早期治疗。正确理解和运用心理健康标准，对每一个人在自己现有的基础上作不同程度的努力，都可以追求心理发展的更高层次，不断发挥自身的潜能。

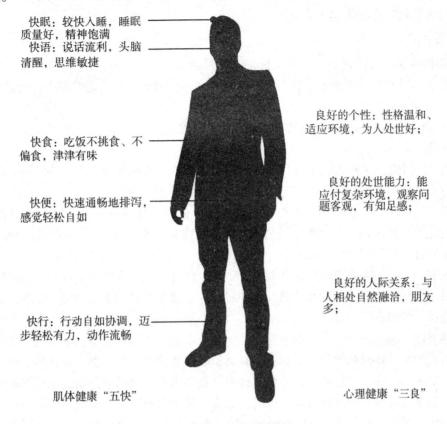

快眠：较快入睡，睡眠质量好，精神饱满
快语：说话流利，头脑清醒，思维敏捷
快食：吃饭不挑食、不偏食，津津有味
快便：快速通畅地排泻，感觉轻松自如
快行：行动自如协调，迈步轻松有力，动作流畅
肌体健康"五快"

良好的个性：性格温和、适应环境，为人处世好；
良好的处世能力：能应付复杂环境，观察问题客观，有知足感；
良好的人际关系：与人相处自然融洽，朋友多；
心理健康"三良"

图 7 - 1　人的健康新标准

三、心理健康的心理学观点

（一）人的心理的本质

1. 心理是大脑的功能　心理是大脑的功能，大脑是心理活动的器官，心理现象是大脑活动的结果，没有大脑的心理是不存在的。人的大脑是由大量神经细胞借助突触而形成的一个巨大的网络系统。每个神经细胞可能和 6 万 ~ 30 万个神经细胞发生联系。正常发育的大脑为心理的发展提供了物质基础。从动物进化上看，随着神经系统特别是大脑的进化，动物的心理由无到有、由简单到复杂在逐渐发生着变化。人的大脑是最复杂的物质，是神经系统发展的最高产物。只有到了人类才有了思维，才能认识到事物的本质和事物之间的内在联系，所以，人的心理是心理发展的最高阶段，我们把人的心理称作思维、意识、精神，所以，从心理现象的产生和发展的过程说明了心理是大脑活动的结果。

现代个体研究也发现，心理的发生发展是以大脑的发育为基础的。现代生理解剖学和临床医学证明，人脑由于外伤或疾病受到损伤，相应的心理活动也会发生改变，例如大脑右半球病变时就会引起视空间、注意和情绪障碍。这都证明了心理是大脑的功能。

2. 心理是客观现实的反映　大脑是心理活动的器官，是产生心理活动的生理基础，心理是客观现实在人的头脑中产生的映象。客观外界事物作用于人的感觉器官，通过大脑的活动将客观外界事物变成映象，从而产生人的心理。所以，客观现实是心理现象的源泉，心理现象是客观现实在大脑中的反映。

客观现实十分丰富复杂，有自然现象和社会生活。在狼群中长大的狼孩，脱离了人类社会，不具备人的心理，只具备狼的本性，正是证明了一个人脱离了人类社会，即使有人的大脑，也不能自发地产生人的心理。由此可见，心理现象固然是大脑的产物，却又受到社会的制约，是自然和社会相结合的产物，只有从自然和社会两方面进行研究，才能揭示心理的实质和规律。

3. 心理是以活动的形式存在的　心理是在人的大脑中产生的客观事物的映象，这种映象本身从外部是看不见也摸不着的。但是，心理支配人的行为活动，又通过行为活动表现出来，因此，可以通过观察和分析人的行为活动客观地研究人的心理。

（二）心理过程

1. 心理过程的定义　心理过程（mental process）是指心理活动发生、发展的过程，也就是人脑对现实的反映过程。它具有时间上的延续性，即在客观事物的作用下，在一定时间内，大脑反映客观现实的过程。

2. 心理过程的内容　人的心理是复杂的，心理过程主要包括认知过程、情感过程、意志过程，即常说的知、情、意。

（1）认知过程（知）：是指人认识外界事物的过程，或者说是对作用于人的感觉器官的外界事物进行信息加工的过程。它包括感觉、知觉、记忆、思维、注意等心理现象。

以知觉为例：我们看到一个物体，先要用眼睛来接受来自物体的光刺激，然后经过神经系统的加工，把光刺激转化为神经冲动，从而察觉到物体；接着要将看到的物体从它的环境或背景中区分开来，最后要确认这个物体，并叫出它的名称。

（2）情绪情感（情）：情绪和情感是以人的需要为中介的一种心理活动，是人对客观外界事物的态度体验，是一种内心体验。情绪指的是情感反应的过程，也就是大脑的活动过程，情感要通过情绪来表现，如满意、愉快、气愤、悲伤等。

根据情绪的强度，将其分为3类，由弱到强依次是：心境、激情和应激。心境是一种微弱的、平静而持久的、影响人的整个精神活动的情绪状态，具有扩散和蔓延性；激情是一种强烈、短暂而且迅速暴发的情绪状态，如愤怒、狂喜、绝望等；应激，这里是指在出乎意料的紧急情况下引起的急速而高度紧张的情绪状态。如果人长期处于激情状态，或者接二连三处于应激状态，对健康十分不利。

（3）意志过程（意）：意志是有意识地确立目的，调节和支配行动，并通过克服困难和挫折，实现预定目的的心理过程。受意志支配的行动叫意志行动（行）。

知、情、意并不是孤立的，而是互相关联的统一整体。认知是产生情、意的基础；行是在认知的基础上和情的推动下产生的。逛服装店时，看到好看的衣服属于"感知觉"过程，思考是否适合自己是"思维"过程，喜欢它则产生了"情绪"反应，花钱买下它属于"意志行为"过程。

（三）个性（人格）

个性，又称人格，主要包含两方面的内容，即个性倾向性与个性特征。

1. 个性倾向性　包括需要、动机、兴趣、理想、信念、世界观。

不同的个体对客观世界的事物、事件都各有自己的倾向，有不同的需要、兴趣、理想、信念和世界观，有不同的动机。社会越发展、越发达，物质与精神财富数量就越大，人类选择的余地就越大。选择的结果就是个性倾向需要的差异。

需要不同，兴趣也就有了区别。有人喜欢金钱、地位，有人追求理想、信念。就形成了不同的人们对社会和世界不同的看法和观念，也就解释了不同的人们为什么具有不同的世界观。

2. 个性特征　包括能力、气质、性格。

（1）能力：人在生理、心理发育成熟后，就有了从事生产劳动的本事，这就是能力。能力包括智力、才能、技艺。

（2）气质：气质指脾气、秉性或性情。气质是内在的个性本性，如稳定或不稳定；反应的速度：是灵敏还是迟钝，是兴奋型还是抑制型；气质类型影响对环境的适应和健康。

（3）性格：是个性的外显表现，是显露的气质的外形，是在社会实践中对外界现实的基本态度和习惯的行为方式。例如：性格温和或热情，对人忠诚、嫉恶如仇、礼让关怀；行动举止优雅大方、神态温和端庄、谈吐幽默等。

人的个性反映了一个人总的心理面貌，是相对稳定、具有独特倾向性的心理特征的总和，是在遗传、环境、教育等先后天环境交互作用下形成的，是在长期的社会生活实践中形成、发展起来的。

四、心理健康管理

（一）心理健康管理的概念

心理健康管理（mental health management）就是将健康管理学的理念运用于心理健康领域。针对个体的心理健康管理的定义为：运用健康管理学的理念，使个体能够达到和保持心理活动处于相对较高水平，达到身体、心理和社会适应完好状态的一系列活动。针对群体的心理健康管理定义为：运用健康管理学的理念，由心理健康政策的制定及实施管理者（政府及相关部门）会同心理健康技术实施者（如医生、心理咨询师、基层保健人员、社区工作者等）对全民的心理状态进行管理，以期达到全民身心健康、社会和谐稳定的一系列过程。针对群体的心理健康管理完全符合一般管理学的 4 个基本要素（表 7 - 2）。

表 7 - 2　心理健康管理的基本要素

管理基本要素	
管理主体（由谁管）	政府及有关部门
管理客体（管谁）	全民
管理目的（为何而管）	心理健康
管理手段（如何管）	运用健康管理的理念与心理学已有的研究成果和手段

（二）心理健康管理的维度

心理健康管理需要具体的操作与落实，从相关学术与技术角度，可以对心理健康作出 3 个维度界定。

1. 心理特质健康　心理特质是指个体稳定的心理行为特征，可以通过人格、气质等心理测量工具与方法进行评估，从而掌握个体的基本心理特点。心理特质是在先天与后天双方面因素的综合作用下逐渐形成的，是评价个体心理健康的基础维度，也是进行心理健康管理的重要基础。

2. 心理状态健康　心理状态是个体的心理行为特点，包括情绪、应激反应模式、躯体化指征、身心交互症状、人际关系、社会功能等。心理状态相关测评可以根据需要进行规律化操作，同时了解个体心理状态的波动规律也是非常重要的。掌握心理状态是进行心理健康管理的常规工作。

3. 心理过程健康　心理过程是个体心理功能执行的内部机制，是在个体内部进行的信息加工过程，包括知、情、意三个水平，知觉、注意、记忆、学习、决策等诸多环节。心理过程的健康水平是评价个体心理健康及心理疾患的重要参考指标，是进行心理健康管理的主要依据。

（三）心理健康管理的方式

心理健康教育与心理健康促进都可以看成是心理健康管理的重要一部分，其最终的核心目的都是通过心理健康理论预防心理疾病，促进心理健康。

1. 心理健康教育　心理健康教育（mental health education）是根据人们心理活动的规律，采取各种教育方法与措施，调动受教育者的一切内外积极因素，维护其心理健康，培养其良好的心理素质，以促进其整体素质提高的教育活动。

心理健康教育是心理健康管理的重要实施手段。心理健康教育的目的是消除或减轻影响心理健康的危险因素，预防心理疾病，促进心理健康和提高生活质量。其基本过程是在对特定个体、群体心理健康相关问题分析的基础上，确定有针对性的心理健康教育内容和方法，从而有计划、有步骤地实施干预活动，最后评估干预活动效果的一系列活动过程。

2. 心理健康促进　心理健康促进（mental health promotion）是把心理健康教育和有关组织、政治和经济干预结合起来，促使个体心理行为和环境的改变，从而改善和保护人们身心健康的一种综合策略。

心理健康促进是心理健康管理的重要组成部分。心理健康促进的主要活动领域包括：建立促进心理健康的公共政策；创造支持的环境；强化社区行动；发展个人技能；调整卫生服务方向。基于心理健康促进的概念和活动领域，可以将心理健康促进的基本策略分为倡导、赋权、协调和社会动员。

（郭利娟）

第二节　心身疾病

一、心身疾病的概述

（一）心身疾病的定义

心身疾病（psychosomatic diseases）又称心理生理疾患（psychophysiological diseases），有时也称心身障碍（psychosomatic disorders）或心理生理障碍（psychophysiological disorders）。心身疾病和心身障碍在目前文献中有时被混合使用。

心身疾病有狭义和广义之分。

狭义的心身疾病是指心理社会因素在其疾病发生、发展、治疗、预防过程中起重要作用的躯体器质性疾病。例如冠心病、溃疡病。

狭义的心身障碍则是指心理社会因素起重要作用的一类躯体生理功能紊乱，但未见明显组织损害，例如神经性呕吐、偏头痛。

广义的心身疾病指心理社会因素在疾病发生、发展过程中起重要作用的躯体器质性疾病和功能性障碍，其范围更广（图7-2）。本章也基本上采用这种广义的概念。

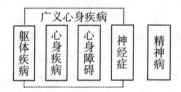

图7-2　心身疾病定位示意图

（二）心身疾病的特点

心身疾病一般具有以下几个特点：

（1）以躯体症状为主，有明确的病理生理过程。

（2）某种个性特征是疾病发生的易患素质。

（3）疾病的发生和发展与心理社会应激（如生活事件等）和情绪反应有关。

（4）生物或躯体因素是某些心身疾病的发病基础，心理社会因素往往起"扳机"作用。

（5）心身疾病通常发生在自主神经支配的系统或器官。

（6）心身综合治疗比单用生物学治疗效果好。

（三）心身疾病的范围

现在医学认为：心理社会因素在各种疾病发生中均产生作用，根据姚树桥、杨彦春主编的《医学心理学》的归纳，将心身疾病按器官系统总结如表7-3所示。

表7-3　心身疾病范围

分类	各类主要疾病名称
心血管系统	冠状动脉粥样硬化性心脏病、阵发性心动过速、心律不齐、原发性高血压、原发性低血压、雷诺病（Raynaud disease）等
呼吸系统	支气管哮喘、过度换气综合征、神经性咳嗽等
消化系统	胃溃疡、十二指肠溃疡、神经性厌食、神经性呕吐、溃疡性结肠炎、肠道易激综合征等
皮肤系统	神经性皮炎、瘙痒症、斑秃、银屑病、多汗症、慢性荨麻疹、湿疹等

分类	各类主要疾病名称
肌肉骨骼系统	类风湿关节炎、腰背疼、肌肉疼痛、痉挛性斜颈、书写痉挛等
泌尿系统	夜尿症、神经性尿频等
内分泌系统	甲状腺功能亢进、糖尿病、低血糖、艾迪生病（Addison disease）等
神经系统	血管神经性头痛、肌紧张性头痛、睡眠障碍等
生殖系统	勃起功能障碍、早泄、性欲减退、痛经、月经紊乱、经前期紧张症、功能失常性子宫出血、功能性不孕症等
外科	器官移植后综合征、整形术后综合征等
儿科	遗尿症、夜惊、口吃等
眼科	原发性青光眼、眼睑痉挛、弱视等
耳鼻咽喉科	梅尼埃病、咽部异物感等
口腔科	特发性舌痛症、口腔溃疡、颞下颌关节紊乱综合征等
肿瘤科	肿瘤、癌症

（四）生理-心理相互影响

人是由大脑统一指挥，心理功能和生理功能相互影响、相互制约，构成了人体完整的生命活动，机体正是通过心理和生理的统一活动，与自然界和社会环境不断进行物质、能量和信息交换，以适应环境条件的变化，保持人体的健康，心理社会因素在各种疾病发生中均产生作用。不健康的心理会使身体内环境失衡，从而导致躯体疾病的发生。同样，生理功能的异常状态或躯体疾病也可以成为心理压力源而导致心理行为反应。

二、生物或躯体因素是心身疾病的发病基础和发展要素

躯体疾病是重要的心理致病因素，可以通过患者的心理变化、情绪反应产生明显的病态心理反应，诱发心身疾病。

躯体疾病与心理问题的关系大致有4种：①心理问题导致的躯体疾病，即心身疾病；②躯体疾病作为负性生活事件导致心理障碍；③躯体疾病产生器质性和症状性精神障碍；④躯体疾病与心理疾病在患者身上同时出现。

（一）生物或躯体因素是某些心身疾病的发病基础

生理始基是心身疾病的发病基础，不良的外界心理刺激，尤其是引起人们产生损失感和不安全感的心理刺激最易导致机体的生理反应。例如在一些重大灾难（地震、洪水、战祸、灾荒等波及大量人口的刺激）过后，仅少数人患心身疾病，而且所患疾病并不相同，其原因除了个体的人格特征和行为方式，主要取决于患者原有生理特点的差异。如在溃疡发病过程中，胃蛋白酶的增高起重要作用，由于它消化了胃黏膜而造成溃疡。患者在患病前，其蛋白酶的前体——胃蛋白酶原有水平就已经比普通人高，具有这一特征的多数人并不发病，但由于外界心理刺激对其起着"扳机"作用，才使得溃疡病的产生。

（二）躯体因素是导致心身疾病的发展要素

任何躯体器质或功能障碍都会对个体心理带来限制，我们以"投石入水"比喻，石头入水是外界的心理刺激，溅起的水花是机体障碍后的功能丧失，水面的层层涟漪则是随之产生的系列心理问题；疾病可以使患者的自我感觉和整个精神状态也发生变化。

1. 对客观世界和自身价值的态度发生改变 疾病可以使患者改变他们对周围事物的感受和态度，也可以改变患者对自身存在价值的态度。这种主观态度的改变，可以使患者把自己置于人际关系中的特殊位置上（好像已经或将要被人群抛弃）。

2. 把注意力从外界转移到自身的体验和感觉上 患者一旦知道自己有病以后，注意力会变得狭窄。他们会立刻把注意力由外部世界转向自己的体验和感觉。这时，他们往往只关心自己身体的功能状态。

由于注意力的转移和兴趣的缩小，患者心理的各方面会相应地发生一时性的改变。

3. 时间感觉发生变化　当一个人感到生命受到威胁时，其对时间的感觉也会发生变化。不是感到时间过得很快，就是感到过得很慢，他们会陷入一连串的往事回忆之中。疾病所引起的各种心态都会成为回忆的诱发因素，这些回忆有时很强烈，它可以抑制对未来的信心。

4. 精神偏离日常状态　由于疾病明显地破坏了正常生活节律，使人的日常劳动、休息和睡眠节奏受到很大的影响。生活节律的破坏成为一种极为强烈的信号，冲击着患者的内心世界。再加上对疾病症状的体验，患者的兴趣、爱好、思维方式都可以发生某些改变。

（三）躯体疾病引发的心理问题

每个人在患病后，由于疾病、对疾病的认识、个人的心理特征和所处的社会生活环境等不同而产生不同的心理反应。

1. 抑郁　抑郁是一种现实丧失或预期丧失引起的消极心情。患病时因为失去健康、器官组织或社会功能的丧失而产生抑郁情绪。

2. 焦虑　患病后，由于对疾病的担心，对病因、转归、预后不明确，可导致与疾病有关的焦虑。

3. 孤独感　患病后离开熟悉环境，在医院陌生环境中接触陌生的人，本身就会产生孤独感。

4. 被动依赖　由于抑郁、焦虑以及孤独感，患者容易产生一种被动依赖的心理状态以获得家庭、社会、亲朋好友的关心和支持。

5. 否认　有的患者不愿承认自己患病的事实。尤其是对肿瘤等预后不良的疾病，否认心理更为常见，这往往会贻误病情。

三、心理因素是引发心身疾病的关键要素

从心身疾病的角度来说，心理因素在疾病的发生和发展过程中起着重要的作用。如某种人格特征、不良的情绪、压力、心理冲突等时，其发病生理因素就容易在心理因素诱发下，导致机体的生理功能持续紊乱、组织损害和结构改变的器质性躯体疾病。

（一）人格特征引发的躯体问题

人格（personality），亦称个性，反映了一个人总的心理面貌，是相对稳定、具有独特倾向性的心理特征的总和，是在长期社会生活实践中形成和发展起来的。

人格特征对于人体疾病尤其是心身疾病的发生、发展和病程的转归具有明显影响。同样的心理社会因素作用于不同人格特征的人，可导致不同的生理生化改变，引起不同类型的心身疾病（表7-4），目前关于人格与疾病的发病相关问题已引起了人们的广泛重视。

表7-4　A、B、C型人格的特征及易患疾病

人格类型	人格特征	易患疾病
A型人格	富有竞争性，具进取心、自信心、有成就感，时间紧迫感，易固执己见，有旺盛的精力和过度的敌意，不断驱动自己要在最短的时间里干最多的事，并对阻碍自己努力的其他人或其他事进行攻击，自大、垄断，永远感到时间不够用	具有这种人格的人，血胆固醇、三酰甘油较高；平时精神紧张度就很高，稍遇刺激，就会心跳加快、呼吸加快、血压升高，长期如此，易患动脉硬化、高血压、冠心病。具有A型性格的人，常使自己身上的其他痼疾加剧和恶化，从而较之同类疾病患者较早死亡
B型人格	不争强好胜，温和平静，从容大度，随遇而安，做事不慌不忙，亦未因时间不够用而感到厌烦，不对别人产生敌意	具有这种人格的人不易患病，而且即使生病，恢复得也比较好。研究表明，长寿人群中，B型性格者占绝大多数
C型人格	害怕竞争，内向、逆来顺受、忍气吞声、任人摆布，过分压抑自己的负性情绪，尤其是经常竭力压制原本应该发泄的愤怒情绪，易出现无助、无望的心理状态，往往表现出过分的克制、谨小慎微、没有信心等	具有这种人格的人易患癌，从总体上对人类的寿命产生负面影响。对于C型性格易患癌的现象，神经免疫学的回答是：抑郁心理状态打破了体内环境的平衡，干扰免疫监控系统的功能，不能及时清除异常突变细胞，这类细胞极易引发癌症

综上所述，患者的人格特征与疾病有着密切的联系，它既可作为许多疾病的发病基础，又可改变疾病的过程。因此，患者对待某种疾病的态度及其与人格有关的反应方式，可影响疾病的转归。

（二）情绪对生理的影响

心理状况对人体的健康，疾病的发生、发展和防治具有重大影响。通常认为，心理因素是通过情绪活动影响身体内脏器官功能的，不同的情绪会产生不同的结果。情绪（emotion），是人对客观事物所持态度在内心产生的体验，是人脑对客观外界事物与肢体需要之间的关系的反映，包含体验、生理和表情的整合性心理过程。肯定、积极的情绪，如愉悦、满足、欢喜等，可以提高体力和脑力劳动的效率，使人保持健康，治疗疾病。而在强烈的或持续的消极情绪状态下，首先影响的是神经系统的功能。当持续的消极情绪作用后，则常常会使人的神经系统功能严重失调，从而导致各种心身疾病，例如愤怒、焦虑、惊恐等消极情绪的持续作用会造成心血管功能紊乱，出现心律不齐、高血压、冠心病和脑出血等。又如长期处在严重的忧愁、悲伤和痛苦等情绪状态下，胃肠功能会受到严重的影响，从而导致胃、十二指肠溃疡和癌症的发生。

（三）压力对生理的影响

压力（stress）是指个体对某种意外的环境刺激所作出的适应性反应，是个体觉察到环境的威胁或挑战而产生的适应或应对反应。

个体遭遇过度的心理压力，由于强度太大或持续时间太久，健康状态会被严重破坏，从而产生某些疾病，压力还可加重一个人已有的疾病或造成复发。例如，一位冠心病患者在观看紧张的足球比赛后，有可能发生急性心肌梗死。

压力的种类：

1. 叠加性压力 叠加性压力是极为严重和难以应对的压力，它给人造成的危害很大。

（1）同时性叠加压力：在同一时间里，有若干构成压力的事件发生，这时，主体所体验到的压力称为同时性叠加压力，俗称"四面楚歌"。

（2）继时性叠加压力：两个以上能构成压力的事件相继发生，后继的压力恰恰发生在前一个压力适应过程的搏斗阶段或衰竭阶段，这时，主体体验到的压力称为继时性叠加压力。

2. 破坏性压力 破坏性压力又称极端压力，其中包括战争、地震、空难、遭受攻击、被绑架、被强暴等。

过强的心理压力常有较强烈的心理和生理反应，可以引起急性焦虑反应、血管迷走反应和过度换气综合征，甚至可导致免疫功能损害。

（1）急性焦虑反应：表现为焦虑、烦躁不安、抑郁、过敏、心悸、出汗、恶心、呼吸急促、腹部不适、血压升高、瞳孔扩大等。

（2）血管迷走反应：多见于突发性事件（如事故、伤害）、剧烈疼痛和严重的情绪紊乱之后，表现为头晕头痛、精神错乱、出冷汗、面色苍白、心动过缓、血压下降、腹痛、紧张。

（3）过度换气综合征引起的眩晕和昏厥：是由于情绪激动，二氧化碳呼出太多所致，甚至会产生手足抽搐的症状和体征。

（4）免疫功能损害：如疱疹、白血病、过敏性疾病等。研究显示，学生在学习压力很大的情况下，免疫球蛋白的分泌减少，上呼吸道感染的机会增多。还有研究显示，男性丧偶后，T淋巴细胞降低，使其很容易生病。老年丧妻者，甚至在丧妻后不久也会去世的现象并不少见。

（四）心身疾病的预防

心身疾病的发生是心理社会因素和生物因素综合作用的结果，因而心身疾病的预防也应同时兼顾这两方面。但一般来说，在心身疾病的预防工作中，心理因素和心理学方法起更重要的作用。

心理社会因素会引起心身疾病。大量的事实证明，只有考虑到患者的精神状态与疾病之间的复杂关系，才能完整地了解疾病的实质，故心身疾病预防也应从早期着眼。对那些具有明显心理素质问题的人，例如有易怒、抑郁、孤僻及多疑倾向者，应及早通过心理指导加强其人格的调整；对于那些有明显行为问题者，如吸烟、酗酒、多食、缺少运动及 A 型行为等，应利用心理学技术指导其进行矫正；对于那些工作和生活环境里存在明显应激原的人，应及时帮助其进行适当的调整，以减少不必要的心理刺激；对于那些出现情绪危机的正常人，应及时帮助加以疏导。在紧张多变的社会环境中，对心身疾病的预防从个人角度来说应遵循以下原则：①培养健全的人格；②锻炼应对能力，调节情绪；③建立良好的人际关系，储备社会支持力量。

（郭利娟）

第三节　常见心理问题与对策

心理问题（psychological problem）作为一个全球性的问题，已随着生活压力的增加日益凸显。在人类逐步迈进现代社会的今天，一些人失去了心理的平衡和宁静。如情绪消沉、心情不好、焦虑、恐惧等消极的与不良的心理，都是心理问题。

心理问题不同于生理疾病，它是由人内在精神因素准确地说是大脑中枢神经控制系统所引发的一系列问题，它会影响人的性格与情绪，改变人的世界观等。

一、常见心理问题

（一）焦虑与焦虑症

焦虑与焦虑症不是一个概念，焦虑（anxiety）是一种源于内心的紧张、压力感，焦虑是人们在日常生活中一种普遍的情绪反应倾向，当人们面对紧张状态时，都会产生焦虑。焦虑对人的工作、学习及机体的生理功能等各方面产生影响，轻度或适度的焦虑，使大脑和整个机体处于适当的觉醒水平或兴奋状态，思维敏捷，判断准确，迅速作出决定，使机体保持充沛的体力；德国精神病学家 Gebsattel（1938，转引自 Jaspers 1963）曾说：没有焦虑的生活和没有恐惧的生活一样，并不是我们真正需要的。

病理性焦虑是指没有明确的致焦虑因素，或者是刺激和反应不对称，反应严重或持续的焦虑反应，也称之为焦虑症（anxiety neurosis）。它是一种以焦虑、紧张、恐惧情绪为主，伴有自主神经系统症状和运动不安等为特征的神经症。我国调查显示：焦虑症在一般居民中的发病率为 2%，女性多于男性，在文化程度低、收入低或家庭气氛不和睦者中更多见。

（二）强迫与强迫症

强迫是个体处于特定的思维和行为模式中，个人有努力抑制这些思维，但往往会引起更多的痛苦。强迫症（obsessive‐compulsive disorder）是有意识的自我强迫和自我反强迫同时存在，两者尖锐冲突使个体焦虑和痛苦。社会个体中，多伴有轻度强迫症这一心理问题。强迫症的表现既可单独出现，也可数种同时存在。强迫症作为一种常见的心理问题，具体的表现类型如下。

1. 强迫观念　强迫观念是指尽管个人要努力抑制这些观念，但思维、意向或冲动反复出现或持续作用。大多数个体都曾或多或少地患有轻微的强迫观念，比如，有时会冒出一些小的担心"我是不是真的锁了门?"或者"我是不是关了水电?"。而这些强迫性思想，可能干扰他们的社交和工作能力。

2. 强迫动作　强迫动作是指重复的、目的性的动作，根据特定的原则或仪式化方式对于某种强迫观念进行反应。常表现为多余、不合理的动作，典型的强迫动作包括不可抵抗地检查灯或电器是否关好、清洁行为、点数财产或物体。轻度强迫症个体知道自己的这些行为是毫无意义的，但当焦虑来临时，这种强迫动作就成为释放紧张、意识化的某种力量。

（三）恐惧与恐怖症

1. 恐惧（fear）　是一种对于客观确认的外部危险的理性反应，这种情绪能促使逃跑或发起以自我防御为目的的攻击。

2. 恐怖症（phobias）　作为一种常见心理问题，轻度的恐怖症是个体持续地和非理性地害怕某些特定的对象或情境，并伴有回避行为。比如，害怕动物、广场、闭室、登高或社交活动等。具体的表现类型如下。

（1）社交恐怖症（social phobia）：社交恐怖症是对需要与人交往的处境感到恐惧而力求避免，如与人交谈等。社交恐怖常常涉及一种自我预言的效应，有这类倾向的个体，往往很担心被发现正在做丢脸的事、害怕别人的审视和拒绝以至于造成过度的焦虑，影响自己的表现。

（2）特殊恐怖症（specific phobia）：特殊恐怖症是指对特定的物体或情境产生恐惧，如恐高、怕乘电梯、怕小动物等。这种恐惧反应是由于特定物体或情境出现或对其出现的预期引起的。

（四）创伤后应激障碍（posttraumatic stress disorder，PTSD）

创伤后应激障碍又称延迟性心因性反应，指患者在遭受强烈的或灾难性精神创伤事件后，延迟出现、长期持续的精神障碍。其特征是通过痛苦的回忆、梦境、幻觉，或闪回持续地重新体验到创伤事件。比如，生命受到威胁或严重伤害、遭遇强奸、严重的自然灾害时都会发生创伤后应激障碍。

创伤后应激障碍现已成为常见心理问题，可能会扰乱个体的生活，严重时则应寻求专家的帮助。

（五）抑郁与抑郁症

抑郁（depression）也称情感低落，表现为心情异常低落，心境抑郁，自我感觉不良，兴趣减退，由于抑郁发作频繁，且几乎人人都在一生的某些时间中或多或少地体验着，因此，也被形容为"心理病例中的普通感冒"。

抑郁症（depressive disorder）属于心境障碍，又称抑郁障碍或抑郁发作（depressive episode），是以情绪低落为主要特征的一类心理疾病，其症状比抑郁稍严重些。抑郁症作为一种常见心理问题，具体的表现类型如下。

1. 核心症状　情绪低落、兴趣缺失、精力减退，常自罪自责，甚至自伤和自杀。每个人过去或某个时候或许经历过丧失亲人、朋友的悲哀，或者经历过没有达到想要达到的目标的沮丧。这些悲哀的情绪都是轻度抑郁症核心症状的体现。

2. 心理症状群　常表现为轻度或持续性地焦虑、认知偏差而导致自罪自责、注意力和记忆力下降等症状。由于一些个人的期望和要求不能满足，或承认真实的或符号化的损失使一些敌意情绪重新活跃起来，从指向他人转而指向自身，这些都会造成抑郁的特性表现，从而使其往往低估正反馈而高估负反馈，出现抑郁的症状。

3. 躯体症状群　常表现为晨重暮轻。头晕脑涨、周身不适、肢体沉重、心慌气短、不易入睡、早醒；有时也会出现食欲紊乱和胃肠功能紊乱等躯体症状。

（六）失眠问题

睡眠具有恢复精力、体力的功能，可以帮助个体完成清醒时尚未结束的心理活动。失眠症（insomnia）通常是在人们不满意他们睡眠的质或量时，患有的一种主观体验。往往表现为：入睡困难；不能熟睡；早醒、醒后无法再入睡；睡过之后精力没有恢复；易被惊醒，较敏感；还会引起疲劳感、不安、无精打采、反应迟缓、注意力不集中等。

失眠是由多种心理学的、环境的和生物学因素导致的复杂的障碍。失眠作为一种常见心身问题，引起其存在的具体原因有：①精神因素，如焦虑症、恐惧症、抑郁障碍等；②生理因素，如通宵上网、倒班、时差等；③心理社会因素，如对失眠的恐惧心理、重大事件的创伤心理等；升学就业、家庭婚姻、子女教育等问题；④外界刺激因素，如药物、食物（茶、咖啡、酒等）以及环境变化的不适应。

（七）婚恋问题

恋爱与婚姻是个体重要的社会支持系统，恋爱、婚姻幸福有利于个体保持心理健康。婚姻是各当事人（包括夫妻双方，也包括各自家庭背景成员）的各自子系统组成的更大的系统。婚恋也常常出现问题，则一定是多因素的平衡系统出现失衡，即"不适应"。婚恋问题作为社会普遍现象，常见的心理问题类型如下。

1. 早恋　指未成年男女或者心理未成熟的男女过早建立恋爱关系的行为。恋爱何时为早？不应单纯从生理年龄上看，而要从心理发育成熟的程度来判断。如果青春期的青少年对爱情的真正含义有深刻理解并具有爱的能力，又能处理爱情和学业之间的关系，并决心把爱情之树栽培到收获的季节，承诺并有能力兑现爱情带来的义务和责任，那么此时的爱就不算早。反之，则可视为早恋。

2. 过早性行为　青少年发生性关系后，首先是很难摆脱沉重的心理负担，当事人难以摆脱内心的恐惧、焦虑和负罪感，会感到来自外界和内心的很大压力；其次是对身体的伤害等。

3. 婚姻问题　良好的婚姻除了需要双方在情感上的"爱"之外（其实"爱"也存在差异），更需要双方在生活背景、认知特点、应对方式、社会支持、行为反应方式、习惯、观念等多因素差异上取得"适应"。这里的"适应"，概括起来就是"接纳差异，快乐互动"。若处理不好"爱"与"适应"的关系，那么婚姻问题就会对夫妻双方心理造成一定的伤害。

二、心理问题的影响因素

心理问题是一个极其复杂的动态系统问题，因而影响心理健康的因素也是复杂多样的，是社会因素、家庭因素等多种因素互相作用于个体的结果。

（一）社会因素

1. 社会环境　随着社会的发展，健康观念深入人心，人们普遍意识到健康的心理对个人发展乃至社会发展的重要作用。若战乱或国家政治不稳定，社会环境必然会影响到过敏的身心发展甚至生命安全，令人们的安全感大受冲击，紧张、恐惧、压抑、痛苦是这种环境下生活的社会公众常见的情绪反应。

社会大环境，比如，社会的政策、法律法规、经济状况直接影响着社会人群的生活和一个人的生活质量（如就业、社会保障、收入分配、教育、医疗、住房等）。公平正义、民主法治的社会环境同样也是社会公众心理健康和健康社会心态的必要土壤。

2. 社区环境　社区（community）是指有一定数量，具有共同意愿、相同习俗和规范的社会群体结合而成的生活共同体，有着相对独立的社会管理系统和服务设施。社区是个体心理问题发生、发展的初级环境，也是心理健康维护与心理疾患防治的基本单位。

社区环境中尤以社区心理健康教育为重点，因为社区心理健康教育是以社区为单位，对社区内的居民提供以保障和促进人群心理健康为主要内容的心理健康教育，借以提高个体的整体素质（包括心理素质和社会适应能力），以减少心理和行为问题的发生。

3. 大众传媒环境　大众传媒对社会公众的心理影响非常巨大。电视、报纸、杂志、网络新闻与广播电台等新闻媒体，已是现在人们获取资讯、了解社会动态最主要的信息来源。媒体的报道方式，常常牵动着社会大众的情绪，报道人的观点也常常左右着民意的走向。

（二）家庭因素

家庭（family）是一个人最基本的生存环境。家庭的基本含义是男女通过婚姻结合而组织成的家庭，是人类最基本的一种社会组织，美国社会学家伯吉斯（Burgess）和洛克（Locke）在《家庭》一书中提出："家庭是被婚姻、血缘或收养的纽带联合起来的人的群体，各人以其作为父母、夫妻或兄弟姐妹的社会身份相互作用和交往，创造一个共同的文化。"

人从出生到成熟直至死亡，整个生命的过程无不受到家庭的影响。大量的理论和实践经验告诉我们：家庭关系、家庭氛围、家庭生活方式、父母的教养态度等，都在潜移默化中促进或制约着人的成长和发展。因此，家庭对个体的心理健康具有重要意义。家庭对心理健康的影响有以下几方面。

1. 家庭结构　家庭结构的完整性对于个体心理健康程度高低具有直接关系，完整幸福的家庭对人的心理健康有很好的维护作用，而家庭不完整，往往是造成家庭成员心理不健康的重要因素。

2. 教育方式　家庭是人生的第一所学校，父母是个体的第一任教师。不良的家庭教育方式，如专制、暴力、粗暴、溺爱迁就、冷漠、不关心等，影响家庭成员的心理健康发展，进而影响着个人心理健康素质。

3. 家长素质　包括身体素质、思想品德素质和文化素质3方面。这一因素直接影响着以上的各个因素。

三、常见心理问题的对策

心理健康是我们追求的目标，拥有健康的身心，我们才能最大化地发挥自己的潜能。消极情绪和压力的增加，是产生心理问题的重要原因。要达到保持心身健康的目的，可以通过情绪调节手段，更重要的是保持个人的内心平衡，改变认知，建立新的思维模式。

（一）情绪调节

1. 情绪调节的含义　情绪，既是一种心理过程，也是一种心理状态；肯定的、积极的情绪如愉悦、满足、欢喜等可以提高体力和脑力劳动的效率，使人保持健康，治疗疾病。而强度过大或持续过久的消极情绪可导致心身疾病的发生。

情绪调节（emotion regulation），是个体管理和改变自己或他人情绪的过程，它是对情绪内在过程和外部行为所采取的监控、调节，以适应外界情境和人际关系需要的动力过程。需要通过以下4方面认识情绪调节。

（1）情绪调节是情绪本身的调节，是各种情绪自身被调节的过程。

（2）情绪调节可以是内在的加工过程，即个体调节自己的情绪；同时也可以是外在加工过程，即个体调节他人的情绪。

（3）情绪调节既包括内部过程，又包括外部过程。内部调节来源于个体内部的调节过程。外部调节主要指来源于个体以外广泛情境因素的影响和改变情绪的过程。这些情境因素包括人际关系的、社会的、文化的和自然的。

（4）情绪调节可以减弱、维持或增强情绪的强度，也可以改变情绪反应各成分之间的聚合程度。

2. 情绪调节的维度及策略　情绪调节的维度包含5方面，即生理调节、情绪体验调节、行为调节、认知调节和人际调节。

（1）生理调节：情绪生理调节以一定的生理过程为基础，调节过程与相应的生理反应模式有关。对情绪生理成分的调节是系统的，生理调节将改变或降低处于高呼唤水平的生理反应。例如焦虑情绪引起的生理反应如肌肉紧张等，而放松训练可减轻肌肉紧张。此时可采取控制和修正的策略，对于积极的情绪应维持，使之更利于身心的健康；对于消极情绪则需要改变，在情境中逐渐增加积极因素，摆脱不良情绪。

（2）情绪体验调节：情绪体验调节是情绪调节的重要方面，其核心是当情绪体验不协调时，个体通过有意识地调节情绪体验来调节情绪反应，以达到情绪的平衡。每个人的情绪都是会有波动的，应该主动摆脱不良情绪。当个人处在悲伤、忧郁等不良情绪时，可通过倾诉、宣泄等策略来缓解不良情绪；或者进行放松训练，亲近大自然，通过空气、阳光、森林、泥土、温泉浴等，调控压力的心身反应，接受更宽阔的生存观念。

（3）行为调节：行为调节是个体通过控制和改变自己的表情和行为来实现的。在日常生活中，我们可采用体育锻炼的策略来调整情绪。因为体育活动除了可使注意力集中到活动本身，缓解心中压抑的情绪外，还可以加速血液循环，加深肺部呼吸，使紧张情绪得到缓释，有效地进行积极的生理调节。

（4）认知调节：是指个人对各类问题的认识，即人们在面临各种问题时对问题的选择和认识。当你在生活中遇到各种困难的时候，应采用认知改变策略，做好认知的调适，转变自己对待事情时作出的不良选择，改变自己看问题的角度，提高积极的情绪，使事情向有利的方向发展。

（5）人际调节：人际调节属于社会调节或外部环境的调节。在人际调节中，个体的动机状态、自然环境等因素都起作用。因此，在进行人际调节时，应采用人际关系调整策略。可以对环境进行客观的分析，作出正确的评估；善于调整自己的目标，使之与周围的环境保持协调一致；建立良好的人际关系，获得朋友、同事等的支持。

3. 情绪调节的对象　情绪调节的对象包括积极情绪，也包括消极情绪。

（1）积极情绪：是与某种需要的满足有关，与接近行为相伴随产生的情绪。如：喜悦、感激、宁静、兴趣、希望、自豪、逗趣、激励、敬佩和爱。

（2）消极情绪：是因为某种需要没有得到满足，与回避行为相伴随产生的情绪。它是生活事件对人的心理所造成的负面影响，如悲伤、愤怒、恐惧、痛苦等。

4. 情绪调节方法

（1）对积极情绪的调节：主要是增加生活中出现的积极情绪。包括：①通过感受提高积极情绪；②通过认知提高积极情绪；③通过行为提高积极情绪；④通过人际关系提高积极情绪。

（2）对消极情绪的调节：主要是降低消极情绪。需要注意的是，对消极情绪的调节是降低而不是消除，并且降低的是不适当的消极情绪，而不是所有的消极情绪。因此，面对消极情绪，应承认它的存在，并用适宜的方式将它引向正确的方向。包括：①反驳消极认知；②转移注意力；③宣泄；④改变情境因素；⑤发现意义；⑥改变应对方式，如接受心理教育、心理指导、心理治疗，必要时在心理医生的指导下服用适度的药物辅助治疗等。

5. 中医情志治疗　七情，是指人的喜、怒、忧、思、悲、恐、惊七种情志变化，七情是伴随着人的需要而产生的对客观事物的情感体现，适度的情绪反应为人之常性，属生理范畴；七情过度，即刺激的强度和时间超过机体生理调节范围，则成为病因，可使人发病，故称七情内伤。

《黄帝内经》把喜、怒、思、悲、恐分属于五脏。怒伤肝，是指过度恚怒，引起肝气上逆，肝阳上亢或肝火上炎，耗伤肝的阴血，可出现头痛头胀，或血随气逆，呕血昏厥等症。喜伤心，是指过喜使心气涣散，神不守舍，可出现精神不集中，甚则失神狂乱的症状。思伤脾，是指思虑过度，脾失健运，气机郁结，可出现纳呆脘胀，腹满便溏等症状。悲伤肺，是指过度忧伤悲哀，可耗伤肺气，可见气短乏力，精神萎靡等症。恐伤肾，是指恐惧过度，耗伤肾的精气，肾气不固，气泄于下，而有大小便失禁，甚至昏厥、遗精等。

情志治疗，即根据七情内伤首先影响气机和易致郁证的特点，治疗情志伤之始，应以调气为先，理气开郁并结合思想开导为主，才能收到事半功倍的效果。

中医治疗可从五行生克制化角度出发，恐胜喜，喜胜忧，忧胜怒，怒胜思，思胜恐。以范进喜极而疯为例：喜由心生，"范进由于喜出望外而疯，恐胜喜，也就是肾水克心火。只有令他畏惧的人才能达到令他产生恐惧的效果，实现恐胜喜"的效果。因此，应掌握情志治疗的理论体系，有效调节自己的情感压力。

（二）调整自我

1. 正确自我认知　人们往往不能客观地认识自己，常给自己设定不恰当的期望目标，这种高期望值和低成功率在实际工作中便屡遭挫折，使其逐渐对自我失去信心，造成认知偏差。所以，能够正确地认识自我、辩证地看待自身的优缺点并形成客观的评价，对于个体来说既能维护自身的心理健康，也能预防心理问题的产生。

（1）悦纳自己，培养自信心：悦纳自我可以让你获得真实，也可以让你增强自信心，增强抗挫折的能力。人是优点和缺点的集合体。只有正确看到自身优点，才能成为一个充满自信的人。而自信心会给我们到来动力，消除我们对问题解决过程中可能出现的困难的恐惧，带领我们不断探索新的未知领域。所以我们要时刻悦纳自己，拿出自信，带着积极的态度去面对工作、生活，事情也就变得简单了。

（2）建立合理的自我期望，提高抗压能力：心理问题的易感人群往往具有高期望值，有"完美主义"倾向。人们应该认识到生活的局限性和特殊性，遇到挫折，要勇于认清自己的能力，控制压力源，不要把原本不属于自己的责任都强加于自身；建立合理的期望和有效的压力管理；确立符合自己实际的抱负水平；把挫折当机会；建立良好的人际关系，培养健康乐观的向上情绪，做好职业生涯规划，平衡工作与生活的关系等，客观、全面地了解、实现自我。

2. 提高自我

（1）要培养健全的性格、健康的心理和体魄：性格是人在现实环境中，对外界事物稳定的态度和习惯化了的行为方式。健全性格的养成除了受遗传因素影响之外，家庭和学校教育、工作单位和社会文化背景对性格的塑造也很重要，而个体有目的的陶冶，后天的学习、培养和完善更是与良好性格的形成密切相关。人们应有意识地注意培养健全性格：①尽可能地增加受教育的机会；②提高自身知识水平的深度和广度；③提高认知能力、判断能力和洞察力；④增强处理各种信息的能力；⑤养成良好的个人生活习惯；⑥注意加强身体的锻炼，多参加体育活动。

（2）有目的地丰富个人生活经历：调整好学习、工作和生活的节奏，培养一定的兴趣或爱好，加强个人修养，学会缓解心理压力的技巧，例如：自我解脱和自我安慰等。提高个人对他人及社会的容忍力、适应能力和应对能力，建立和协调好友善的人际关系，储备社会支持力量，有助于增加社会支持效果以及疏通负性情绪外泄的渠道。

（3）保持良好的情绪：有目的地培养个人良好的情绪防御机制，提高个体抵御挫折的能力，在强应激作用条件下，学会采用合理化、升华、抵消、回避、否认和幽默等排泄不良情绪的手段，消除内心所产生的紧张、不安和痛苦，从而恢复心理上的平衡。

（4）个人主观意识的自我调节：是指通过对个体主观意识的自我调节以改善情绪状态、心理状态、生理状态和行为，达到防病和治病的目的。个体主观意识的自我调节包括一系列方法，例如：呼吸静思法、想象放松法、自我反省法、自我激励法等。

（三）正确心理治疗

1. 改变不良信念 对于心理问题者，改变信念、态度和习惯的思维模式是对患者产生改变的关键。许多心理问题是由于人们在考虑自己与他人的关系或他们所面对的事件时运用不良思维方式所导致的。

2. 合理宣泄情感 通过倾诉、移情等正当途径，将焦虑、愤怒、悲伤等消极情绪发泄出去。其形式有多种：倾诉；哭泣；剧烈运动；转移注意力；"合理化"；写作等。

3. 认知行为矫正、建立新的思维模式 告诉自己你是什么样的人，你就会成为那样的人；你自己相信自己应该做什么，你就会那样去做，这就是认知行为矫正法最基本的假设。这一治疗模式结合了人的思维和态度对人的动机影响的观点，以及人的行为反应会由于偶然的强化而改变的观点，认为人的一些无法接受的行为模式，可以通过将人的消极自我陈述改变为更有建设性的陈述而得以改变，这就是认知重建法。

同时，认知行为矫正法是建筑于有效的预期之上的。建构这些预期可以提高人的行为的有效性。通过设立可以达到的目标，通过发展现实的策略而坚持向这些目标努力，通过正确地评价现实的反馈信息，个体就可以发展出对自己有把握的感觉和自我效能感。

（王桂玲）

第四节　人际沟通与心理咨询

一、人际沟通概述

（一）沟通与人际沟通

沟通是信息的交换，其目的是传递和接收信息。沟通双方互为信息的发出者和接收者，交替作用构成一个循环往复的过程。

1. 人际沟通（interpersonal communication） 是建立在人际关系的基础上，传递个体与个体之间的信息以及情感、需要、态度等心理因素的传递与交流的过程，是一种直接的沟通形式。通过各种方式的交流，在心理和行为上发生相互影响。它使人们之间形成心理联系，达到相互了解与熟悉的目的。

2. 人际沟通的内容

（1）人际沟通是对信息的传递：沟通传递的信息包括语言（如口头语言、书面语言）信息和非语言（肢体语言）信息。沟通是有关信息的传递，如果信息未能传递到既定对象，则没有实现沟通可言。

（2）人际沟通的关键是沟通双方准确理解信息的意义：信息是无形的，在沟通过程中，沟通者之间传递的只是一些符号，不是信息本身。再加上沟通双方存在价值观、背景等因素的差异，信息的传递并不能保证双方对信息有共同准确的理解，因而必须使接收者感知到的信息与发送者发出的信息完全一致，以达到进行有效沟通的目的。

（3）人际沟通是一种双向的、互动的信息传递和反馈的过程：沟通的目的不是沟通本身，而在于结果。沟通要产生预期的结果，需要沟通双方积极参与，共同努力。信息接收者对发出的信息不作出适时的反馈，则无沟通可言。

（二）人际沟通的基本结构

人际沟通包括信息源（发出者）、信息、渠道、信息接收者、背景、障碍和反馈七大要素，是实现沟通的必需条件。

1. 信息源（发出者）　信息源是具有信息并试图沟通和掌握沟通主动权的人，没有信息源，沟通就无法进行。他明确沟通的信息，筛选沟通的对象，确立沟通的目的，始发沟通过程，并将它们转化为信息接收者可以接受的形式。

2. 信息　信息是发出者想要传递沟通的具体内容，包括思想、观点、事实、态度、情感等。没有沟通的内容，沟通的必要性就不存在了。个体的感受要为他人接受，就必须将他们转化为各种不同的可以为他人察觉的信号。包括声音信号和形象信号（文字）。

3. 渠道　信息渠道是沟通过程中的信息载体，即信息通过何种方式、用什么工具从信息源传递给接收者。没有信息渠道，信息就无法进行传递。沟通渠道包括对话、动作、表情、广播、电视、电影、报纸、电话、信件、微信、微博等。

4. 信息接收者　信息接收者是信息的接收对象，如果没有接收者，沟通的目的就无法达成。能否有效地接收信息受很多因素的影响，比如接收者是否有阅读障碍，是否愿意接收，是否专注于接收等。

由于信息源和信息接收者是两个不同经验的主体，所以信息源发出的信息内容与"转译"和理解后的信息内容是有差异的。这种差异的大小决定沟通的质量。

5. 背景　背景是指沟通发生时的情境，包括心理背景、物理背景、社会背景和文化背景。它影响沟通的每一个要素以及整个沟通过程。

6. 障碍　障碍是沟通中阻止理解和准确解释信息的因素。比如信息源的信息不充分或不明确，信息没有正确转化为沟通信号，载体或沟通方式不正确。沟通环境的恶劣，接收者的误解以及信息自身的增强和衰减。

7. 反馈　在沟通中，双方都不断地把信息回送给对方，这种信息回送的过程叫反馈。反馈是信息源和接收者相互间的反应，是沟通成为一个连续的相互的过程。及时的反馈可以减少沟通中的误会，让沟通双方了解思想和情感是否按他们各自的方式分享。反馈的信息包括思想、观点、意见、事实、态度、情感等。

（三）人际沟通的常见类型

1. 根据信息传递载体的不同分类　分为语言沟通与非语言沟通。

（1）语言沟通：指借助于语言文字来传递信息的人际沟通，又可细分为口语沟通（如面对面交谈、电话沟通等）和书面沟通（如电子邮件、正式公文等）形式。

（2）非语言沟通：指借助于语言以外的媒介来传递信息的人际沟通，这些媒介包括面部表情、肢体语言、语调、人际距离、衣着打扮、环境信息等。

2. 根据团体成员之间信息传递途径的不同分类　分为正式沟通和非正式沟通。

（1）正式沟通：是指在组织中按照规章条例明文规定的原则进行的沟通。例如学校的公告、规章制度等。

（2）非正式沟通：是指正式沟通渠道以外的信息交流和传递，它不受组织监督，自由选择沟通渠道。例如组织成员私下交流看法、好朋友周末聚会、传播谣言和小道消息等都属于非正式沟通。

3. 根据信息是否获得反馈分类　分为单向沟通和双向沟通。

（1）单向沟通：指信息发出者将信息传递给信息接收者，但没有得到反馈，不知道信息接收者是否了解信息的内容。如电视、报纸、杂志等媒介向大众发布信息。

（2）双向沟通：指信息发出者将信息传递给接收者，接收者将信息接收后的反馈信息再传递给信息发出者，原来的发出者此时就变成了信息接收者，形成了沟通双方的互动，双向沟通的双方不仅由于有双方的互动而使沟通的信息更为准确，而且由于接收者提供了反馈，有利于双方交流情感、相互理解。

4. 根据是否清楚对方的身份和角色分类　分为现实沟通和虚拟沟通。

（1）现实沟通：指沟通双方对对方的身份和角色都有比较清楚把握的沟通，面对面的沟通是最普遍的现实沟通形式。有时候，双方利用电话等媒体进行沟通，但好像对方站在面前一样，这也属于现实沟通。

（2）虚拟沟通：指沟通双方不清楚对方的身份和角色，沟通的进程主要受主观感受和想象所引导的沟通。是随着互联网的普及而发展起来的一种沟通形式。沟通的双方在网络上可以匿名，每个人都可以扮演各种角色，和自己想象的个体沟通。

5. 根据信息流动方向不同分类　可分为上行沟通，下行沟通和平行沟通。

上行沟通是下情上报；下行沟通是上情下达；平行关系是组织同级间（非上下级）的信息交流。

二、人际沟通在心理健康管理中的作用

（一）有效的人际沟通对心理健康的作用

1. 有助于形成正确的自我意识　"认识自我"是个体进行自我调节的一种有效途径。通过他人的反馈，有助于我们更好地认识自己，形成客观的自我评价。同时，正确的自我意识，有利于我们找到自己的社会位置、扮演好自己的社会角色。

2. 有助于发展健全的人格　根据埃里克森（Erickson）的人格发展理论，人格发展经历了 8 个连续的发展阶段。在成年早期之前就占了 6 个阶段，每个阶段都有相应的发展任务，而个体每个阶段的完成效果取决于与其父母、教师、同伴的有效沟通。

3. 有助于建立良好的人际关系　良好的人际关系是心理健康的标准之一，任何性质、类型的人际关系的形成，都是人与人之间相互沟通的结果。

4. 有助于促进心理健康　积极有效的人际沟通有助于情绪向愉快转变，当个体面临压力、情绪低落时，向朋友倾诉有利于降低压力，改善情绪，促进人的心理健康。

（二）人际沟通不足对心理健康的损害作用

人际沟通不足体现在以下 3 方面：①沟通认识不足；②沟通能力不足；③沟通环境的缺乏。其对心理健康的损害作用如下。

1. 对人的语言能力及认知能力都有损害　缺乏沟通机会的孤儿不仅智力、语言发展水平明显低于同龄的正常儿童，而且社交能力更差。

2. 导致智力下降　心理学家经研究发现，老年人退休后衰退加快的关键在于退休后失去了在职场的沟通环境．社会生活的范围和内容都变得狭窄、单调、贫乏，使人的机体得不到足够的社会刺激，久而久之就会令人感到孤独和空虚，最后导致智力下降。

3. 影响整个人的身心健康　医学研究成果揭示，缺乏配偶之间的沟通和由此形成的情感依恋，孤独、焦虑、抑郁等消极情绪常得不到及时的宣泄，对整个身心健康都有着极大的损害作用。

三、心理咨询概述

（一）心理咨询的概念

心理咨询（psychological counseling）：咨询者运用心理学的理论和技术，通过专业的咨访关系，协助合适的来访者依靠自己探索来解决其各种心理问题以增进身心健康、提高个体适应能力、促进个人的成长与发展以及潜能得以发挥的过程。

心理咨询的内涵包括：心理健康咨询、教育辅导、职业指导和婚姻家庭咨询等诸多方面。心理咨询按照不同的标准又可以划分为不同的形式。

1. 根据咨询的性质分类　可分为发展心理咨询和健康心理咨询。

2. 根据咨询的途径分类　可分为门诊心理咨询、电话心理咨询、网络心理咨询、信件心理咨询、专栏心理咨询和现场心理咨询。

3. 根据咨询的规模分类　可分为个体心理咨询和团体心理咨询等。

4. 根据咨询的时程分类　可分为短程心理咨询、中程心理咨询和长期心理咨询。

（二）心理咨询的特点

1. 双向性　咨询人员与咨询对象（或来访者）是心理咨询过程的两方面，缺少其中任何一方面，都不能构成心理咨询过程。

2. 多样性　人类的心理结构或心理过程是由认知、情绪、意志和行为4方面组成。人的知、情、意、行是统一的有机体。每个人的生活经历不同，其遗传素质、受教育程度、社会环境等多因素的影响，使心理结构中的4方面因素所占比例、内容不同，所起的作用也不相同。所以，在心理咨询中要根据其薄弱点不同进行调整，表现不同，方法不同。

3. 社会性　心理咨询工作也是在社会环境下进行的。心理是客观事物在人脑中的反映，所以，咨询者对来访者的帮助必须取得家庭、学校、社区、社会的协同帮助，才能弄清其心理问题的真实原因。取得多方面的帮助，充分体现心理咨询工作的社会性特点。

4. 渐进性　人的心理形成与发展是渐进的，同样地，人的不良心理品质的克服与消除也是渐进的。心理咨询过程的渐进性，要求咨询人员有细心和耐心的品质，对咨询对象的帮助要循序渐进，逐步提高。

5. 反复性　人的心理品质的形成和发展与其他一切事物一样，都是曲折、螺旋式上升发展的。不良心理品质的克服与消除也是如此。对此，心理咨询人员要有充分的认识，对咨询对象要回访，以巩固心理咨询效果。

（三）心理咨询的对象

（1）精神正常，但遇到自己难以独自解决的与心理有关的现实问题的人。

（2）精神正常，但心理健康水平较低，产生心理障碍导致无法正常工作、学习、生活的人。

（四）心理咨询的步骤

（1）建立心理咨询关系。

（2）对心理问题进行分析评估。

（3）决定采取何种心理咨询方法。

（4）制订心理咨询目标和计划。

（5）实施心理咨询计划。

（6）咨询结束时对心理咨询结果进行评估。

四、心理咨询在心理健康管理中的作用

1. 促使行为变化　心理咨询的根本目的是促使来访者行为的变化，通过这个变化使来访者形成建设性的行为方式，获得生活的满足感。

2. 改善人际关系　人际交往是人的社会属性的基本需要。在交往方面容易出现各种问题，咨询者就需要帮助来访者学习适当的社会交往技能，改善人际交往的质量，从而提高他们的生活质量。

3. 认识内部冲突　心理咨询可以帮助来访者认识到大部分心理困扰是源于自己尚未解决的内部冲突，而不是源于外界，外部环境不过是一个冲突的导火索，而内心冲突才是真正扰乱心理健康的主要因素。

4. 纠正错误观念、深化来访者的自我认识　来访者通常以种种非理性观念明确自己的想法，这是

一种自我欺骗。心理咨询促进他们对自己的错误观念进行认真思考，代之以更准确的理性观念。并引导来访者进行自我探索，真正认识自己，认识到自己的需要、价值观、态度、动机、长处和短处，从而规划自己的人生。

5. 发展来访者潜能　心理咨询的最终目标是发展来访者的个人潜能，促进来访者人格发展。心理咨询是从心理上为来访者提供帮助的职业，提供给来访者有关职业、学业、疾病康复、心理卫生、婚姻家庭、价值观的选择、事业的发展，以及其他一些有关问题的咨询服务。

五、主要心理咨询技术

心理咨询技术主要包括共情、倾听、提问、表达等。

（一）共情

咨询师对来访者内心世界的理解及体验就是共情也叫同理心、同感、共感等。共情既是一种态度，也是一种能力。作为态度，它表现为对他人的关心、接受、理解、珍惜和尊重；作为一种能力，它表现为能充分理解别人，并把这种理解以关心、温暖、得体、尊重的方式表达出来。

正确理解、使用共情，应掌握以下要点。

第一，通过来访者的言行，深入对方内心去体验他的情感和思维，让来访者感受到自己被理解和接纳。

第二，借助于知识和经验，把握来访者的体验与其经历和人格之间的联系，更深刻理解来访者的心理和具体问题的实质，从而对来访者情感程度的把握较为全面和准确。

第三，运用咨询技巧，观察来访者的言语和行为表现，并把自己的共情传达给对方，表达对来访者内心世界的体验和所面临问题的理解，影响对方并取得反馈，从而准确地了解他对此事的情感体验。

（二）倾听

倾听是在接纳基础上，认真、专注地听，并在倾听时适度参与。

1. 传达心理咨询师对来访者的积极关注　真正了解来访者所讲述的事实，其中包含的情感和持有的认知观念。

2. 倾听的内容　包括来访者的经历、情绪、观念和行为。

3. 倾听的形式

（1）分析式倾听：用心去倾听来访者的表述，既要听懂来访者通过言语、表情、动作所表达出来的东西，还要听出来访者在交谈中所省略的和没有表达出来的内容和含义。

（2）反应性倾听：在倾听的同时积极反馈，采用鼓励的语言和动作对来访者的述说作出反应。

（三）提问

1. 开放性提问　是咨询师提出的问题没有预设的答案，来访者也不能简单地用一两个字或一两句话来回答，从而尽可能多地收集来访者的相关资料信息。通常以"什么""怎么样""为什么"等形式提问。

2. 封闭性提问　所提出的问题带有预设答案，不需要展开回答，通常以"是不是""有没有"等提问，回答也是"是""否"这样简单的答案。

（四）表达

表达是指咨询师和求助者互相将自己的情感、情绪、信息、建议、忠告等进行沟通，以达到咨询的目的。

1. 表达的内容

（1）情感表达技术：将自己的情感、情绪以及对方的情感、情绪等告知对方，以影响对方。

（2）内容表达技术：指互相传递信息、提出建议、提供忠告，以保证、进行解释和反馈，达到咨询目的。

2. 表达的形式　主要分为以下几点。

（1）鼓励：就是咨询师对来访者进行鼓励，促进来访者的表达和探索。例如语言鼓励："好""接着说""还有呢""我能理解"；或者使用肢体动作：点头、微笑、身体前倾等，向来访者表示你的关注、支持、接纳的态度。

（2）释义：咨询师将来访者讲述的主要内容、思想加以综合、整理，再反馈给来访者。它的作用包括：①反馈咨询师是否准确理解来访者所表述的内容；②给来访者传递一个信息，咨询师很专注，从而提高来访者的信心；③帮助来访者有机会再次审查其心理困扰，并重新组织语言。

（3）澄清：就是要求来访者对陈述中模糊或不明确的地方作进一步说明、解释或补充。常用的语句："你能不能具体谈谈……""能不能再详细说说……"。

（4）解释：指运用心理学理论来描述来访者的思想、情感和行为的原因，实质等，或对某些抽象复杂的心理现象、过程等进行解释。掌握解释技术的理论和经验应注意以下几点：其一，应深入了解情况，准确把握。其二，明确自己想解释的内容是什么。其三，把握对待不同的来访者，在什么时间运用什么理论怎么样解释最好。

（5）自我暴露：又叫作"自我开放"或"自我揭示"。自我暴露有两种形式，一种是指咨询师提出自己的情感、思想、经验，以及与自己有关的经历、体验等与来访者共同分享，另一种是开放对来访者的态度、评价等。通过心理医生的自我揭示，常常能有效地引发来访者相同水平的自我揭示。

六、常用心理测量量表

心理测量（psychometrics）是指依据一定的心理学理论，使用一定的操作程序，给人的能力、人格及心理健康等心理特性和行为确定出一种数量化的价值。广义的心理测量不仅包括以心理测验为工具的测量，也包括用观察法、访谈法、问卷法、实验法、心理物理法等方法进行的测量。

心理测量是关于人的个体心理差异的测量或诊断。人们在能力、学识、技能、兴趣、态度及人格特征等方面各不相同，构成了人与人之间的个别差异。心理特征总会在行为上有所反映。心理测量是通过人的行为表现对他的某种心理特征作出数量化的解释。

据调查，世界上有上千种心理测试量表，并且没有统一的分类。目前我国用于心理测量的量表也达到上百种，但是临床上和心理咨询工作中常用的只有几十种，下面介绍几种评估心理健康常用的测试量表。

（一）人格测试量表

1. 明尼苏达多项人格测验（MMPI）　由美国明尼苏达大学的心理学家哈撒韦 Hathaway 和精神科医生麦金利 Mckinley 于 1940 年编制而成。可用于测试正常人的人格类型，也可以用于区分正常人和精神疾病患者，适用于 16 岁以上城市和农村人口，共 566 题，包含 10 个临床量表和 4 个效度量表。

2. 卡氏 16 种人格因素问卷（16PF）　16 种人格因素问卷是美国伊利诺伊州立大学人格及能力测验研究所卡特尔教授编制的用于人格检测的一种问卷。适用于 16 岁以上的青年和成人，现有 5 种版本：A、B 本为全版本，各有 187 个项目；C、D 本为缩减本，各有 106 个项目；E 本适用于文化水平较低的被试，有 128 个项目。

3. 艾森克人格问卷（EPQ）　艾森克人格问卷是由英国心理学家 H. J. 艾森克于 1940 年编制的一种自陈量表。分为成人问卷和儿童问卷两种格式。包括 4 个分量表：内外倾向量表（E），情绪性量表（N），心理变态量表（P，又称精神质）和效度量表（L）。

（二）情绪与症状评定量表

1. 90 项症状清单（SCL - 90）　90 项症状清单是美国心理学家德若伽提斯（L. R. Derogatis）于 1975 年编制的，又名症状自评量表。该量表共有 90 个项目，包含较广泛的精神病症状学内容，从感觉、情感、思维、意识、行为直至生活习惯、人际关系、饮食睡眠等，均有涉及，并采用 10 个因子分别反映 10 方面的心理症状情况。

2. 抑郁自评量表（SDS） 抑郁自评量表是由美国 Duke 大学华裔教授 W. K. Zung 于 1965 年编制的。该表含有 20 个项目，每个项目按症状出现的频度分为 4 级评分。适用于具有抑郁症状的成年人，包括门诊及住院患者，主要用于疗效评估，不能用于诊断。

3. 焦虑自评量表（SAS） 焦虑自评量表是由美国 Duke 大学华裔教授 W. K Zung 于 1971 年编制的。该表含有 20 个项目，每个项目按症状出现的频度分为 4 级评分。适用于具有抑郁症状的成年人，包括门诊及住院患者，主要用于疗效评估，不能用于诊断。

（王桂玲）

第八章

临床护理人文关怀标准与措施

第一节　临床护理人文关怀标准

一、标准的定义

国际标准化组织将标准定义为"标准性文件"，这一定义指的就是文件类标准。根据 GB/T200.1—2002《标准化工作指南第 1 部分：标准化和相关活动的通用词汇》中的定义，标准是"为了在一定范围内获得最佳秩序，经协商一致制定并由公认机构批准，共同使用的和重复使用的一种标准性文件"。其对"标准化"的概念做出如下描述："为了在一定范围内获得最佳秩序，对现实问题或潜在问题制定共同使用和重复使用的条款的活动。"

二、标准的作用

标准通常是用于评判事物的基准，其具备标杆、约束、指导、组织、传播的功能。标准（或规范）的作用就是使用标准产生的影响或效果。

1. 统一作用　标准具有基准性，所有的标准使用者都自愿遵循其内容，在不同空间、不同时间的标准使用者的执行结果都一致，实现标准内容使用的时空统一。

2. 复制作用　标准的复制作用依靠标准的内容，标准的内容相当于"产品"复制的基因，标准对重复性的使用对象具有"基因"的意义。

3. 保护作用　标准以共识为基础，以协商为条件，以公益为己任，并可以跨国界执行，既能表达管理关系，也能表达技术关系。例如，制订和实施企业排放控制标准、环境管理体系标准、产品质量管理体系标准、资源开发标准对地球环境和公共利益起到有效保护作用。

4. 连接作用　不同级别或层级的标准将关系到相应层级面的相关关系，地方标准连接地方的关系，行业标准连接同行业的关系，国家标准连接各省市间的关系，国际标准连接各国间的关系。标准规定的内容不是单一方面就能完成的，往往需要社会化协作和合作，标准的执行通常导致连接作用的产生。标准的连接作用具有广泛性。

5. 简化作用　制订标准的过程是一个简化的过程，使用标准的过程也是一个简化的过程，标准的使用缩小了可能的选择范围，因此，标准具有简化的作用。

6. 推动作用　标准的制订具有科学性、先进性、合理性等要求，这些要求使标准的内容在当时或一定时期内是先进的，甚至是前瞻性的，并代表了技术或管理的发展方向。另外，标准具有公认性、权威性和可信任性，执行标准就意味着被认可或不误入歧途，标准对其使用者具有吸引力和自觉性。

7. 积累作用　标准的制订过程是对技术、管理知识的提炼、固化和保存的过程。标准选择的是成熟、可靠的知识，并经过专家群体讨论和修改，标准凝聚的是专家的集体智慧。标准的形成过程就是有效知识的积累过程，标准对知识的积累是在知识全寿命周期一直被保留的，并在必要时进行修改和完善，使其始终保持对被积累内容的有效性。

三、国际护理关怀标准介绍

（一）国际人文关怀协会人文关怀标准

1. 来历 2003 年国际人文关怀护理协会（IHAC）专家 Wolf 探讨了多元文化背景下的国际关怀护理标准，规定了护士对护理服务对象的关怀服务实践标准，包括如何对患者进行基本关怀、安全关怀、治疗关怀和精神关怀共 4 个维度 42 个条目。

2. 标准介绍 见表 8 - 1。

表 8 - 1 关怀标准

关怀标准

1 护士和其他照顾者

1.1 通过关心、关怀患者，怀着增强患者福利的意愿接触患者（家庭、群体、社区）。

1.2 应礼貌、尊重、公正。

1.3 应富有同情心、温和、善解人意。

1.4 以文化敏感的方式努力发现患者的价值、信仰和欲望，并倡导它们。

1.5 维护患者的权利和尊重其尊严。

1.6 基于实践支持患者的文化。

1.7 保护患者的隐私，保守患者的秘密。

1.8 建立与患者相互信任的关系。

1.9 鼓励患者提出问题，并提供诚实的答案。

1.10 确保患者理解所提供的信息。

1.11 支持患者独立决策。

1.12 协助患者决策和规划，并按照关怀的优先护理计划进行。

1.13 教育患者，解释程序、治疗方案和药物。

1.14 鼓励自我护理。

1.15 预见患者的需求和担忧，并帮助患者筹集必要的资源。

1.16 记录患者的优先需求和担忧。

1.17 灵活运用知识、技能，勇于负责。

1.18 发展自己的知识和技能。

2 护士和其他照顾者

2.1 监测和警惕地观察患者。

2.2 使自己可以帮助患者。

2.3 提供一个安全的环境.保护患者免受伤害。

2.4 在卫生保健系统中解决问题会侵犯到患者的权利，或者可能会伤害患者。

2.5 通过交流和计划促进照顾者和患者之间的无缝护理和合作。

2.6 及时回应患者有恶化迹象的需求。

2.7 实现对患者的承诺。

2.8 迅速采取行动，以减少患者的不适，减轻症状和痛苦。

关怀标准

3 护士和其他照顾者

3.1 了解患者的故事、现状和背景。

3.2 以真诚方式与患者建立治疗性关系。

3.3 体验患者的感受。

3.4 关注患者的想法，并给予回应。

3.5 提供信息并接受来自患者的反馈。

3.6 维护患者的自尊。

3.7 支持患者的精神和情感。

4 护士和其他照顾者

4.1 鼓励患者说出他/她的信仰、担忧和正面的、负面的情感。

4.2 倾听并支持患者。

4.3 接受患者的沉默。

4.4 回应、安抚、同情、安慰患者。

4.5 支持患者当即或长远的决定。

4.6 尊重患者对临终关怀的意愿。

4.7 帮助患者及家人度过死亡和悲伤的过程。

（二）急诊护理人文关怀标准

1. 来历　2000 年美国阿克伦通用医疗中心的 Kipp 结合急诊特点，制订了以患者为中心和以团队为中心的急诊护理人文关怀标准，包括分诊时、治疗前、治疗中、当被问及延误或有关治疗问题时、患者入院和出院时等护理服务各个环节的关怀标准；并设计了 5 种情形的关怀护理对策，见表 8 - 2。

2. 标准介绍

（1）护理人员能与患者、家属、医生及医院其他服务人员及部门进行有效的沟通和交流。

（2）护理人员应表现出礼貌周到、尊重和细心。

（3）护理人员能促进患者的安全和舒适。

（4）护理人员关怀的对象应扩展到包含患者、家属、科室人员、医院工作者甚至每一个人。

表 8 - 2　急诊科护理关怀标准

急诊科护理关怀标准
限制探视病区的护理人员人数，支持和维护护理部制订的护理关怀标准。期望和要求护士遵照执行。
分诊时
1. 自我介绍，对患者的疾病表示关心。
2. 倾听患者。
3. 不要机械性地回应，应该像一个有关爱之心的人（而应该充满关心）。最低要求是对每一个患者和家属个性化的回复。
4. 保持与患者的目光交流。
5. 介绍挂号及床位安置程序。
6. 保证分诊区时刻有工作人员在场。
7. 将患者安置到床单元时，应注意患者的性别问题。
治疗开始时
1. 对于刚入住患者，责任护士应该在病床分配后 10 分钟内向患者做自我介绍。
2. 一旦获取了患者的人口统计学信息，应称呼患者的姓名，而不应继续用床号或诊断名称呼。
3. 在整个治疗过程中，在未经许可的情况下，不要直呼患者的姓氏。
4. 在整个治疗过程中，不要使用"宝贝""小甜心""亲爱的"等称呼患者。
5. 询问患者"是否有人跟你一起"或"需要我们为你打电话联系某某吗?"
6. 向患者及其家属介绍探视制度。
治疗过程中
1. 当来到患者床单元的时候，进行自我介绍，包括你的职位。

2. 进行每项操作前，向患者及其家属解释每一个干预措施及步骤，并核实其是否理解。

3. 持续向患者解释说明接下来的护理操作及可能的治疗，以确保患者了解接下来会发生什么。

4. 向患者解释说明预期治疗护理过程的各个阶段的实际（具体）时间和自由（宽泛）时间，避免使用"马上…'立刻"这样的词语。

5. 每次与患者互动时，都应该询问患者"您有什么问题或需要吗?"

6. 对神志不清的患者事先做好镇静和（或）约束。

当被问及延误和治疗等问题时

1. 避免向患者说"我不是你的责任护士"或者"我不知道"等话语。告知患者你会关心其要求，并随后（就相关内容）给出解答或回复。

2. 对于任何治疗延误，应态度积极、负责，体现同理心并表示歉意。

3. 不要因为延误的事责备其他部门或者同事。

患者入院和出院时

1. 在病床分配的 20 分钟内，完成患者的入院手续。记录任何延误。

2. 接到指令或及治疗结束后 10 分钟内为患者办理出院手续。

以患者为中心的治疗标准

1. 总是佩戴胸牌。

2. 确保每位患者的呼叫灯处于功能状态。

3. 及时回应患者的呼叫。

4. 评估每位患者的营养需求，适时提供食物和饮料。

5. 主动巡视患者。最低要求是每两小时巡视并记录 1 次。必要时，随时观察和记录。

6. 患者用镇痛药物后 30～60 分钟内核查和记录患者疼痛状态及药物效果。

以团队为中心的治疗标准

1. 内部交流患者的治疗护理过程及预期治疗方案，保证医生、护士及其他相关工作人员了解检查结果及病情变化。

2. 主动向同事提供应有的帮助。

3. 在电话铃响三声之内应当接起电话，接起电话时介绍你的科室和你自己。

4. 对病情紧急的患者应传呼医生，限制使用对讲机。不要在以下几种情况使用对讲机：①呼叫员工到护士站来；②为了索求病历和记录；③为了告知辅助人员在诊断室等候护士。

（王桂玲）

第二节　患者出入院、转科护理人文关怀措施

一、平诊患者入院护理人文关怀措施

（1）起身迎接，热情相迎，自我介绍，使用关怀性语句迎接患者入院。

（2）耐心仔细地倾听和回应患者的疑问，保持与患者的目光交流，取得患者的信任。

（3）不要机械性地回应，充满爱心地对每一个患者和家属给予个性化的回复。

（4）解释入院和床位安置程序。

（5）带领患者至病床，10 分钟内向患者做自我介绍。指导患者使用床头铃和床头灯。

（6）了解患者喜欢的称谓，在未经许可的情况下，不要直呼患者或其家属的名字。

（7）礼貌热情介绍病房配餐间、浴室、护士站、医生办公室所在地。

（8）告诉患者所属的管床医生和当日的责任护士。

（9）为患者及家属讲解探视制度及作息制度。

（10）温馨提示，科室 24 小时供应热水，使用时先调节蓝色冷水边，再往红色热水反向调节，以免烫伤。另外科室配有便民箱，内含针线、吹风机、雨伞等等，如果有需要，护士站可以免费提供。

（11）当准备为患者测量体温、脉搏、呼吸、血压等操作前，先行自我介绍，然后解释每一项措施及步骤，并确保患者和家属能理解。操作时注意为患者保暖、保护隐私。

（12）持续向患者解释说明接下来的护理操作及可能的治疗，以确保患者了解接下来会发生什么，消除患者紧张恐惧心理。

（13）回答问题并确保患者和家属理解你的解释，如果你不知道答案，告知患者你会进一步去了解并随后给出解答或回复。

（14）每次与患者互动时，都应该询问患者"您有什么疑问或需要吗？"

（15）为患者整理床单位，通知医生看患者。

二、急诊患者入院护理人文关怀措施

（1）在电话铃响三声之内应当接起电话，接起电话时应介绍你的科室和自己，通电话后了解患者的主要病情。

（2）合理安置床位。

（3）备齐各种相应急救物品、器械和药品。

（4）通知值班医生，简要介绍将要收治患者的主要情况。

（5）患者急诊至病房后，护士立即到位迎接，将患者安置于合适体位。

（6）关心患者的病情和情绪状态，并了解患者的受伤经过及受伤原因（若患者处于昏迷状态或无法配合，注意从护送患者入院的人那里准确了解情况）。

（7）适时使用共情技术，感受和理解患者的情绪，例如指导患者说出自己的不适。

（8）缓解患者应激反应症状，提供有关疾病的诊断、治疗情况，提供能使患者转移注意力的措施，降低紧张恐惧程度。

（9）通知值班医生看患者。

（10）诊疗过程中注意保护患者的隐私，适时使用屏风遮挡；注意保暖，做完操作后及时为患者盖好棉被。

（11）每项操作之前，解释每一个措施及步骤，并确保患者和家属都能理解。

（12）持续向患者解释接下来的护理操作及可能的治疗，以确保患者了解接下来会发生什么。

（13）指导患者有效咳嗽咳痰，保持呼吸道通畅，必要时给予吸氧或心电监护。

（14）安慰患者和家属，适时使用治疗性抚摸，例如，拍拍患者的肩膀说，别紧张，我们会尽全力让您感觉舒适的，请您配合好吗？

（15）确保你已经问过患者"有谁和您一起来的吗？"或者"有需要我们帮您通知的人吗？"适时介绍管床医生和护士及病区环境。

（16）向患者解释说明预期护理过程各个阶段的实际（具体）时间和弹性时间，避免使用"马上""立刻"等词语。

三、对候床患者及家属护理人文关怀措施

（1）患者及家属入科室时，护士主动热情，请患者及家属在等候椅入座，主动自我介绍，建立相互信任关系。

（2）与患者或家属一起核实入院证上患者的基本信息，并确保无误，礼貌称呼患者。

（3）保持与患者及家属的目光交流，与患者及家属进行有效的沟通。

（4）解释候床安置程序，请患者及家属耐心等待，并取得其理解。

（5）进行候床指导，在候床登记本上登记患者的信息，留下有效联系方式，同时告知候床电话，提供信息支持，说明可能有床位的大致时间，给予患者希望。

（6）关心患者现在的病情和个体化需求，指导其必要时去急诊观察室治疗。

（7）主动联系急诊观察室，告知患者基本信息及病情，以便于做好接收准备，使患者满意。

（8）在预期时间内有床位时，根据候床登记本上患者的信息，电话通知患者及家属来院，注意电话礼仪。

（9）电话通知床位时，温馨提醒患者带齐个人生活用品、既往就诊病历及其他事项。

四、患者转出时护理人文关怀措施

（1）与医生确认转科原因及转入科室后，使用关怀性语言通知患者及家属。

（2）主动询问患者的需求（您对对方科室有特殊需求吗？我们帮您联系，尽量满足您的需求）。

（3）电话告知相关接收科室患者的基本信息及个体化需求，确认转科时间（提前做好接收患者的准备）。

（4）及时处理转科医嘱，整理好病历，填写转科登记本，用电脑操作转科手续事宜。

（5）协助患者清理物品，温馨提醒患者随身携带贵重物品，妥善保管。

（6）使用关怀性语言与医生、患者及家属有效沟通，根据病情需要选择性地护送患者转出，保证各种管道通畅、患者使用的仪器正常运转，提供支持性和保护性环境。

（7）保证搬运工具性能良好，确保患者的安全。

（8）携患者住院病历、转科登记本和剩余药物（确保没有遗漏），护送患者到转入科室。

（9）转科交接时，主动介绍患者的情况，与接班护士一起将患者转运至床上，妥善安置，保护患者隐私。

（10）转出转入双方交接清楚，避免遗漏。

（11）主动介绍接收科室的责任护士，使患者感到放心和满意。

（12）询问患者在之前科室住院的意见和建议，对于不满意的地方表示歉意，虚心接收患者及其家属的建议。

（13）与患者和家属礼貌性道别。

（14）填写完整转科登记本，与接收的责任护士道别。

五、患者转入时护理人文关怀措施

（1）接到转科医嘱，通过电话了解即将转入患者的基本情况。

（2）根据患者病情准备合适的床位，并通知管床医生。

（3）根据患者病情准备必要的仪器：心电监护、供氧设备、吸引器等，保证仪器完好备用。

（4）患者到达后，通知医生；主动上前迎接，问候患者："您感觉怎样？"

（5）护送患者至病床，取舒适卧位。

（6）自我介绍，以亲切的态度、温和的语言、友善的表情、得体的举止等传递对患者的关怀（用手轻轻触摸患者的头部或握手，给予真诚的关爱，"请您好好休息"）。

（7）测量并记录生命体征，适时安慰患者，消除紧张感。

（8）帮助患者尽快熟悉环境，与病友建立良好的关系，提供家庭氛围的护理环境；详细记录患者的情况，向下一班交班。

（9）交接过程中，注意保暖和保护患者隐私。

（10）填写交接登记本，向交班者礼貌道别。

（11）充分尊重患者的意愿，选择合适的称谓。

六、患者转运中护理人文关怀措施

（1）护送人员与患者、家属、医生及医院其他服务人员进行有效的沟通和交流。

（2）护送人员对患者应礼貌周到、尊重。

（3）护送人员维护患者的转运安全。

（4）恰当称呼患者，沟通中保持和患者的目光交流。

（5）自我介绍。

（6）介绍转运目的地及途中注意事项，耐心解答患者或家属的疑问。

（7）转运过程中，根据天气选择合适的转运工具，尊重患者需求，注意患者保暖、保护患者隐私。

（8）选择安全、平稳的转运路线。

（9）转运过程中确保不中断患者必要的治疗（如输液、吸氧）。

（10）在整个转运过程中细致观察患者病情，询问患者有无不适。发现问题及时处理。

（11）转运完毕，将患者安全交于接收科室，协助患者转移到病床上。

（12）与患者及家属做好解释及告别，携带转运工具回科室。

七、加床患者护理人文关怀措施

（1）尊重患者的知情权，事先告知。

（2）诚恳地向患者解释加床原因，并对此表示歉意，取得患者的理解。

（3）选择避风、光线充足、温暖、靠墙且安静的地方设置加床。

（4）加床按顺序摆放，并固定位置，以便护理人员熟悉加床位置，患者病情变化时能准确、及时到位。

（5）以患者的病情和生活需要合理设置加床设施，例如信号灯、电源插座，呼叫器、心电监护等。

（6）设置屏风遮挡，保护患者隐私。

（7）优先给老年人、小儿等有跌倒坠床风险的患者使用床栏。

（8）避免将危重患者加床设在走廊。

（9）护理人员主动巡视，关心加床患者的需要。

（10）加强医护沟通，加快周转，尽快将患者转入病房。

（11）关注患者的治疗，根据加床的数量及危重患者的比例合理弹性排班，落实责任制护理。

（12）床头标识醒目清楚，严格执行三查七对，杜绝差错发生。

（13）做好安全宣教，告知患者和家属贵重物品随身携带，做好家属的疏导工作，减少留陪人员及院内滞留时间。

（14）当被问及调床问题时，避免向患者说"我不是你的责任护士"或者"我不能解决"等话语，应及时向主班和上级反映，积极主动帮忙解决；当不能立即满足患者要求时，诚恳向患者道歉并说明原因。

（15）当加床患者转床时，由一个护士负责转床的全过程，同步核对手腕带、病历夹、三用单、输液卡、一览表、电脑、正在滴注的输液袋等位置，修改床号，转床后再由另一名护士核对，防范漏转项。

八、患者出院时护理人文关怀措施

（1）使用关怀性的语句通知患者出院，适时使用共情技术，用语言和行为表达对患者情感的理解，如："您好，通过这段时间的治疗，您明天就可以出院了，恭喜您!"

（2）解释办理出院的流程，出示出院流程卡，逐项为患者讲解。请支助中心人员为患者取药，询问"请问您有什么疑问?"直到患者弄清楚为止。

（3）沟通了解患者是否有出院带药。

（4）为患者发放相应病种的健康教育卡，提供延伸服务的"联系卡"，内容可包括科室及专家介绍、责任护士姓名、病区咨询电话等。

（5）进行出院用药前的指导。

（6）每次与患者互动时，都应该询问患者"您有什么疑问吗?"

（7）了解患者住院期间的感受，请患者或家属填写满意度调查表，征求患者及家属对护理服务的意见和建议。

（8）协助患者办理出院手续。

（9）填写电话回访登记本，告诉患者半个月内，有护士对其进行电话回访。

（10）协助患者和家属整理用物，提醒患者不要遗忘用物，贵重物品当面点清。

（11）患者离开病房时，送患者至病区门口，握手或挥手告别。帮助有需求的患者联系交通工具。

（12）电话回访时，对患者的具体情况针对性地给予再次宣教。虚心接受患者的意见，按时进行回访，并定期对所有患者的回访记录进行总结归纳，并提出切实可行的改进措施。

九、患者离世时对家属护理人文关怀措施

（1）允许濒死患者的家属守护在患者身旁，让悲痛中的家属在亲人辞世前尽到义务，在心理上得到一定的慰藉。

（2）当患者离世后，护理人员认真、细致地完成尸体料理，注意动作轻柔，表情严肃，尊重和维护离世患者的尊严。

（3）尊重家属的习俗，尽可能满足其合理的要求。

（4）当尸体料理完毕后，允许家属在床旁默默地站一会儿，然后恭敬地送别死者。

（5）在病区开设减轻离世患者家属悲伤的房间，让其独自一人或和其他家属一起表达悲伤。

（6）协助家属妥善整理患者生前使用的物品，不在家属面前销毁死者的物品。

（米明珠）

第三节　患者检查治疗时护理人文关怀措施

一、患者抽血时护理人文关怀措施

（1）主动热情问候患者和家属，言谈温和可亲，举止大方得体，取得患者的好感与信任，让患者舒适、放心、安全地配合抽血。

（2）自我介绍，态度和蔼。

（3）礼貌性确认患者身份。

（4）解释操作的目的和意义，消除紧张情绪，尊重患者，取得患者及家属的配合。

（5）取合适体位，注意保暖，保护隐私。

（6）备齐用物，亲切温和地告知患者采血方法（用负压真空管）。

（7）对于较紧张的患者，可安慰患者凝视某物体，或将头转向一侧。

（8）准确选择穿刺点，动作轻柔。

（9）随时关注患者的感受和反应，消除紧张情绪，解释抽血不会影响健康。

（10）细致观察发现有恐惧心理或应激能力差的患者可先给予相应处理，如饮温开水、发宣传小册子让其阅读，在旁予以心理疏导，以稳定其情绪，放松紧张心情。

（11）待其放松后，按操作流程抽血。技术娴熟，进针时要做到轻、稳、准、快，争取一次成功，把患者的疼痛降到最低限度。

（12）随时关注患者的感受，适时给予安慰，如指导患者手握拳，胳膊放松，以减轻疼痛。

（13）抽血后为患者按压抽血部位止血3～5min，血液病患者及凝血机制障碍的患者可适当延长按压时间，直到出血停止。

（14）分享患者感受，并肯定患者的表现。

（15）帮助患者穿好衣裤，取舒适卧位。

（16）解释得知抽血结果的时间及取报告的方法。

（17）温馨提示患者是否可以进食等事项。

（18）护士应耐心倾听、解释患者提出的问题，不可表现出厌烦情绪。

（19）对患者的合作表示感谢。

二、患者行 CT 检查前护理人文关怀措施

（1）护士应热情主动迎接患者，做自我介绍。

（2）护士应告知患者预约的具体日期及大致候检的时间，请患者提前到检查室门口候检。

（3）特殊的检查应请患者提前做好相关准备。

（4）当患者因等候时间过长不满意时，护士要耐心讲解，切忌态度粗暴。

（5）根据患者的需要提供舒适的环境，保证患者安全，保护患者隐私。

（6）急症、危重症、年龄在 70 岁以上及催眠已入睡的婴幼儿，优先安排检查。

（7）根据需要给予穿刺留置针，对于穿刺失败或造影剂渗漏的患者应积极处理，据实道歉。

（8）做好患者及家属放射防护工作。

（9）用鼓励性语言，消除患者恐惧、紧张、焦虑、易激动等异常心理，积极配合检查。

（10）保持与患者目光交流，训练患者吸气 - 憋气。

（11）患者对环境陌生，护士应带领患者入检查室，安顿好患者后确保问过患者"有需要我帮忙的地方吗"。

三、患者行 MRI 检查前护理人文关怀措施

（1）护士热情主动迎接患者，向患者做自我介绍。

（2）护士应告知患者预约的具体日期及大概候检的时间，请患者提前到检查室门口候检。

（3）特殊的检查应请患者提前做好相关准备。

（4）当患者因等待时间过长不满意时，护士要耐心讲解，切忌态度粗暴。

（5）护士应详细向患者讲解 MRI 检查的注意事项，告知检查过程中噪声是正常的，以免患者紧张。对特别紧张患者，护士可陪同其检查，并握住患者的手以减轻其紧张的情绪。

（6）根据患者的检查要求给予穿刺留置针，对于穿刺失败或造影剂渗漏的患者应积极处理，据实道歉。

（7）协助患者取掉身上所有的金属物品时注意保护患者隐私。

（8）患者对环境陌生，护士应带领患者入检查室，安顿好患者后询问患者"有需要我帮忙的地方吗"。

四、患者行 B 超检查前护理人文关怀措施

（1）确保 B 超检查单核对无误。

（2）给予患者关怀性的语言，缓解患者紧张焦虑的情绪，使患者能有一个平和的心态去接受并积极配合完成 B 超检查。

（3）评估患者的病情、心理、自理能力、配合程度，倾听并了解困扰患者的问题，并给予个性化答复。

（4）确保你已经问过患者"有谁陪同您一起去做检查吗"。病重或行动不便者由医务人员陪同护送或联系床边检查。

（5）耐心、详细地向患者及家属讲解 B 超检查的时间、地点、预约流程、费用及检查目的，确保患者知晓并能正确预约。

（6）协助患者做好 B 超检查前的准备工作（禁食水、充盈膀胱、灌肠、体位配合技巧等），确保患者理解并配合。

（7）确保及时将检查报告单交给医生，以便进一步诊治。

五、患者行 PET 检查前护理人文关怀措施

（1）与 PET 检查者及其家属有效沟通和交流：①进行每项操作之前，须告知其意义及步骤，并确保患者和家属能理解；②持续向 PET 检查者解释说明接下来的护理操作，以确保 PET 检查者了解接下来会发生什么；③向 PET 检查者解释说明预期检查过程的各个阶段的实际（具体）时间和自由（宽泛）时间，避免使用"马上""快了"等词语。

（2）应表现出礼貌周到、尊重和细心。倾听 PET 检查者叙述问题，不机械性回应，应充满关心，对每个检查者或家属提出的疑问都有个性化的回应。

（3）促进检查者和家属的安全和舒适：①定期更换 PET 扫描床卧具，保证清洁整齐，候诊室温度合适，饮用水、纸杯充足，厕所配置齐全；②适时提醒检查者、家属保持安静，排好次序，保管好自己的贵重物品。

（4）关注对象应扩展到检查全过程以及每一个人：①关注以下几类潜在不满意的 PET 检查者并加强沟通，避免因等候性焦虑引起纠纷。如在大厅等候超过 30 分钟的 PET 检查者，在注射室等候超过 60 分钟的 PET 检查者，在 PET 中心等候已经超过 180 分钟的 PET 检查者，要求不按次序提前做检查者。②在发生停电或设备故障造成 PET 检查延误时，应以积极态度说明情况，并对检查者表示安慰或歉意。及时通报设备修理进展或调整检查安排，减少检查者和家属的焦虑猜疑。避免因延误而责备其他部门或者同事。③在检查者进入扫描间和走出扫描间时用亲切、明确的语言及时告知注意事项和大概等待时间。④在检查者完成 PET 检查并可以离开时，告知可以进食和获取 PET 报告时间，并真诚感谢 PET 检查者的配合。

六、患者行特殊检查回病房后护理人文关怀措施

（1）热情主动迎接患者，对患者的积极配合予以肯定安置患者回床上休息。

（2）协助患者取舒适体位。

（3）与患者进行沟通，认真倾听并评估患者检查后的需要。

（4）根据检查项目详细告诉患者进水进食的时间及特殊注意事项，确保患者理解并能复述。必要时为患者准备合适的饮食。

（5）主动巡视和了解患者的感受，若有异常及时处理。

（6）待检查结果出来后，及时报告主管医生。根据医嘱，及时实施相关治疗护理，并根据不同情况给予个性化健康教育。

七、患者治疗使用特殊仪器时护理人文关怀措施

（1）为患者提供一个安静、舒适、有序、整洁的治疗环境。

（2）确保医嘱核对无误。

（3）评估患者的病情、心理、自理能力、配合程度。

（4）耐心、细致地与患者及家属沟通，详细讲解治疗中使用特殊仪器的目的、注意事项、操作方法、配合方法及可能出现的不良反应及处理措施。确保患者理解，必要时签订知情同意书。

（5）给予患者关怀性语言，缓解患者紧张焦虑的情绪，必要时要家属陪伴，增强患者安全感，使患者能有一个平和的心态积极配合完成治疗。

（6）协助患者做好治疗前的准备工作（如禁食水、体位配合技巧等），确保患者理解并配合。

（7）若治疗涉及敏感部位，应避免过多暴露，给予有效遮挡。

（8）治疗时可轻握患者的手或抚触患者，使其情绪稳定。适时询问患者的感受，观察患者治疗中的反应。

（9）治疗后协助患者取舒适体位，询问患者的感受，认真倾听并评估患者检查后的需要。

（10）将治疗效果酌情向患者及家属反馈。

（11）再次告知患者及家属治疗后的注意事项，确保患者理解并配合。

（12）主动巡视和关注患者治疗后的感受，若有异常及时处理。

（米明珠）

第四节　患者手术护理人文关怀措施

一、术前访视护理人文关怀措施

（1）自我介绍，对患者给予关怀性语言，缓解患者术前的紧张恐惧心理。

（2）核实患者的基本信息，了解患者的既往史和现病史，并对患者的全身情况进行评估，做好手术前准备工作。

（3）耐心回答每一位患者提出的问题。

（4）温馨提示患者术前禁食、禁饮时间，备齐手术所需物品。

（5）告知患者术前更换病患服、不化妆，保管好个人的贵重物品。

二、术前准备时护理人文关怀措施

（1）接收到患者拟定手术的医嘱，以温和的语言问候患者和家属，自我介绍，确认身份。

（2）认真倾听患者对手术的想法，主动讲解手术目的及此类手术成功案例，缓解紧张情绪。

（3）保持与患者眼神交流，告知手术前麻醉所需要的注意事项，并取得患者的配合。

（4）真诚地与家属沟通，了解其疑问并给予答复。

（5）术前准备操作时双手清洁、温暖，动作轻柔，减少暴露，保护患者隐私。

（6）关注患者感受。

三、接患者入手术室时护理人文关怀措施

（1）手术室护理人员到病房接手术患者时，自我介绍，并认真做好核对工作。与患者交谈时要体现情感需要，拉近与患者的距离，消除其恐惧紧张心理。

（2）与病房护理人员详细交接手术患者的相关信息及物品，并签字。

（3）接手术患者过程中，保持匀速缓慢推行。面向患者，注意观察患者反应及病情变化，与患者亲切交谈，缓解其紧张情绪，注意保暖及治疗的连续性。

（4）入手术室等待期间，主动与患者沟通，指导患者深呼吸，做好心理护理。

四、患者手术前准备时护理人文关怀措施

（1）巡回护士携手术安全核查单到护士站核对手术患者，确认信息无误后，进行自我介绍，并介绍手术间环境、手术方式及需要配合的注意事项。

（2）协助患者转移到手术床上，注意保暖，保护隐私并调节好手术间温度和湿度。

（3）向患者解释建立良好静脉通道的重要性，取得同意后合理安置静脉通道。

（4）耐心回答患者的疑问。

（5）不可在患者面前窃窃私语讨论病情，避免引起患者紧张焦虑。

五、患者手术中护理人文关怀措施（以非全身麻醉患者为例）

（1）患者进行麻醉后，询问患者感觉，注意保暖，保护患者隐私。

（2）每项护理操作前，向患者解释操作目的，确保患者能理解并接受。

（3）手术过程中适当予以关怀性问候，消除患者对手术器械使用过程中发出的声音产生的畏惧。

（4）向患者告知手术治疗及操作中的注意事项，缓解患者的紧张与焦虑。

(5) 手术过程中与患者进行沟通交流，适时交代手术进程，解答患者疑问。

(6) 术中切忌谈论与手术无关的话题。

六、患者术后复苏时护理人文关怀措施

(1) 巡回护士应守护在患者身旁，加强肢体约束固定。

(2) 观察患者意识状态、生命体征及病情变化。

(3) 当患者恢复清醒时，告知患者手术过程顺利，稳定患者情绪。

(4) 为患者穿好衣裤，盖好被子，注意保暖，保护患者隐私。

(5) 搬运患者时动作轻巧，注意保护伤口。

(6) 及时告知家属患者复苏后的去向。

七、从手术室回病房后患者护理人文关怀措施

(1) 主动迎接从手术室返回的患者，关心患者，保持距离30～50cm，语言轻柔地询问患者的感受。

(2) 自我介绍，讲明自己的责任护士身份。

(3) 观察及询问患者的疼痛耐受性，根据疼痛评分的数值给予妥当处理。

(4) 关注患者的情绪，发现负性情绪及时进行针对性疏导，多用鼓励性语言。

(5) 进行每一项操作或指导功能锻炼前，须解释每个步骤及配合事项。

(6) 每次与患者沟通时，都应该询问患者的需求。

(7) 态度和蔼，持续向患者及家属讲解接下来的护理操作及可能的治疗，以确保患者了解接下来会发生什么，避免紧张，随时为患者及家属解除疑惑。

八、术后回访患者护理人文关怀措施

(1) 术后1～3天对患者进行手术访视。

(2) 对患者进行自我介绍，询问患者术后恢复情况、伤口情况及有无感染。

(3) 针对患者的不适进行相应处理，耐心解答患者疑问。

(4) 询问患者对手术的满意度和建设性意见。

九、对手术医生的人文关怀措施

(1) 手术室护理人员以良好的心理状态与手术医生共同完成每一台手术。

(2) 手术前与手术医生进行沟通，尊重手术医生的个人习惯并准备好特殊的器械及物品，尽量满足其需要。

(3) 手术中调节适宜的温度和湿度，让手术医生在适宜的环境中进行手术。

(4) 保持医生休息室整洁，让手术医生在连台手术之间得到充分的休息。

(5) 就餐时播放电视节目，提供自选饮品，让手术医生身心得到放松。

十、急诊手术接诊时护理人文关怀措施

(1) 积极主动接待患者，自我介绍，以和蔼可亲的态度、温和的语言了解患者的情况。

(2) 倾听患者感受，有针对性地实施心理疏导，使其感到被尊重、关心，获得安全感。

(3) 调节手术室内温度，让患者感觉舒适。

(4) 优化家属等候区环境，及时将患者的信息提供给在外等候的家属，缓解其焦虑的心理，使其在外安心等候。

（米明珠）

第五节　患者疾病及治疗相关护理人文关怀措施

一、患者诊断未明确时护理人文关怀措施

（1）倾听患者想法，了解患者心理状况。

（2）与患者家属沟通，安慰患者家属，并指导帮助其建立完善的家庭支持。

（3）在诊断未明确前，给予适当安慰和解释。

（4）积极协助安排患者的相关检查。

二、危重症患者护理人文关怀措施

（1）营造良好的治疗护理环境，合理安放患者，对烦躁不安、痛苦呻吟的患者，及时采取相应措施减轻症状。

（2）用高度的责任心配合医生进行抢救、治疗，做到急而心细、忙而不乱。

（3）做好与家属的沟通。

（4）加强与患者的非语言性沟通。对于无法进行言语沟通的患者，通过表情、手势、口形、书写等与患者建立特殊的沟通方式，及时满足患者的需求。

（5）在进行各项操作时应轻柔、精准，注意增强患者的舒适感。

三、患者病情加重时护理人文关怀措施

（1）确保病室的清洁、安静、舒适、安全。

（2）责任护士及时与医生、患者及家属沟通，让患者和家属了解病情进展。

（3）运用移情，轻轻握住患者的手，安慰患者。

（4）密切观察患者病情，及时向医生汇报特殊病情变化。

（5）及时准确地执行医嘱。

（6）给患者进行操作时，解释操作目的及注意事项，确保患者及家属能理解并配合。

（7）及时满足患者的合理需求。

四、抢救患者时护理人文关怀措施

（1）发现患者病情变化，迅速通知值班医生；在医生未到场时，采取相应的抢救措施。

（2）用娴熟的抢救技能，医护团队密切配合，积极展开有效的救治。

（3）保护患者隐私，注意保暖，同时理解、体谅患者与家属的恐惧、焦虑心理，给予相应的支持与安慰。如"您好，请不要紧张，可以告诉我您现在感觉怎么样，我们竭力救治，请您配合"。

（4）安抚情绪过激的家属，及时介绍救治情况及病情进展，如"我们会尽全力抢救的，有什么事情我们将及时与您联系"。必要时安置在特定的休息室。

（5）抢救患者时应迅速，沉着冷静，配合默契，有条不紊，勿大声喧哗，切忌在床边讨论患者病情，增加患者的心理负担。

（6）抢救结束后，积极联系重症监护病房，进行相关的后续治疗。

五、谵妄患者护理人文关怀措施

（1）到患者床边主动介绍自己。

（2）事先了解患者的姓名称呼，礼貌称呼患者，不要直呼床号、名字。

（3）及时动态评估患者，必要时使用保护性约束，实施约束患者的人文关怀措施。

（4）及时动态评估患者，尽早遵医嘱使用镇痛镇静治疗。

（5）在进行所有护理操作前，进行适当的触摸，如轻拍一下患者的肩和手，以示打招呼，同时向患者耐心讲解，取得患者同意和配合，减少患者的不安全感。

（6）尽量给患者营造一个良好的休息环境，确保灯光柔和，温度和湿度适宜，避免仪器设备不必要的噪声；做到"三轻"：走路轻、说话轻、操作轻。操作时，应选择适宜的时间段，集中进行操作。

（7）针对患者不同的情绪反应，给予耐心的解释和安慰，条件许可的情况下轻握患者手或轻抚患者肩3～5分钟，保持和患者的目光交流。

（8）根据患者病情和需求，播放一些优雅舒缓的音乐，以缓解其紧张、焦虑的情绪，使患者在轻松的环境下早日康复。

六、治疗不配合患者的护理人文关怀措施

（1）关爱患者，与患者建立相互信任的关系，以自己的言行举止感染、感动患者，让患者感受到护士所做的一切都是为了患者。

（2）了解患者需求，尽量满足患者的各种需求。

（3）鼓励患者及家属参与治疗及护理方案的制订。

（4）责任护士多与患者沟通，告知不配合治疗不利于疾病的恢复。

（5）向患者讲解疾病相关的知识，将同种疾病治疗效果好的病例告诉患者，增强患者对疾病治疗的信心。

（6）在适当的时候安排治疗效果好的患者与患者沟通，介绍配合治疗的经验。

（7）与患者家属沟通，取得患者家属的支持与配合，最终达到配合治疗的目的。

七、治疗效果不理想时护理人文关怀措施

（1）体谅患者的心情，允许并接纳患者的适当宣泄，尽量满足患者的需求。

（2）对患者的病情及转归要十分清楚，能准确回答患者的提问，避免因对病情不了解造成不必要的误解。

（3）认真倾听患者及家属的倾诉，允许其充分表达内心的情绪，并给予适当的回应。

（4）关注患者及家属的心理状态，如有异常，及时干预。

（5）有针对性地回答患者及家属的疑问，不要机械性回应，应发自内心地关心患者。

（6）沟通时，应保持和患者及家属的目光交流。

（7）加强与患者及家属的沟通，让患者及家属了解该疾病的治疗现状与转归，取得其理解与配合。若有成功案例，可与患者分享。

（8）及时回应呼叫铃，避免给患者造成延误治疗和被抛弃的感觉。

（9）加强对患者的巡视，关注患者的言行举止，注意病房环境安全，避免意外情况的发生。

八、实行保护性医疗患者护理人文关怀措施

（1）为患者严守秘密，不向他人泄露患者隐私，不允许将患者秘密作为谈笑资料。尊重患者的宗教信仰和隐私权。

（2）当患者询问自己病情时应认真倾听患者的提问，保持和患者的目光交流，以免引起误解。不了解患者病情时不要随便解释，可以询问医生，和医生一起给患者解释。

（3）尊重患者，在实施保护性医疗措施不宜向患者说明情况时，应当将有关情况通知患者家属。

（4）在查房、给学生示教、病历讨论等过程中，不许携带手机，不许谈笑，不许在患者床边或其亲友在场的情况下进行讨论、讲解。为教学工作需要，进行现场示教时，不泄露患者不应该了解的情况，必要时在病室外进行。

（5）不要当着患者的面催缴费用，应把家属叫到病房外或等患者午睡时，小声跟家属讲明。

（6）征求患者和家属意见，体现人性关怀，使患者满意。

九、化疗患者的护理人文关怀措施

（1）化疗前告知患者即将采用的化疗方案，化疗方式如静脉化疗、腹腔灌注化疗或胸腔灌注化疗等，化疗时的注意事项，药物的作用、可能出现的不良反应以及预防和处理措施。

（2）告知患者化疗期间的饮食。

（3）积极与患者沟通，学会倾听，缓解紧张情绪。帮助患者获得家庭支持，尽量有家属留陪。关怀、沟通的对象应包括家属。

（4）化疗时提供舒适的病房环境、干净整洁的床单位，为女性患者上心电监护时注意保护其隐私。

（5）及时巡视病房，重视患者主诉，认真观察生命体征的变化及有无不良反应的出现，发现异常及时告知医生。

（6）向患者及家属讲解化疗的知识，鼓励患者积极面对化疗不良反应。

（7）健康教育应根据患者知识水平来进行，不可采取强灌式，应与患者互动。避免使用医学术语，健康教育的目的是患者及家属能了解多少，而不是你说了多少，应确保患者和家属能理解接受。

（8）进行健康宣教时，量化需要表达的词语，不可使用笼统表达的方式，如让患者多饮水，应具体到量，让患者有清晰的概念。

（9）对于没有家属陪伴的患者应给予帮助和照顾。

（10）交接班时，应在床边交接化疗患者，主动介绍下一班护士，详细交代患者情况，让患者感受到任何时候都有护士照顾，从而获得安全感。

（11）关注患者化疗后的反应，及时向医生报告，遵医嘱给予相应的处理。

（12）帮助患者合理地修饰自身形象。

（13）关注患者的检查结果，及时反馈给患者，给予相应的饮食指导。

（14）告知患者下次复查的时间以及疾病有关的康复指导。

十、化疗患者发生严重并发症时护理人文关怀措施

（1）迅速、积极地处理患者症状。

（2）与患者、家属、医生及其他部门人员进行有效的沟通和交流。

（3）促进患者和家属的安全感和舒适感。

（4）缓解患者的焦虑与担忧。

十一、睡眠障碍患者的护理人文关怀措施

（1）对新入院患者，护士要做好各种规章制度和环境及便民措施的介绍，满足必要的需求，尽快消除陌生感。

（2）入院评估时，若患者存在睡眠障碍史，应尽量合理安排床位，尽量不要和重患者、打呼噜的患者以及儿童同住一室。条件允许的情况下，病房可特别设置1~2个温馨病房，环境方面应特殊布置，以利于改善睡眠质量。

（3）协助患者建立良好的护患关系、医患关系及病友关系。

（4）营造良好的睡眠环境，确保灯光柔和，温度和湿度适宜，避免仪器设备不必要的噪声。

（5）指导患者规律作息。

（6）指导患者睡前温水泡脚、喝热饮料、吃一些味道芳香的水果或听轻音乐。睡觉时，穿舒适、宽松的棉质衣服，以促进睡眠。

（7）责任护士及时有效地与病患沟通，密切观察患者的不良情绪，减轻压力和恐惧。

（8）护理操作时，应选择适宜的时间段，最好集中进行操作。操作时做到"四轻"：走路轻、说话轻、操作轻、关门轻。

十二、疼痛患者的护理人文关怀措施

（1）主动与患者沟通，鼓励患者表达自己的真实感受。

（2）富有同情心，运用关怀性的语言，减少患者不必要的思想负担。做好基础护理，减轻不良刺激。

（3）准确、动态地评估患者疼痛的原因、性质、程度等，主动对患者及家属说："您不要着急，我马上帮您找医生，医生一会儿就会来的。"

（4）根据患者疼痛的原因，及时治疗原发病。

（5）根据患者的兴趣爱好，鼓励患者参与活动，分散注意力，减轻疼痛。

（6）通过热敷、按摩、经皮电神经刺激疗法等，促进患者舒适，减轻疼痛。

（7）对于疼痛严重的患者，遵医嘱给予镇痛药，对患者及家属说："我马上要为您用药，用药后，您的不舒服一会儿就会好的，这种药不会对您有危害的，请您放心。"

（8）经常巡视使用镇痛药的患者，询问患者用药后的感受。注意药物的半衰期，按时给药，保持持续的血药浓度。

（9）镇静镇痛期间，每日执行唤醒策略，进行评估和相关治疗护理，停药后注意药物的反跳作用。

（10）疼痛缓解后，遵医嘱及时停药或减少药量，避免耐药和成瘾。

十三、有自杀倾向患者护理人文关怀措施

（1）加强巡视，密切观察，详细进行交接班，做好相关记录。对有自杀倾向的患者要求家属24小时陪护，不得离开。

（2）有内向、孤僻、自卑、忧郁等心理特征、近期有情绪和行为异常及重大负性生活事件者应作为自杀行为重点防范对象；特别是近期有过自我伤害或自杀未遂者，更应引起高度警惕，对这些患者应进行重点观察与心理疏导。

（3）对有明显自杀倾向者，安排病房最好靠近护士站，病床尽量不靠窗，不安排单人间。房间尽量不放患者可能用来伤害自己的物品，如水果刀、剪刀、剃须刀以及尖锐物品、绳、皮带、塑料袋、玻璃物品等，以减少患者跳楼、割腕、上吊等自杀的机会。所有安全措施在实施时应尊重患者，避免引起患者的对抗情绪。

（4）疼痛是引发患者自杀倾向的重要因素。对于疼痛性疾病和癌性疾病的疼痛、不适，要及时发现与处理，并密切观察效果。

（5）对于合并抑郁症的患者可以请精神科或心理医生会诊，用药物或心理治疗手段解除其异常心理，症状严重者应转入精神科继续治疗。

（6）对于每晚吃镇静药的患者，必须看服到口，以免蓄积后一次大量服用。

（7）做好心理疏导工作，准确掌握并记录患者的心理状态，为患者寻求家庭和社会支持。

十四、临终患者及家属的护理人文关怀措施

（1）临终患者尽可能予以独立单间，环境安静温馨，并设有陪护床，满足亲人陪伴最后一程的需要。

（2）同其他医务人员一起，使用医学技术控制和缓解患者的临终症状，保持患者的舒适，尽量减少患者的痛苦。

（3）经常关心患者及家属，保持与患者的眼神交流，多倾听，多安慰。

（4）使用案例分享、家庭系统排列、暗示、隐喻等沟通技巧和方法对临终患者和家属进行心理辅导，处理患者及家属的不良情绪。

（5）以尊重患者价值观和意愿为核心，在评估患者的基础上，尽可能做到与患者进行一次深度的沟通，了解患者的心愿和想法，并协助促成患者心愿的达成，对患者进行死亡教育，使患者能够正确地

面对死亡，让患者有尊严和无遗憾地离开。

（6）尽可能满足家属照顾临终者的要求，指导家属对临终者的生活照料，鼓励家属表达感情，协助创造家庭氛围。

（7）协助家属安排临终者死后相关事宜。

（8）与家属共同应对患者的死亡，鼓励家属宣泄不良情绪，协助解决实际问题。

（米明珠）

第六节　特殊环节与时段护理人文关怀措施

一、交接班时护理人文关怀措施

（1）礼貌称呼和问候患者，接班护士礼貌向患者进行自我介绍。

（2）注意交接班的严谨性．对特殊患者的病情不应在办公室或病区走廊讨论，以免引起不必要的纠纷或给患者带来压力。

（3）认真倾听患者需求，给予必要的解释。

（4）夜间交接班时，先在病房外逐一介绍患者病情，再进房查看患者，以免影响患者休息。

（5）交接时使用医学术语，交接内容真实，富有条理性，避免不恰当的语言对患者造成负面影响。

（6）交接应内容全面，重点突出。本班工作未完成需要下一班完成的，应重点交接，且告知患者配合注意事项，注意保持和患者的目光交流。

（7）关注患者感受，如体位是否舒适、伤口疼痛程度等，给予必要安慰，及时解答患者疑问。

（8）对患者进行查体等需要暴露患者身体时，注意保护患者隐私。

（9）关注患者家属需求，耐心解答家属疑问。

二、患者按呼叫铃时护理人文关怀措施

（1）患者入院时详细介绍和演示呼叫铃的使用方法，尤其是紧急呼叫铃的使用。

（2）值班护士主动巡视病房，及时发现患者需求，提供主动服务。

（3）交接班时对无家属陪伴者或行动不便者给予特别交接。

（4）夜间将呼叫铃声音调低，给患者创造一个安静舒适的睡眠环境。

（5）特殊时段如输液余量100毫升或患者术后2小时内等应加强巡视。

（6）确保呼叫铃响后及时来到患者床旁，将呼叫铃立即复位，询问患者需要，给予帮助。

（7）加强沟通，主动开展健康教育，对患者需求给予及时反馈。

（8）每日工作完毕，统计响铃次数及原因，如输液完毕、治疗完毕、外出检查、机械故障等，月底进行分析汇报，实行呼叫铃信息量化统计，提高护理质量。

三、巡视时护理人文关怀措施

（1）责任护士提前15分钟到岗接班，了解所负责患者病情，根据患者病情，确定巡视时间，提高护理工作的预见性。

（2）严格执行分级护理制度，建立护理巡视卡，利于患者和家属监督。

（3）对特殊病情要建立床边工作意识，向患者说明自己所在位置。

（4）巡视时要走到患者床旁，使用患者能理解的语言，有效沟通。

（5）巡视时发现问题及时解决，加强沟通。

（6）每次巡视时，都应该询问患者"您有什么疑问或需要吗？"

（7）对危重患者、新入院患者、手术患者以及其他特殊患者应重点巡视，观察病情，了解需求。

（8）巡视时注意观察患者病情及进行中的治疗情况，重视患者主诉，进行必要查体，发现问题及

时处理且详细记录。

（9）落实周到的生活护理措施，减少对呼叫铃和陪护的依赖。

（10）夜间巡视时对患者的异常行为及睡眠障碍患者给予特别关注，对意识障碍患者要加强家属陪伴教育，防止意外发生。

（11）护士长每天巡视病区三次，全面掌握病区当天所有患者的整体状况，并促进病区各项护理工作的落实。

四、指导患者功能锻炼时护理人文关怀措施

（1）主动自我介绍，用关怀语句询问患者的目前功能锻炼情况，了解患者对功能锻炼的作用及重要性是否清楚，能否主动并坚持进行功能锻炼。

（2）耐心倾听患者的讲述，了解患者的配合及理解能力（患者自身配合及理解能力不足时，可要求患者在家属陪同下进行功能锻炼）。

（3）功能锻炼时应避开患者进餐及休息时间，选择患者精力充沛时进行。

（4）锻炼进行中，亲自示范功能锻炼，避免用专业术语，应使用患者能接受的通俗易懂的词语。

（5）观察及询问患者的疼痛耐受性，对多次锻炼仍不能达标者，禁止表现出不耐烦的情绪，应给予鼓励性语言并动作轻柔地协助患者进行功能锻炼。

（6）态度和蔼、真诚地向患者解释说明各个阶段功能锻炼时间、数量、活动度及禁忌。

（7）每次与患者互动时，都应该询问患者"您有什么疑问或需要吗?"富有同情心地倾听和观察患者的反应。

（8）注意保暖及保护患者隐私。

（9）锻炼进行后，对患者的表现要给予肯定和赞扬，如"您做得很好，您真棒"。

（10）对患者提出的疑问，要耐心解答。在病情允许的情况下用激励的语言鼓励患者克服疼痛坚持功能锻炼。

（11）主动明确告知下次锻炼的时间。

（12）肯定患者的努力，告诉患者和家属此次锻炼已经结束，此时需要休息。鼓励患者用自己的努力争取早日康复。锻炼结束后，如有需要可随时按铃找医务人员。

五、护理查房时人文关怀措施

（1）向患者及其家属做自我介绍，包括部门和职位。

（2）介绍参加查房的护理人员，礼貌、恰当称呼患者。

（3）向患者解释护理查房的目的、意义和流程，取得患者同意，并真诚地感谢患者的配合。

（4）与患者以及家属沟通时保持目光的交流。

（5）整个查房过程不影响患者休息、治疗，不加重其思想负担。

（6）查房不影响其他工作人员。

（7）倾听患者的疑问和顾虑，耐心解答。

（8）护理体检前解释体检方法和目的，确保患者和家属能理解并配合。

（9）确保护理体检时动作轻柔，注意保暖、保护患者隐私。

（10）护理查房完毕应协助患者取舒适体位。

（11）护理查房完毕，感谢患者配合。

六、延伸服务患者人文关怀标准

（1）责任护士全面收集患者包括生理、心理、社会等方面的信息，制订随访计划。

（2）患者出院后两周内责任护士做第一次电话随访。

（3）接通电话，问候接听者，表现出对患者的尊重及关爱。

（4）自我介绍，包括部门和职位，语气和蔼真诚。

（5）确认接听者身份，礼貌热情。

（6）介绍打电话的目的，了解其需求并最大限度地予以满足。

（7）关心患者，不要机械性回应。

（8）提供服务，回答咨询问题，指导康复事宜，预约上门服务等。

（9）征求对工作的意见，虚心接受患者提出的改进建议或措施。

（10）结束语：谢谢您的支持配合！打扰您了，祝您身体健康！

七、夜间护理的人文关怀措施

（1）夜班护理人员坚守岗位，履行各项工作职责。

（2）及时观察患者病情，特殊情况向医生汇报，以得到及时处理。

（3）确保患者有足够安静、舒适的睡眠环境。

（4）患者休息时尽可能少地被护理操作干扰，确保患者能得到足够的休息。

（5）夜间灯光亮度适当。

（6）及时回应患者的呼叫。

（7）确保患者能及时找到医务人员，病情得到及时反馈。

八、节日护理的人文关怀措施

（1）护理人员坚守岗位，履行各项护理职责。

（2）确保患者的就诊、治疗和护理等不受影响。

（3）及时回应患者及家属的呼叫。

（4）护理人员给予患者节日问候，使之感觉亲切。

（5）确保患者合理的节日风俗及要求得到尊重与满足。

（6）特殊无陪护的患者亦能得到足够的关心与支持。

（鹿黎静）

第七节　患者特殊状况护理人文关怀措施

一、无人探视患者护理人文关怀措施

（1）与患者沟通前，先联系家属，了解无人探视的原因，主动告知患者现状，告知患者情绪及其对疾病康复的影响，提出探视需求。

（2）选择相对宽裕的时间，选用合适的称谓问候患者，从了解患者睡眠、饮食等一般情况开始实施关怀举措，除关怀性语言外还可以通过握手、抚肩等非语言动作传递关爱信息。

（3）引导患者主动讲述需求，对患者表达的沮丧心情表示认同，帮助患者发泄负性情绪。

（4）客观分析，帮助患者理解家属不能来探望的原因。

（5）陪伴患者，并鼓励患者病区内活动，促进交流，促进康复。做好交接班工作，此类患者作为重点关注对象，增加巡视频次。

二、"三无"患者护理人文关怀措施

（1）将患者安置在舒适的床单位上，根据病情的判断，酌情询问患者基本情况，确定患者"三无"身份，并进行自我介绍。

（2）本着高度的责任感和救死扶伤的人道主义精神，遵循先救治的原则，尊重生命的价值。

（3）态度和蔼，语气适中，积极询问患者的姓名、住址、联系电话或单位。从关爱、体贴的角度说："您好，请您放心，我们一定会尽力抢救和治疗的，同时也会尽快与您家人取得联系。"报告医院相关职能部门给予备案、记录，开辟治疗救治的绿色通道。

（4）积极与相关救助中心部门联系，安排陪护人员。

（5）在治疗过程中，理解尊重患者，工作热情主动，体贴、保护患者隐私。

（6）与家属取得联系，及时向患者汇报联系情况，必要时请派出所、社区、民政救助站协助。

三、患者对护士有意见时护理人文关怀措施

（1）将患者安置至接待室，泡上一杯茶，进行自我介绍，包括你的职位。

（2）尊重患者，事先了解患者的姓名称呼，不要直呼床号、患者或其家属的名字。要求用普通话。

（3）换位思考，倾听患者及其家属的诉说，满足患者及家属的合理要求；对自身不能解决的问题，及时寻求上级的指导和帮助。

（4）运用关怀性语言回答问题，每次与患者互动，都应该询问患者"您有什么疑问或需要吗?"

（5）避免向患者说"我不知道""我很忙"或者"这事与我没有关系"等话语。告知患者你会核对相关要求，并随后（就相关内容）给出解答或回复。

（6）对于工作中存在的问题或不足，应纠正并态度诚恳地道歉。

（7）不要因为相关的事责备其他部门或者同事。

（8）安抚后1~2小时内主动去询问患者："您现在还有其他问题或需要吗?"以确认患者是否满意。

（9）告知相关护士患者的疑问或质疑，改善护患关系。

四、患者对其他工作人员有意见时护理人文关怀措施

（1）创造人文环境，将患者安置至接待室，泡上一杯茶，进行自我介绍，包括你的职位。

（2）事先了解患者的姓名称呼，不要直呼床号、患者或其家属的名字。用普通话交流。

（3）适时安抚患者，稳定情绪，认真倾听。开始可以主动对患者说"不好意思，耽误您时间了"或"您先喝口茶，休息一下，我们慢慢谈"。了解患者及家属存在的不满及诉求。

（4）避免向患者说"这种事情不值得生气"或者"这事不与我们科室相关"等话语。告知患者你会核对相关问题，并随后（就相关内容）给出解答或回复。

（5）对工作中存在的不足应纠正并态度诚恳地道歉。

（6）不要因为相关的事责备其他部门或者同事。

（7）安抚后1~2小时内主动去询问患者："您现在还有其他问题或需要吗?"以确认患者是否满意。

五、患者情绪激动时护理人文关怀措施

（1）通过抚触等方式安抚患者情绪、保持冷静，确保患者心情平静、舒适。

（2）用亲切柔和的语调与患者交谈，"请您先坐下来/请您先喝杯水，如果您对我们的治疗护理有什么疑问，我们可以向您解释……"（用关怀的话语了解患者情绪激动的主要原因）。

（3）耐心并完整地倾听患者说明问题的原因及过程，避免中断患者谈话，不要机械性地回应，应怀着关爱之心，完成与情绪激动患者的整个交流过程。

（4）保持与患者的眼神交流，以达到尊重患者的目的。

（5）交流过程中保持周围环境安静、疏散围观人员，可采取转移现场等方式，为患者提供光线、温度均适合的沟通环境。

（6）帮助患者正确认识和对待自己的疾病，控制患者的情绪并加以引导，以消除误会。

（7）主动巡房（至少按照护理级别要求巡视病房），一旦发现患者情绪不稳定或遇到困难需要解决时，主动询问患者"您有什么事需要我的帮助吗"，争取最短时间内向患者提供支持以解决问题，及时

反馈效果，并做好相应记录。

（8）沟通结束后，立即向病房护理管理者汇报整个事件，包括事件发生的原因、结果，责任护士采取的措施和效果等。特殊情况需要提前汇报。

（9）进行交班，使下一班护士关注患者心理情绪变化，及时提供帮助。

六、患者对费用有疑问时护理人文关怀措施

（1）护士心态平和、冷静。

（2）理解和接受患者的疑问（如"请问您对费用有哪些不清楚的地方？请详细告诉我！"），认真倾听患者的疑问。

（3）避免向患者说"我不是你的责任护士"或者"我不知道"等话语。告知患者你会核对相关费用清单，并随后（就相关内容）给出解答或回复。

（4）护理人员态度真诚、语言委婉，耐心地向患者做出解释。详细介绍目前所产生费用的明细，告知患者查询账目的具体方法，必要时为患者打印费用清单，消除患者疑问。

（5）告知管床医生患者的疑问，请医生向患者解释手术中花费数额较大的医疗费用，以取得患者理解，建立信任关系。

（6）继续向患者解释说明接下来因治疗、用药或护理所需要产生的费用，以确保患者了解接下来会发生什么，大概需要准备什么。

（7）在详细解释患者费用问题后，应主动询问患者："您还有什么疑问或需要吗？"以确保患者完全了解费用的情况，理解并积极配合治疗。

七、催缴费用时护理人文关怀措施

（1）首先介绍自己，礼貌称呼患者，语调亲切柔和。禁止直接采用床号等不尊重的形式代替患者名字。

（2）告知患者目前住院账户的情况（如"住院期间您一共缴纳了××元，到目前为止您已经使用了××元，现在账户上还有××元"），向患者解释目前所产生费用的明细，使患者对费用有所了解。

（3）向患者解释说明接下来的护理及治疗费用，让患者了解接下来将会产生的费用。

（4）询问患者（例如"请问您对目前的费用问题还有哪些疑问吗？"），以判断是否需要做出更多解释。

（5）为避免延误治疗，护理人员应及时详细告知患者缴费的时间、具体方式及地址，确保患者及家属能理解。向患者解释说明时，应给予患者宽余的时间段进行缴费，避免使用"马上""立刻"等词语。

（6）遇到特殊情况时，如家属要求催缴费用时不让患者本人知晓，或患者由于无陪护、资金紧张等原因无法及时缴纳费用等，护理人员最好提前做好催缴费用的准备，及时告知管床医生患者费用状况，采取个体化措施如帮助代缴费、帮助及时联系家属等。

（7）巧妙把握催缴费用的时机，避免在患者疼痛、进食或睡眠时进行。

八、行约束患者护理人文关怀措施

（8）礼貌称呼患者及其家属，不要直呼床号、名字。要求用普通话。

（9）约束之前，向患者及家属进行自我介绍，包括职位。同时向患者解释约束的必要性，取得配合。确保患者或家属理解并同意后方可对患者进行约束，并签署知情同意书。

（10）对意识清楚但有精神症状的患者要认真、耐心地倾听，或轻拍患者的肩和手，增添患者的温暖感和亲切感，让患者相信护理人员，主动配合。对患者具体情况进行评估，根据患者情况选择合适的约束具。

（11）约束时，可以边约束边与其聊天，分散其注意力。

（12）在使用约束具期间，护士要经常巡视，观察其约束部位的皮肤颜色，必要时进行局部按摩，以促进血液循环，同时要经常对患者进行动态评估，尊重患者隐私，减少身体暴露部位。

（13）在使用约束具期间，将患者肢体处于功能位置，使患者安全和舒适。

（14）主动询问患者有何需求，重视患者的倾诉，尽量满足患者的合理要求，避免对患者说"我不知道""我很忙"等话语。要主动关心、爱护患者，要经常询问患者"您有什么不舒服吗？"或者"您有不适，请告诉我。"

九、患者跌倒后护理人文关怀措施

（1）患者发生跌倒时，护士应立即到现场，询问患者感受，安抚患者情绪，初步评估患者伤情，通知医生，并协助医生进行初步处理。

（2）患者发生跌倒后如无人陪伴，应尽快通知家属，主动告知伤情，建议家属来院陪伴。

（3）护士要首先对患者发生跌倒事件表达歉意，说明事件经过，取得家属理解，并向家属介绍留陪制度。

（4）患者发生跌倒后，因病情需要行 CT 或者其他特殊检查时，护士应向患者及家属讲解检查的目的及注意事项，并陪同患者检查。检查过程中密切观察病情，发现异常，及时告知医生，并配合处理。

（5）患者情绪和病情稳定后，护士对患者跌倒风险进行复评，跌倒小组成员对患者进行跌倒事件深度访谈，寻找跌倒事件发生的根本原因，给予针对性健康教育。

（6）与患者和（或）陪护交流时，护士避免用责怪和质问的口吻，引导患者（陪护）主动表达对预防跌倒的意识和态度。沟通过程中，注意倾听，适当运用肢体语言，如患者回忆跌倒事件情绪激动时，可以适时安抚其情绪。

（7）当家属对于患者在医院内发生跌到感到不解时，耐心解答患者家属的疑惑，共同分析导致患者发生跌倒的原因，根据病情建议家属留守。

（8）当患者对自身发生跌倒感到不解时，耐心解答患者跌倒事件的疑惑，与患者一同分析跌倒事件发生的原因，针对性地给予健康指导，提高其预防跌倒的意识。真诚地与患者交谈，劝说患者正确评估自我状态，必要时要求护理人员的帮助，避免再次跌倒。

十、护理发生失误时人文关怀措施

（1）病房管理者和当事护士一起到患者床边，态度诚挚地道歉。认真倾听患者的意见，允许患者发泄负性情绪，有助于稳定患者情绪。

（2）陈述客观事实，向患者解释失误的原因，避免推卸责任。

（3）及时采取补救措施，并取得患者的认同。

（4）若患者对当事护士有顾虑可考虑更换其他人员实施补救措施。

（5）实施补救措施后，15~30 分钟巡视患者一次，必要时应陪伴在患者身旁。严密观察效果。

（6）评价补救措施实施效果，告知患者结果，并对之前的失误再次致歉。

（7）认真、细致地做好患者其他护理工作。

十一、特需服务患者的护理人文关怀措施

（1）入院前，根据就诊信息，明确患者称谓，增强患者的被尊重感。

（2）语言清晰准确、态度温和可亲地告知患者入院当日的相关注意事项，并做好各项检查的预约准备。

（3）检查房间设施，保证处于正常工作状态。

（4）入院时，调节好病房内的温度和湿度。

（5）热情接待患者，主动介绍责任护士的身份，并告知患者在整个治疗就诊过程中，护士会全程陪伴，让患者放心和安心。

（6）通知医生接诊，并与接诊医生一同参与患者的诊疗。

（7）各项诊疗工作务必保证核对无误、正确有效地执行。在不违反诊疗常规的前提下，充分考虑患者的身体状况、想法和意愿，合理安排各项检查顺序，并取得理解和配合。

（8）诊疗活动中应耐心地向患者解释操作的目的，以及可能会伴有的不适感，密切观察患者的反应，注重患者的感受。在操作中，护士要注意交流中的语气和措辞，避免冷漠、命令性口吻，当患者主动配合时，护士要予以感谢和鼓励。

（9）如需要外出检查，协助患者提前做好准备，注意保暖、保护患者隐私及安全；候诊过程中，可进行沟通，做好检查相关的宣教工作。遇到一些特殊检查，不便陪伴在患者身旁时，应提前告知患者，如"一会儿您进行的检查，因为环境特殊，我不便进入，不过您不用担心，我会在室外密切关注您的情况，请您放心！"如遇到患者无法耐受个人单独进行检查时，护士应做好个人防护，全程陪伴患者身旁直至检查完毕。

（10）在待检的过程中，要注意评估患者的状态，及时调整诊疗节奏，避免患者劳累。应经常主动询问患者感受。

（11）如需会诊，在明确会诊安排的前提下，提前布置好会诊室，并指引患者、家属及相关会诊教授一一入座。在会诊过程中，要关注会场的情况，及时满足会诊人员的需求，同时要注意聆听，协助医生做好会诊的相关记录。

（12）勤于巡视病房，善于观察，及时发现患者的需求，确保病房呼叫铃的零使用率。每次巡视病房，护士都应亲切问候、主动询问其需求。

（13）患者有问题前来咨询时，护士应立即放下手中的事情，第一时间接待患者，如果遇到两名患者同时询问事情时，可让后面患者稍作等待或寻求其他护士予以接待。

（14）患者对治疗和用药有疑问时，应认真核对患者的治疗和用药，明确后应给予耐心解释；属于医疗范畴内的问题，应及时联系其主管医生为其答疑解惑。在处理问题的过程中，保持严谨态度，切不可草率和敷衍，真正做到让患者安心和放心。

（15）候诊时间较长时，首先对患者表示歉意，简单解释长时间候诊的原因，并明确今后要进一步解决，取得患者的谅解。善于运用沟通技巧，缓解患者长时间候诊产生的焦躁。

（16）出院时，对患者进行健康宣教。

（17）协助患者整理物品，指导患者办理结账手续，必要时予以协助。

（18）主动征求患者和家属意见。

（19）送患者至电梯，礼貌送别。

十二、患儿家长遇到困难时护理人文关怀措施

（1）护士自我介绍，礼貌称呼患儿家长。

（2）倾听患儿家属的话语，鼓励其说出遇到的困难。

（3）告诉患儿家长："我们会在自己的能力范围内尽可能帮助您解决困难。"

（4）提出几种可行性方案，让家长进行选择，并协助实施。

（5）当困难不能及时解决时，要向家长解释，关心患儿及家属的住院需求，解决后顾之忧，给予精神支持。

（6）困难解决后，询问其效果，并进行改进。

（7）通过询问"您现在还有其他问题或需要吗"，以确认患儿家长是否满意。

（萧家芳）

参考文献

[1] 温韬雪. 危重症临床护理指南. 北京：人民卫生出版社，2013.

[2] 谭工. 康复护理学. 北京：中国医药科技出版社，2015.

[3] 强万敏，姜永亲. 肿瘤护理学. 天津：天津科技翻译出版公司，2016.

[4] 翁素贞，叶志霞，皮红英. 外科护理. 上海：复旦大学出版社，2016.

[5] 吴军. 康复护理. 北京：中国医药科技出版社，2015.

[6] 王建荣，周玉虹. 外科疾病护理指南. 北京：人民军医出版社，2012.

[7] 马双莲，丁玥. 临床肿瘤护理学. 北京：北京大学医学出版社，2013：231－237.

[8] 胡雁，陆箴琦. 实用肿瘤护理. 上海：上海科学技术出版社，2012：318－337.

[9] 尤黎明，吴瑛. 内科护理学. 第5版. 北京：人民卫生出版社，2014.

[10] 陆一春，刘海燕. 内科护理学. 北京：科学出版社，2016.

[11] 顾沛. 外科护理学. 上海：上海科学技术出版社，2012：243－249.

[12] 唐少兰，杨建芬. 外科护理. 第3版. 北京：北京科学出版社，2015.

[13] 李艳梅. 神经内科护理工作指南. 北京：人民卫生出版社，2016.

[14] 魏革，刘苏君，等. 手术室护理学. 北京：人民卫生出版社，2014.

[15] 潘瑞红. 专科护理技术操作规范. 武汉：华中科技大学出版社，2016.

[16] 曹伟新，李乐之. 外科护理学. 第5版. 北京：人民卫生出版社，2014.

[17] 李建民，孙玉倩. 外科护理学. 北京：清华大学出版社，2014.

[18] 王庆梅，曾俊. 新编手术室护理学. 北京：军事医学科学出版社，2014.

[19] 高兴莲，郭莉. 手术室专科护理学. 北京：科学出版社，2014.

[20] 张小来，李君，马淑贤. 内科护理学. 北京：科学出版社，2013.

[21] 尹安春，史铁英. 内科疾病临床护理路径. 北京：人民卫生出版社，2014.

[22] 李小寒，尚少梅. 基础护理学. 第5版. 北京：人民卫生出版社，2014.

[23] 姜安丽. 新编护理学基础. 第2版. 北京：人民卫生出版社，2013.

[24] 陈金宝，刘强，姜桂春. 肿瘤护理学. 上海：上海科学技术出版社，2016.